AF708234

Rick Strassman

Psychedelika

Praxis – Therapie – Wissenschaft

Rick Strassman

Psychedelika

Praxis – Therapie – Wissenschaft

Ein praktischer Leitfaden
zur Nutzung von Psilocybin, LSD, Ketamin,
MDMA und DMT/Ayahuasca

NACHTSCHATTEN VERLAG

Impressum

Nachtschatten Verlag AG
Kronengasse 11
CH-4500 Solothurn
www.nachtschatten.ch
info@nachtschatten.ch

© 2023 Rick Strassman
© 2023 Nachtschatten Verlag für die deutsche Ausgabe

Die Originalausgabe erschien 2022 unter dem Titel *The Psychedelic Handbook* beim Verlag Ulysses Press, Berkeley, CA (USA).

Übersetzung: Agnes und Markus Karl, Nürnberg
Fachlektorat: Markus Berger, Felsberg
Korrektorat: Jutta Berger, Felsberg

Umschlaggestaltung: Nina Seiler, Zürich
Layout: Stoned Design

Der Nachtschatten Verlag wird vom Bundesamt für Kultur mit einem Strukturbeitrag für die Jahre 2021–2024 unterstützt.

Druck und Herstellung: Druck und Verlag Steinmeier, Deiningen
ISBN: 978-3-03788-629-8

Alle Rechte der Verbreitung durch Funk, Fernsehen, fotomechanische Wiedergabe, Tonträger jeder Art, elektronische digitale Medien und auszugsweiser Nachdruck sind nur mit Genehmigung des Verlags erlaubt.

Für Dr. med. Emily Ellingson (1978–2010)

Inhaltsverzeichnis

TEIL 2 Wie wirken Psychedelika?

TEIL 3 Psychedelische Drogen

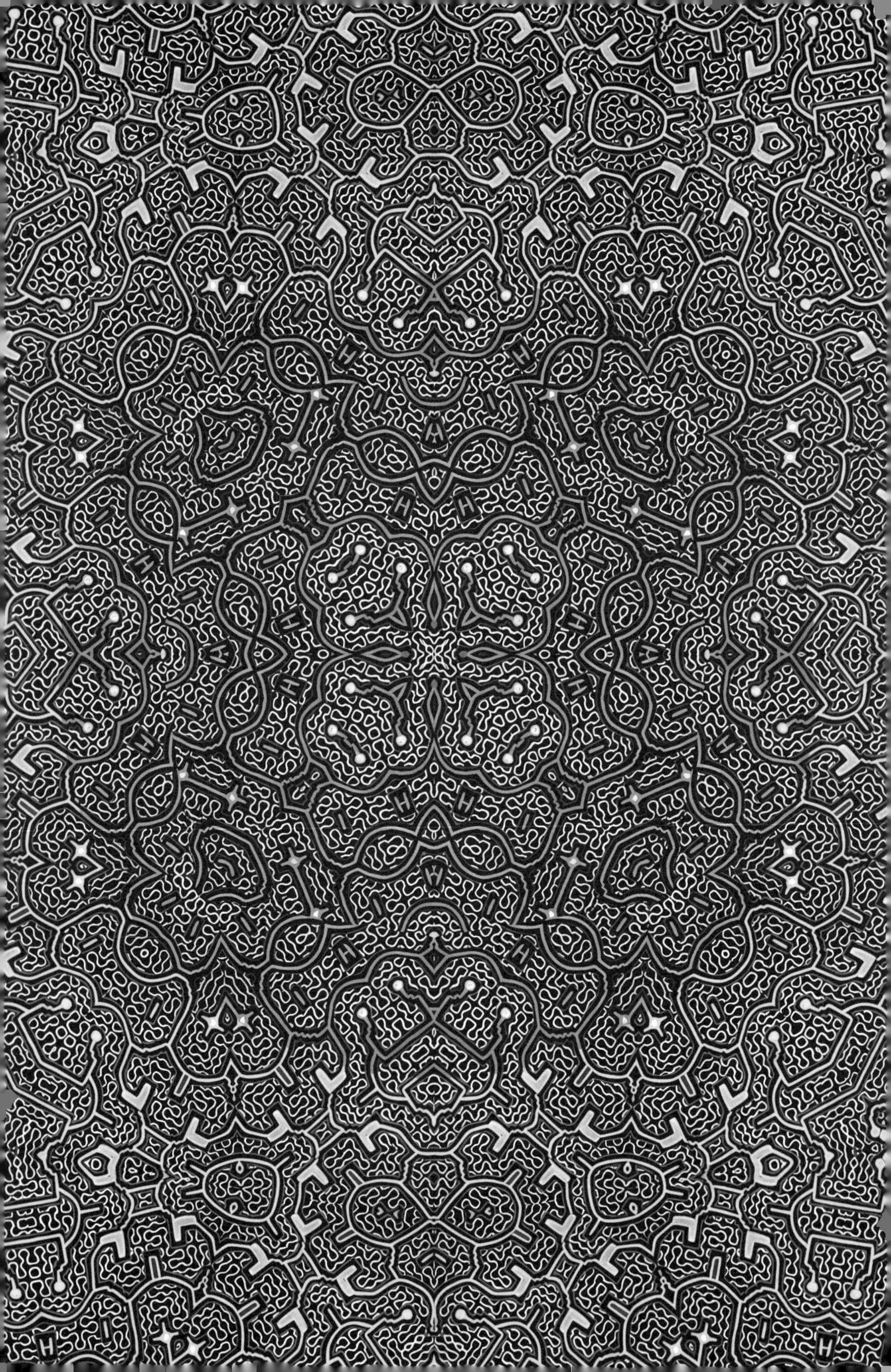

Einleitende Anmerkungen

In diesem Buch geht es um die Geschichte und die Wissenschaft der psychedelischen Drogen sowie um ihre Verwendung, ihren potenziellen Nutzen und ihre Risiken im täglichen Leben. Ich bitte den Leser, die folgenden Vorsichtsmaßnahmen zu beachten, bevor er die Informationen in meinem Buch verwendet.

Psychedelika, die in diesem Buch behandelt werden

Mein Buch beschränkt sich auf Diskussionen über Psilocybin, LSD, Meskalin, Peyote bzw. San Pedro, Ketamin, Salvinorin A bzw. *Salvia divinorum*, MDMA, 5-Methoxy-DMT bzw. das Gift der Colorado-Kröte (Sonora-Wüstenkröte), Ibogain und DMT bzw. Ayahuasca. An keiner Stelle beziehe ich mich auf verschreibungspflichtige oder illegale Opiate, Amphetamine oder Methamphetamine, Lachgas, Alkohol, Sedativa und Hypnotika, Cannabis, «Badesalze», Kokain, «Research Chemicals», flüchtige Inhalationsmittel wie Benzin, Farbverdünner oder Klebstoff sowie andere, hier nicht ausdrücklich erwähnte Drogen.

Mögliche positive Auswirkungen auf die Gesundheit

Vorläufige Daten aus der klinischen Forschung deuten darauf hin, dass Psychedelika bei der Behandlung einer Reihe von psychischen Erkrankungen eine Rolle spielen können, doch ist bisher noch keines von der US-amerikanischen Behörde für Lebens- und Arzneimittel FDA zugelassen, mit Ausnahme einer Eigenmarke von Ketamin für Menschen mit behandlungsresistenten Depressionen, die derzeit ein Antidepressivum einnehmen. Menschen, die Microdosing betreiben, finden diese Praxis hilfreich, doch gibt es keine wissenschaftlichen Daten, die diese Behauptungen stützen.

Mögliche negative Auswirkungen auf die Gesundheit

Der Konsum von Psychedelika kann zu negativen psychischen und/oder medizinischen Auswirkungen auf die Gesundheit führen, ebenso wie das Absetzen von Medikamenten, die eingenommen werden und vor der Einnahme eines Psychedelikums abgesetzt werden. Einige der möglichen

Nebenwirkungen, Risiken und Wechselwirkungen mit anderen Medikamenten werden in den Kapiteln 3 und 11 ausführlich behandelt. Wie weiter unten erwähnt, sollten Sie die gesundheitlichen Risiken der Einnahme eines Psychedelikums - und die beste Möglichkeit, diese Risiken zu verringern - mit Ihrem medizinischen Betreuer besprechen. Wenn Sie dies nicht tun, kann dies schwerwiegende Folgen haben, einschließlich emotionaler und mentaler Probleme wie Angstzustände, Depressionen, Suizidgedanken, Psychosen und Flashbacks.

Konsultieren Sie Ihren medizinischen Betreuer

Obwohl ich beschreibe, wie Psychedelika mit Ihren gesundheitlichen Bedürfnissen, inklusive Ihrer Medikamente, interagieren können, ist es sehr wichtig, dass Sie Ihren Hausarzt und/oder Ihren Psychiater konsultieren, bevor Sie Psychedelika einnehmen und bevor Sie Medikamente, die Sie möglicherweise einnehmen, reduzieren oder absetzen, falls Sie dies vor der Einnahme eines Psychedelikums wünschen. Die Entscheidung, ob Sie ein Psychedelikum einnehmen wollen, liegt bei Ihnen, hängt aber von Ihren eigenen gesundheitlichen Problemen ab. Bevor Sie eine Entscheidung treffen, sollten Sie die Vorteile und Risiken mit einem geeigneten Gesundheitsdienstleister besprechen.

Rechtliche Risiken

Der Besitz oder Konsum von Psychedelika kann in einigen Ländern zur Verhaftung und strafrechtlichen Verfolgung führen. Die meisten Psychedelika werden nach US-Bundesrecht als kontrollierte Substanzen der Liste I eingestuft, der restriktivsten Klasse von Drogen, und sie werden definiert als «Drogen ohne derzeit anerkannten medizinischen Nutzen, ohne anerkannte Sicherheit für die Verwendung selbst unter medizinischer Aufsicht und mit hohem Missbrauchspotenzial». Einige Bundesstaaten und Gemeinden der USA haben diese Substanzen für den persönlichen Gebrauch legalisiert und entkriminalisiert, aber das Bundesrecht hat Vorrang vor dem Recht der Bundesstaaten und Gemeinden, und das staatliche Recht hat Vorrang vor dem kommunalen Recht. Das bedeutet also nicht, dass der Besitz und/oder Konsum von Psychedelika völlig ohne rechtliche Konsequenzen bleibt, einschließlich Verhaftung und Verurteilung wegen einer Straftat. Bevor Sie Psychedelika erwerben und/oder konsumieren, müssen Sie sich bei Ihren örtlichen Behörden erkundigen und einen Anwalt konsultieren, um festzustellen, welche rechtlichen Risiken Sie eingehen. Das Risiko ist sogar noch größer, wenn Sie diese Substanzen mit anderen teilen.

Keine Befürwortung

Ich habe für mein Buch umfangreiche Recherchen durchgeführt, und mehrere meiner Quellen werden in den Danksagungen und den Literaturempfehlungen genannt. Alle Ansichten und Ratschläge in diesem Buch sind jedoch allein meine, und es wird keine Befürwortung oder Verbindung mit meinen Quellen behauptet oder vorgeschlagen.

Andere anleiten

Wenn Sie vorhaben, mein Buch als Hilfsmittel für die Anleitung anderer zu verwenden, sollten Sie den Menschen, mit denen Sie zusammenarbeiten, alle diese Vorsichtsmaßnahmen vermitteln.

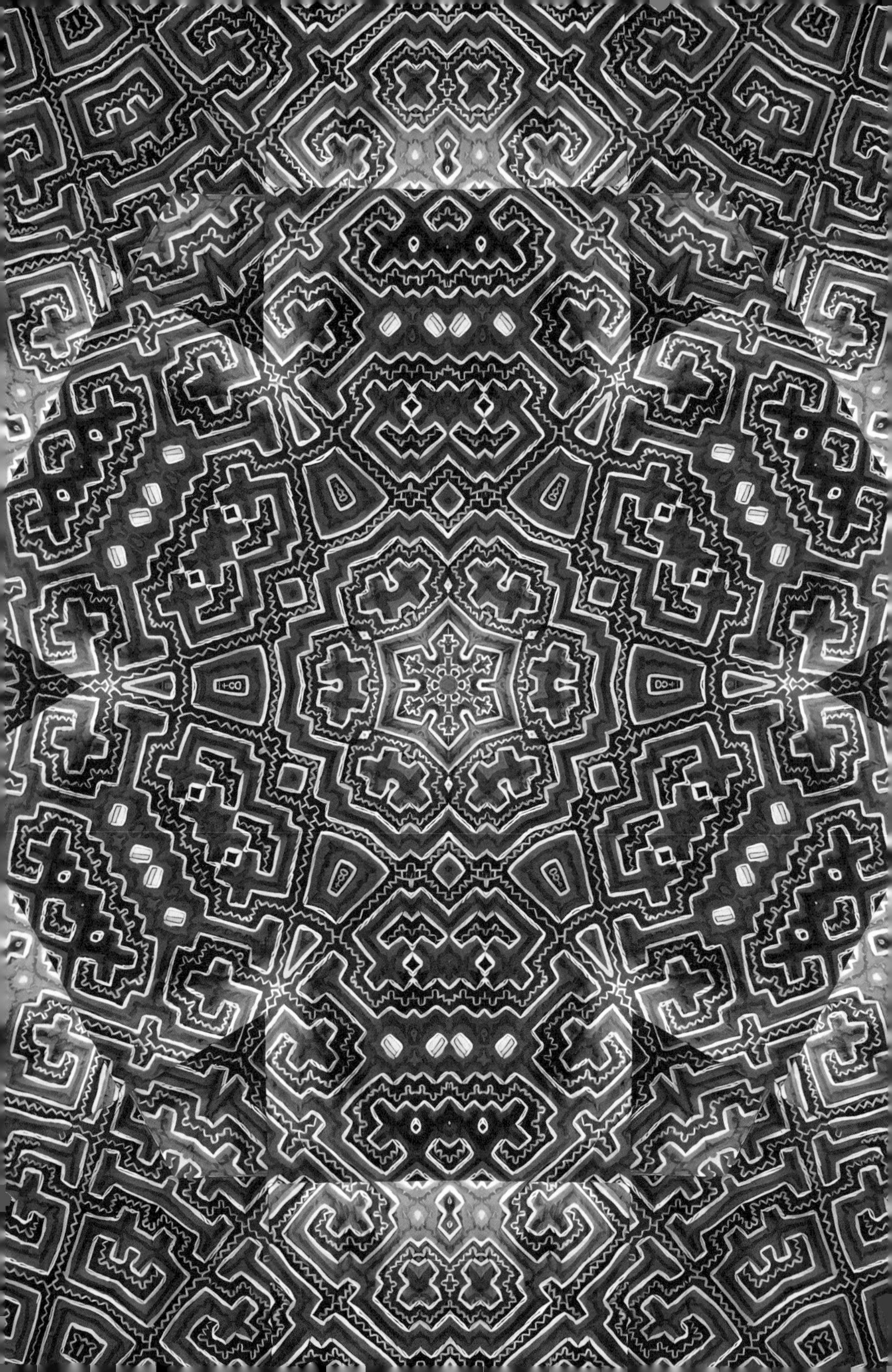

Vorwort

Der Grundstein für dieses Buch wurde in meinen Kindheitsträumen gelegt. Ähnlich wie psychedelische Erfahrungen klären uns Träume über Gefühle und Gedanken auf, die zwar bereits in unserem Geist existieren, aber im normalen Bewusstseinszustand frustrierend undurchsichtig bleiben. Sowohl Psychedelika als auch Träume offenbaren also die Seele – das traditionelle Verständnis des Wortes «psychedelisch».

Ich träumte vom Fliegen und der damit verbundenen Freude. Ich fühlte mich frei und beschwingt, hatte ein neues Selbstwertgefühl und eine fesselnde visuelle Perspektive auf die Welt um mich herum. Als ich also in meinen späten Teenagerjahren meine erste psychedelische Erfahrung machte, fühlte diese sich vertraut an. Gleichzeitig wollte ich mehr wissen – sowohl über die psychedelische Erfahrung selbst als auch über die Wirkungsweise psychedelischer Drogen. Von diesem Zeitpunkt an – über das College, die medizinische Fakultät und die Ausbildung in Psychiatrie und klinischer Forschung – verlor ich diese langfristigen Ziele nie aus den Augen.

Substanzen, die psychedelische Wirkungen erzeugen, sind in erster Linie chemische Moleküle mit spezifischen Eigenschaften. Schon auf dem College war mir klar, dass die Chemie für das Verständnis der Auswirkungen psychedelischer Substanzen auf den Geist unerlässlich ist. Chemie hat mich schon immer fasziniert, insbesondere Feuerwerkskörper. Die Herstellung von Feuerwerkskörpern stellte eine befriedigende intellektuelle Herausforderung dar, deren Ergebnisse aufregende Farb-, Klang- und Geruchsspektakel hervorbrachten. Hinzu kam die Gefahr, sich am Rande des Verbotenen zu bewegen, um faszinierende Empfindungen und aufregende Emotionen zu erleben. Ich begann das College als Chemiestudent und dachte, ich würde ein Feuerwerksmagnat werden.

Familie und Freunde rieten mir jedoch davon ab und wollten, dass ich mich weiterhin mit Medizin beschäftige. Allerdings habe ich meine Liebe zu leuchtenden Farben und aufregenden Gefühlen nie ganz aufgegeben – ich habe sie einfach von der Außenwelt in das Innere des Geistes verlagert. Auf diese Weise fand ich den Weg zur psychedelischen Forschung. Es ist ein klassischer Fall von «Forschung ist Ich-Suche» (orig. «research is me-search»).

Zwanzig Jahre nach meiner ersten psychedelischen Erfahrung, an einem sonnigen und kalten Novembertag in Albuquerque im Jahr 1990, wurden meine Träume wahr. Damals verabreichte ich am General Clinical Research Center der UNM (Universität von New Mexico) die erste Dosis der starken psychedelischen Droge DMT in den Arm eines menschlichen Freiwilligen. Dieses Projekt wurde von den US National Institutes of Health finanziert und von der FDA und der DEA genehmigt – eine Reihe von ausführlichen psychopharmakologischen Dosis-Wirkungs-Studien. Wir wollten herausfinden, was DMT und Psilocybin in einer Gruppe gesunder menschlicher Freiwilliger bewirken.

Zuvor hatte ich auf der Suche nach einem «Molekül des Bewusstseins» die erste bekannte Funktion von Melatonin im Menschen entdeckt. Nun wendete ich mit Hilfe eines Professors für pädiatrische Neuroendokrinologie, der die Entwicklung dieser Studie leitete, die gleichen psychopharmakologischen Prinzipien an, um die Auswirkungen psychedelischer Drogen zu untersuchen.

Mit diesen Studien begann die Renaissance der klinischen Forschung mit Psychedelika in den Vereinigten Staaten. Bevor ich das Projekt fünf Jahre später beendete, hatte ich über fünfzig Probanden vierhundert Dosen DMT in verschiedenen Stärken verabreicht. Wir begannen auch damit, menschlichen Freiwilligen Psilocybin – den Hauptbestandteil von Zauberpilzen – zu verabreichen. Dies war auch die erste neue US-amerikanische Studie mit dieser Substanz. Wir verabreichten Psilocybin nur zwanzig Mal, konnten aber dadurch erste Daten über die Wirkungen verschiedener Dosierungen gewinnen und Leitlinien für nachfolgende amerikanische Studien mit Psilocybin erstellen. Mit diesen Protokollen wurden die rechtlichen und wissenschaftlichen Grundlagen für alle nachfolgenden amerikanischen Studien geschaffen. Darüber hinaus wird die Skala zur Bewertung der Wirkung psychedelischer Drogen, die wir in den frühen 1990er Jahren an der UNM entwickelt haben, in der Forschungswelt nach wie vor weithin verwendet. Jetzt erleben wir eine wahre Explosion des Interesses an psychedelischen Drogen: akademisch, wissenschaftlich, in Medien, Religion, Therapie und Wirtschaft. Eine leicht zugängliche, gründliche, neutrale und fachkundige Einführung in diese Substanzen kommt daher zur rechten Zeit.

Das Wissen über Psychedelika und ihre optimale Nutzung erfordert mehr als nur eine wissenschaftliche Ausbildung. Erforderlich ist auch eine multidimensionale Herangehensweise an den Verstand und damit auch an den Geist. In diesem Bewusstsein habe ich mich schon Jahre vor Beginn meiner Studien in New Mexico langfristig mit spirituellen und psychologischen Disziplinen befasst.

Psychologisch gesehen durchlief ich in meinen Dreißigern eine vierjährige Ausbildung in klassischer Psychoanalyse – dem «Goldstandard» der Freudschen Psychotherapie. Ich lag bis zu fünf Tage pro Woche auf der Couch, während mein Analytiker (meistens) still hinter mir oder neben mir saß. Dies war der Höhepunkt meines Interesses und meiner Beschäftigung mit dieser Art der Selbstuntersuchung, die ein Jahrzehnt zuvor als Medizinstudent in der Bronx begonnen hatte. Während meiner Analyse lernte ich aus erster Hand die intensive Beziehung kennen, die sich entwickelt, wenn man sich freiwillig in einen psychologisch infantilen, hilflosen und abhängigen Zustand begibt, um mehr Selbsterkenntnis zu erlangen. Ich lernte die Macht des Vertrauens in einen erfahrenen, taktvollen und einfühlsamen Führer kennen, der einem hilft, durch beängstigende und primitive Erinnerungen und Gefühle zu navigieren. Später griff ich auf dieses analytische Rollenmodell zurück, als ich DMT- und Psilocybin-Freiwillige durch ihre eigenen, manchmal verwirrenden psychedelischen Erfahrungen begleitete.

Spirituell wurde ich jüdisch erzogen und hatte eine Bar Mitzwa. In meinen frühen Zwanzigern begann ich jedoch, mich mit dem Buddhismus zu beschäftigen, und studierte und praktizierte über zwanzig Jahre lang unter der Aufsicht eines der ältesten Zen-Tempel in den Vereinigten Staaten. Ich unterzog mich der Laienordination und half bei der Gründung und Verwaltung einer angegliederten Meditationsgruppe über viele Jahre hinweg. In meinen Vierzigern kehrte ich zu meinen jüdischen Wurzeln zurück und begann ein intensives Studium der hebräischen Bibel, das zu einem Buch über Psychedelika und hebräische biblische Prophezeiungen führte.[1]

Dieses 18 Jahre währende Projekt erforderte ein tiefes Eintauchen in die hebräische Bibel, die hebräische Sprache, mittelalterliche Metaphysik und Theologie. Zwei hervorragende Mentoren standen mir dabei mit Rat und Tat

1 Rick Strassman, *DMT and the Soul of Prophecy* (Rochester, Vermont: Park Street Press, 2014).

zur Seite: ein akademischer modern-orthodoxer Rabbiner und ein israelischer Professor für mittelalterliche jüdische Philosophie.

Meine Erfahrung in der Arbeit mit Menschen reicht über die Welt der Forschung hinaus. Während meiner elfjährigen akademischen Laufbahn behandelte ich auch psychiatrische Patienten - stationär und ambulant - in einer Vielzahl von Settings. Nachdem ich die Universität verlassen hatte, arbeitete ich die nächsten dreizehn Jahre ausschließlich in der klinischen Welt in kommunalen Zentren für psychische Gesundheit sowie in einer privaten Praxis für Psychotherapie und Psychopharmakologie. In diesem Vierteljahrhundert habe ich fast eintausend Patienten behandelt, von den regressivsten und psychotischsten Mördern und Drogenabhängigen bis hin zu hochfunktionalen Akademikern, Angestellten und Künstlern. Meine klinischen Fähigkeiten haben mir während meiner psychedelischen Forschungsarbeit gute Dienste geleistet, und meine psychedelischen Forschungsfähigkeiten haben mir bei meiner klinischen Arbeit gute Dienste geleistet.

Innerhalb und außerhalb der Universität habe ich Assistenzärzte für Psychiatrie in den Bereichen Psychotherapie und Psychopharmakologie, Medizinstudenten und Doktoranden in so unterschiedlichen Disziplinen wie Neurowissenschaften und Seelsorge ausgebildet und betreut. Ich war Gutachter und Redakteur für Manuskripte, die Wissenschaftler zur Veröffentlichung in Fachzeitschriften einreichten, und habe etwa fünfzig von Experten begutachtete wissenschaftliche Arbeiten verfasst oder mitverfasst. Darüber hinaus berate ich seit über dreißig Jahren regelmäßig akademische, staatliche, wirtschaftliche und gemeinnützige Einrichtungen.Eine leicht zugängliche, gründliche, neutrale und fachkundige Einführung in diese Substanzen kommt daher zur rechten Zeit.

Mein Buch aus dem Jahr 2001 - *DMT: The Spirit Molecule*[2] - hat eine ganze Generation von psychedelischen Psychotherapeuten, Forschern und Neurowissenschaftlern inspiriert. Das Buch ist in mehr als einem Dutzend Sprachen erschienen und wurde eine Viertelmillion Mal verkauft.

---

2 Rick Strassman, *DMT: The Spirit Molecule* (Rochester, Vermont: Park Street Press, 2001). Deutsche Ausgabe: *DMT – Das Molekül des Bewusstseins* (Aarau: AT Verlag, 2004).

Es war auch die Inspiration für einen erfolgreichen Dokumentarfilm gleichen Namens über die DMT-Forschung, den ich mitproduziert habe.

Letztendlich kenne ich mich mit diesen Drogen aus. Auf verschiedene Weise und in verschiedenen Settings bin ich persönlich mit den Auswirkungen jeder Substanz vertraut, die ich in diesem Handbuch bespreche.

Mit der Beschreibung meines persönlichen, akademischen, psychologischen und religiösen Hintergrunds möchte ich meine Einstellung zu psychedelischen Drogen unterstreichen. Ich schreibe weder als Befürworter noch als Gegner psychedelischer Drogen, noch bin ich ein Neuling auf diesem Gebiet. Vielmehr glaube ich, dass wir nicht genug darüber wissen, wie psychedelische Drogen wirken und was sie bewirken. Die Kenntnis um das positive wie auch negative Potenzial der Psychedelika hilft uns dabei, uns eindeutig für die eine oder andere Seite entscheiden zu können. Deshalb möchte ich zusammenfassen, was wir wissen, was wir nicht wissen und warum es wichtig ist: wissenschaftlich, psychologisch und spirituell.

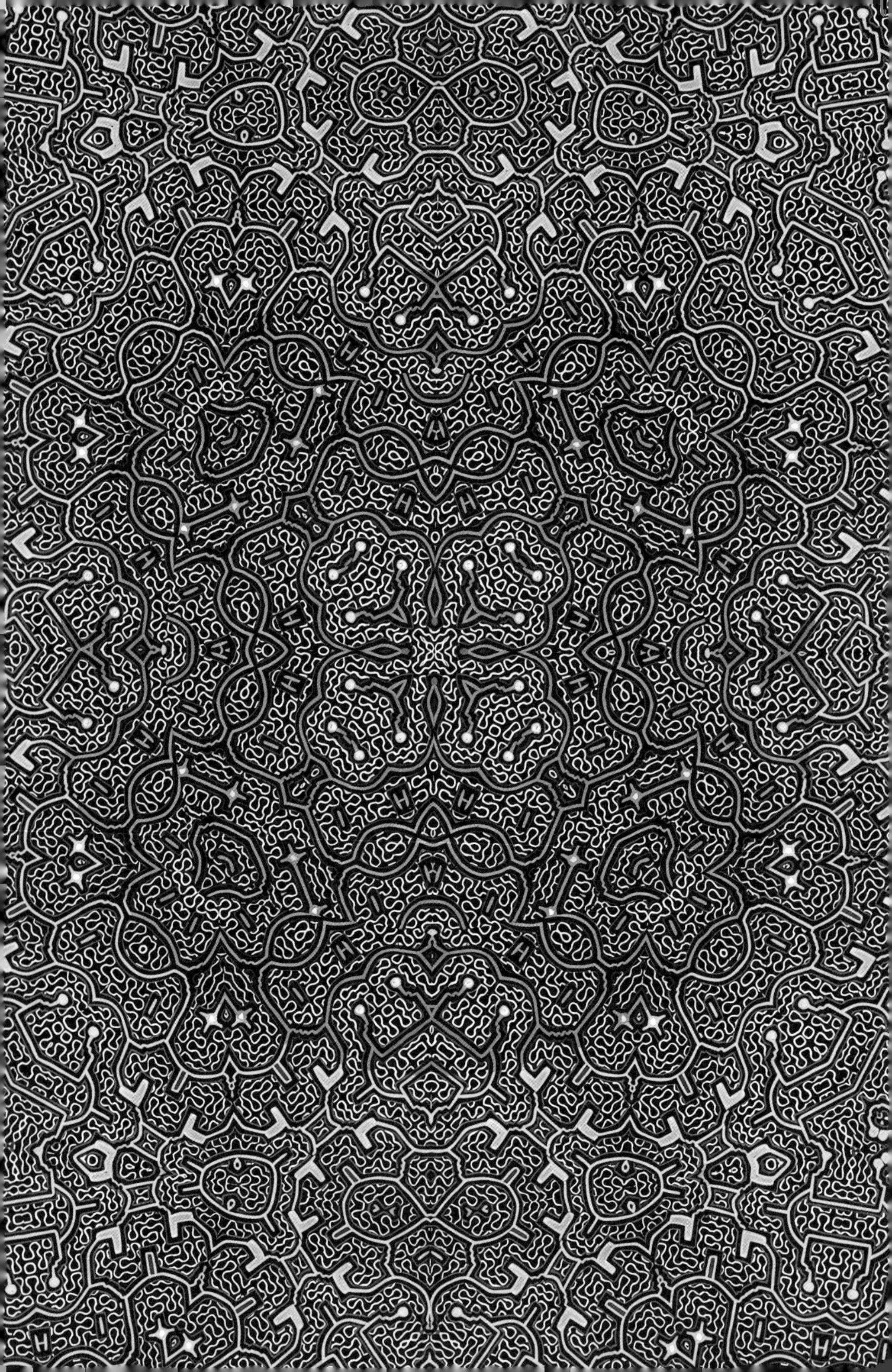

Einführung

In den 1950er und 1960er Jahren waren Psychedelika die «Wunderdrogen» der Psychiatrie. Sie brachten die Psychiatrie von der psychoanalytischen Couch ins Gehirn und leiteten die neue Disziplin der Psychopharmakologie ein – und damit kam die Frage auf, wie die Wirkungen von Drogen auf die Gehirnchemie unser Bewusstsein verändern. Während zu dieser Zeit auch antipsychotische und antidepressive Medikamente auf den Markt kamen, versprachen Psychedelika die größte Revolution in der psychiatrischen Versorgung. Ihre Faszination bestand darin, dass sie eine psychedelisch unterstützte Psychotherapie für hartnäckige emotionale Störungen und Suchterkrankungen ermöglichten – als Werkzeug zur Entschlüsselung der Geheimnisse von Psychosen, als Trainingshilfen zur Verbesserung des Einfühlungsvermögens von Psychotherapeuten und als Abkürzung zu Kreativität und spiritueller Erleuchtung.

Doch so schnell der Stern der psychedelischen Euphorie aufging, so schnell verlosch er auch wieder. Die sozialen Unruhen der 1960er Jahre – und das Ausmaß, in dem Psychedelika zu dieser chaotischen historischen Periode beitrugen – brachten die Öffentlichkeit und die Regierung gegen sie auf. Die Verwendung von Psychedelika durch den Menschen geriet in den Untergrund, und die klinische Forschung wurde für zwei Jahrzehnte in einen Dornröschenschlaf versetzt. Jetzt stehen die Psychedelika wieder im Rampenlicht.

Überall hört und liest man von einer «psychedelischen Renaissance». Wissenschaftler an den besten Universitäten der Welt erforschen eifrig psychedelische Substanzen, und alle paar Monate entstehen neue akademische Zentren, die sich ihrer Erforschung widmen und von enthusiastischen Philanthropen mit zig Millionen Dollar unterstützt werden. Dieses Mainstreaming von Psychedelika zieht außerordentliches Risikokapital an, und Dutzende von neuen psychedelischen Start-ups kämpfen um ihre Position. Sogar in diesem frühen Stadium haben mehrere neue Unternehmen einen Schätzwert von mehr als 1 Milliarde Dollar. Um diese Drogen ranken sich so viele Behauptungen und Gegenbehauptungen, Hoffnungen und Ängste, Informationen und Fehlinformationen. Wie können wir uns einen Reim auf dieses wachsende Interesse machen – wissenschaftlich, kulturell, medial, spirituell und kommerziell?

Ich beginne dieses Handbuch mit der Geschichte der Psychedelika. Viele dieser Substanzen kommen in der Natur vor und werden von indigenen Völkern seit Jahrtausenden verwendet, z.B. Psilocybin in «Zauberpilzen», DMT in Ayahuasca, Meskalin in Peyote, 5-Methoxy-DMT in Krötengift, Ibogain in der Ibogapflanze *Tabernanthe iboga* und Salvinorin A im Aztekensalbei *Salvia divinorum.* Die moderne westliche Forschung mit Psychedelika begann mit der Identifizierung und Isolierung dieser Stoffe, die später charakterisiert und synthetisiert wurden. Auf der Grundlage dieser natürlichen Substanzen wurden später neue synthetische Psychedelika entwickelt: LSD, Ketamin und MDMA.

Als Nächstes beschreibe ich allgemein, wie sich Psychedelika anfühlen – körperlich und emotional – und welche Auswirkungen sie auf das haben, was wir hören und sehen, sowie auf unsere Denkprozesse und unser Selbstverständnis. Die veränderten Bewusstseinszustände, die Psychedelika induzieren, haben gemeinsame Merkmale mit anderen, nicht durch Drogen hervorgerufenen veränderten Zuständen wie Psychosen, Träumen und spirituellen Erfahrungen. Diese Gemeinsamkeiten haben dazu geführt, dass die Menschen diesen Drogen außerordentlich viele Namen gegeben haben. Ich werde diese Namen entschlüsseln und darauf hinweisen, dass die Bezeichnung der Psychedelika in erheblichem Maße ihre Wirkung bestimmt.

Ich erörtere, was wir in den letzten fünfzig Jahren über den potenziellen Nutzen dieser Drogen gelernt haben, sowohl in therapeutischer Hinsicht als auch als Mittel zur Verbesserung des Wohlbefindens. Keine so wirksamen Drogen wie Psychedelika sind jedoch nur «gut», und ich werde hier auch auf die nachteiligen Wirkungen eingehen.

Die nächsten drei Kapitel fassen zusammen, was wir darüber wissen, wie Psychedelika biologisch und psychologisch wirken. Diese Kapitel über die «Wirkungsmechanismen» bieten mir die Gelegenheit, einem meiner Lieblingsthemen nachzugehen – der mittelalterlichen Metaphysik – und aufzuzeigen, wie diese alte Disziplin Licht auf das Verständnis der komplexen Wirkungen von Psychedelika werfen kann. Und wie steht es mit den «spirituellen» Eigenschaften von Psychedelika? Was sind sie, wie kommen sie zustande, und wie könnte unser Glaube an sie zu religiöser Intoleranz verleiten?

Mehr als alle anderen Drogen überbrücken Psychedelika die Kluft zwischen Körper und Geist. Ihre biologischen und psychologischen Wirkungen sind nicht zu trennen. Die biologischen Wirkungen der Droge modifizieren unsere Erfahrung, und unsere Erfahrung modifiziert die biologischen Wirkungen der Droge. Dies führt uns zu dem entscheidenden Konzept des «Set und Settings».

«Set» bezieht sich darauf, in welchem Zustand wir zum Zeitpunkt der Drogeneinnahme sind, und «Setting» darauf, wo und mit wem, d.h. in welchem Rahmen wir die Droge einnehmen. Diese beiden Faktoren bestimmen, wie jede einzelne psychedelische Drogenerfahrung ihre einzigartige Form annimmt. Positive oder negative, hilfreiche oder schädliche, ideenreiche oder genussvolle Erfahrungen hängen alle mit Set und Setting zusammen. Set und Setting können daher dazu beitragen, die allheilmittelartigen Wirkungen von Psychedelika zu erklären. Was auch immer wir uns von ihnen wünschen, wenn wir sie geben oder nehmen, sie enttäuschen uns nur selten.

Ich glaube, dass das Phänomen des «Set and Settings» darauf hinweist, wie Psychedelika dazu beitragen können, das Rätsel der Placebo-Reaktion zu lösen – wie unsere Überzeugungen und subjektiven Erfahrungen unsere Biologie verändern. Ein Teil dieses Puzzles sind aufregende neue Forschungsergebnisse, die zeigen, dass Psychedelika das Wachstum neuer Neuronen im Gehirn stimulieren und die Komplexität ihrer Verbindungen erhöhen. Dies sind die «psychoplastogenen» Effekte der Psychedelika.

Als Nächstes schreibe ich über die einzelnen psychedelischen Drogen – ihre Geschichte, Botanik, Pharmakologie, übliche Dosierungen und die Art der Einnahme. Ich werde den zeitlichen Verlauf jeder Droge, ihre einzigartigen psychologischen und/oder biologischen Wirkungen – einschließlich der unerwünschten – und ihren rechtlichen Status besprechen.

Jedes Handbuch muss per Definition praktische Ratschläge geben. Das längste Kapitel dieses Buches tut daher genau das. Weder ich noch der Verlag befürworten die Einnahme von Drogen oder das Brechen von Gesetzen, aber es gibt Menschen, die neugierig genug sind, sich auf dieses Terrain zu wagen und die damit verbundenen Risiken zu akzeptieren. Deshalb ist es wichtig, alles zu tun, um den Nutzen zu maximieren und die negativen Folgen zu minimieren. In diesem Kapitel werde ich auch auf das wachsende öffentliche Bewusstsein für sexuelle und andere Arten von Missbrauch durch diejenigen eingehen, die Psychedelika in verschiedenen Settings verabreichen.

Microdosing – die Einnahme von nicht-psychedelischen Dosen eines Psychedelikums – wird immer beliebter. Ich werde zusammenfassen, was wir über Microdosing wissen, und noch genauer, was wir nicht wissen. Die rechtliche Situation von Psychedelika verändert sich rapide, und das vorletzte Kapitel wird Ihnen helfen, sich in den aktuellen Trends der «Entkriminalisierung» und «Legalisierung» zurechtzufinden. In meinen abschließenden Bemerkungen betone ich meine Absicht, dieses Handbuch zu schreiben – nämlich als Bildungsressource – und teile meinen Enthusiasmus für zukünftige Entwicklungen auf diesem Gebiet.

TEIL 1
Was sind psychedelische Drogen?

KAPITEL 1 Was sind Psychedelika?

Psychedelische Drogen sind bemerkenswerte bewusstseinsverändernde Substanzen, wohl die interessantesten Drogen in der gesamten Medizin. Manche vergleichen ihre Wirkung mit schizophrenen und anderen psychotischen Störungen, andere mit Nahtoderfahrungen und spirituellen Erlebnissen, sogar mit Entführungen durch Außerirdische. Sie erzeugen zuverlässig einen einzigartigen Geisteszustand, in dem man Visionen hat und Stimmen hört. Sie können das Bewusstsein für Ihren Körper verlieren, während Ihr Bewusstsein durch einen tiefen äußeren oder inneren Raum reist. Sie können Ekstase, fast unerträglichen Schrecken bzw. beides empfinden – oder gar nichts. Neue Ideen, Gefühle und Einsichten überfluten Ihren Geist. Vielleicht begegnen Sie intelligenten Wesen, die den «psychedelischen Raum» bewohnen, und interagieren mit ihnen; diese «Wesen» können heilen, lehren und lieben, und sie können feindlich und bedrohlich sein. Unabhängig von ihren spezifischen Wirkungen ist das Markenzeichen jeder vollständigen psychedelischen Erfahrung das Gefühl, dass sie «realer als real» ist. Die Wirkungen einiger Psychedelika setzen Sekunden nach dem Rauchen oder der Injektion ein, und einige halten bis zu achtzehn Stunden nach der oralen Einnahme an.

Geschichte

Psychedelische Pilze, Pflanzen und sogar Tiere spielen eine wichtige Rolle im religiösen und sozialen Leben der indigenen Gesellschaften, insbesondere in Nord-, Mittel- und Südamerika. Wir beginnen erst jetzt, die Tiefe und die praktischen Anwendungen dieser Weisheit zu erkennen. Ein Teil unserer ziemlichen Unkenntnis über die Nutzung durch die Eingeborenen ist auf die Unterdrückung durch die katholische Kirche nach der spanischen Eroberung Lateinamerikas in den 1500er Jahren zurückzuführen.

Die Besorgnis über «Hexerei» und «Heidentum» verdrängte jegliche wissenschaftliche, medizinische und anthropologische Neugierde. Überreste dieser Intoleranz sind bis heute erhalten geblieben.[1]

Die moderne Forschung zu psychedelischen Drogen begann mit der Isolierung von Meskalin aus dem Peyote-Kaktus durch den deutschen Chemiker Arthur Heffter in den 1890er Jahren. Diese Pflanze ist das wichtigste religiöse Sakrament der heutigen Kirche der amerikanischen Ureinwohner Nordamerikas, aber ihre Verwendung geht mindestens auf die Zeit der Azteken zurück.[2] Die Meskalin-Forschung machte damals in der Psychiatrie jedoch keine großen Fortschritte. Die gastrointestinalen Nebenwirkungen waren unangenehm, aber vielleicht noch wichtiger war Freuds Einfluss auf die Psychiatrie in der ersten Hälfte des zwanzigsten Jahrhunderts. Der Begründer der Psychoanalyse hatte trotz seines gut dokumentierten Gebrauchs von Kokain als geistiges Stimulans wenig Interesse an religiösen und spirituellen Fragen. Er betrachtete sie als Ausdruck von Psychopathologie, und eine erfolgreiche Behandlung beseitigte «infantile» Tendenzen oder Erfahrungen, anstatt daran zu arbeiten, sie hervorzubringen. Zwar berichteten einige wenige Arbeiten über die Fähigkeit von Meskalin, die Psychotherapie zu verbessern, doch verhinderte seine Assoziation mit «primitiven» psychologischen Zuständen und Kulturen eine breitere Akzeptanz.

Nach dem Zweiten Weltkrieg begann die Freudsche Psychologie, in Ungnade zu fallen. Sie war langwierig, teuer und von zweifelhafter Wirksamkeit – Eigenschaften, die die Psychiatrie veranlassten, nach neuen Modellen und Behandlungen für psychische Erkrankungen zu suchen, insbesondere für Kriegsveteranen, die aus dem Krieg zurückkehrten. Die Entdeckung der Wirkungen von LSD Mitte der 1940er Jahre kam daher zu einem besonders günstigen Zeitpunkt.

---

1 Ein bekannter amerikanischer Psychiater bezeichnete diese Haltung einmal als «pharmakologischen Calvinismus». Dies spielt auf die Überzeugung an, dass wir Drogen nur zur Behandlung von Krankheiten verschreiben und einnehmen dürfen, anstatt sie auch für Vergnügen, Kreativität oder spirituelle Zwecke zu nutzen.

2 Mehr dazu in Kapitel 7.

Albert Hofmann, ein Naturstoffchemiker, der bei Sandoz Pharmaceuticals (heute Novartis) in Basel, Schweiz, arbeitete, synthetisierte LSD in den späten 1930er Jahren. Von seiner bewusstseinsverändernden Wirkung erfuhr er jedoch erst einige Jahre später, als er es versehentlich zu sich nahm. LSD beflügelte die Fantasie sowohl der Öffentlichkeit als auch der Wissenschaft aufgrund seiner erstaunlichen Wirksamkeit – es wirkt in Dosen von Millionstel Gramm – und seiner Wirkung auf das Serotonin im Gehirn. Die letztgenannten Wirkungen führten zur Identifizierung von Serotonin als erstem Neurotransmitter. LSD öffnete somit die Tür zur neuen Wissenschaft der Psychopharmakologie – und damit zu der Frage, wie Drogen den Geist beeinflussen.[3]

In den folgenden Jahrzehnten revolutionierten LSD und verwandte Substanzen unser Verständnis von der Funktionsweise des Gehirns. Sie waren auch sehr vielversprechend bei einer Reihe von schwer zu behandelnden Zuständen: Depression, Abhängigkeit, Autismus, Soziopathie, Schmerzen und Verzweiflung am Lebensende.

Diese vielversprechenden Forschungsansätze waren jedoch wenig hilfreich, nachdem LSD den Weg aus dem Labor gefunden hatte. Der weit verbreitete Konsum verstärkte die sozialen Unruhen der 1960er Jahre, insbesondere gegen die militärische Beteiligung der USA in Vietnam. Darüber hinaus war die Verwendung von Psychedelika zu Forschungszwecken zwar recht sicher, doch der unkontrollierte Konsum richtete in der allgemeinen Bevölkerung verheerende Schäden an. Berichte über unerwünschte Wirkungen – Suizid, Gewalt, Geburtsfehler, Chromosomenschäden und Psychosen – begannen sich zu häufen. Schlecht vorbereitete und psychisch wenig gesunde Jugendliche nahmen unbekannte Mengen unbekannter Drogen in Kombination mit Alkohol und anderen Substanzen in unvorhersehbaren Settings ein. Notaufnahmen und Psychiatrien füllten sich mit «LSD-Opfern». Es herrschte ein Notstand im Gesundheitswesen. Hinzu kam noch, dass der ehemalige Harvard Psychologe und LSD-Forscher und Befürworter Timothy Leary zu dieser Zeit Zehntausende von Demonstranten anfeuerte, sich anzutörnen,

3 Neurotransmitter sind chemische Stoffe, die es benachbarten Nervenzellen ermöglichen, miteinander zu kommunizieren. Mehr zu Neurotransmittern in Kapitel 4.

einzutunen und auszusteigen («turn on, tune in, and drop out»)[4] sowie die herrschende politische Struktur zu stürzen. Auch unter den Wissenschaftlern gab es Streit.

Einige Forschungsgruppen priesen diese Drogen als «spirituell», «transpersonal» und imstande, «mystische Erfahrungen» auszulösen. Dieser Teil der psychedelischen Forschungswelt ist nach wie vor einflussreich, wie der Glaube zeigt, dass «mystische Erfahrungen» die positiven Auswirkungen der Psychedelika erklären. Darüber hinaus spiegelt die psychiatrische und nicht-psychiatrische Verwendung des Begriffs «Entheogen» für Substanzen, die «das Göttliche im Inneren hervorrufen» diese anhaltende und kontroverse Vermischung von Wissenschaft und Religion wider. Es wurde immer schwieriger, den Unterschied zwischen psychiatrischer Forschung und der Entwicklung eines religiösen Kults zu erkennen. Diese Vermischung von Wissenschaft und Religion beruhigte die Bundesaufsichtsbehörden und die National Institutes of Health nicht, die einen Großteil der frühen amerikanischen psychedelischen Forschung finanzierten.

Geheimdienst und Militär

In den 1950er und 1960er Jahren verwendeten auch die Geheimdienst- und Militäreinrichtungen der USA und anderer Länder Psychedelika als potenzielle chemische Kampfstoffe. In diesen Fällen gab es nur wenige ethische Einschränkungen und minimale oder gar keine Einverständniserklärungen. Die amerikanische Regierung richtete Bordells ein und verabreichte den Versuchspersonen unwissentlich eine Dosis, um festzustellen, ob LSD und andere Substanzen als «Wahrheitsserum» fungieren könnten. Ein anderer Ansatz bestand darin, psychedelische Drogen als nicht tödliche, aber schwächende Mittel zu verbreiten, und ein weiterer darin, sie als Mittel zur Gehirnwäsche anzuwenden. Keiner dieser Ansätze war erfolgreich. Die Wirkungen von LSD waren zu unvorhersehbar, um als nützliches «Wahrheitsserum» bei unwissenden Probanden zu dienen. Tests an amerikanischen Militärangehörigen zeigten gemischte Ergebnisse als schwächende Mittel, aber die größeren Probleme waren geografische und klimatische Variablen, die die Verbreitung

4 Das heißt, nimm Psychedelika.

erschwerten. Versuche, mit LSD als Mittel zur Gehirnwäsche wirksamere Killer zu schaffen, scheiterten an der Bedeutung der bereits vorhandenen Persönlichkeit der Testpersonen. Das heißt, es war nicht möglich, einen friedliebenden Menschen in einen Mörder zu verwandeln. Andererseits war LSD vielleicht gar nicht nötig, wenn jemand bereits mörderische Ziele und Werte verfolgte.

Der Controlled Substances Act von 1970

Diese Verkettung unglücklicher Umstände aus Kontroversen, Politik, öffentlicher Gesundheit und schief gelaufenen Geheimoperationen führte dazu, dass der Kongress 1970 den Controlled Substances Act (CSA) verabschiedete. Dieses Gesetz machte aufgrund seiner zahlreichen Einschränkungen die Studien mit diesen Drogen am Menschen unmöglich. Nichtsdestotrotz wurde der Drogenkonsum im Untergrund nach dem CSA in etwa gleichem Umfang fortgesetzt wie vor dem CSA. Die unerwünschten Wirkungen haben jedoch stark abgenommen, da die Menschen im 21. Jahrhundert in der Regel niedrigere Dosen einnehmen. Außerdem können sie auf fünfzig Jahre angehäuftes Wissen zurückgreifen, wie man Psychedelika sicherer einnimmt und wie man sich um diejenigen kümmert, die Schwierigkeiten haben.

Während die klinische Forschung zum Stillstand kam, wurde die Grundlagenforschung an niederen Tieren fortgesetzt, da die Vorschriften für die nichtmenschliche Forschung deutlich weniger streng waren. Infolgedessen hat unser zunehmendes Verständnis der Pharmakologie von LSD und anderen Psychedelika – insbesondere ihrer Beziehung zum Serotonin-Neurotransmittersystem – zur Entwicklung wirksamerer und weniger toxischer psychiatrischer und neurologischer Medikamente für eine Vielzahl von Erkrankungen beigetragen: Depression, Psychose, Kopfschmerzen und Übelkeit/Erbrechen.

Set und Setting

Die wichtigste Lektion, die wir während der ersten Welle der psychedelischen Begeisterung gelernt haben, war die entscheidende Rolle von «Set» und «Setting» bei der Bestimmung der Ergebnisse jeglicher Drogenerfahrung. Dieses Konzept hilft zu erklären, warum die gleiche Droge in der gleichen Dosis bei verschiedenen Menschen unter den gleichen Umständen unterschiedliche Reaktionen hervorruft. Es hilft auch zu erklären, warum die gleiche Droge in der gleichen Dosis bei der gleichen Person unter verschiedenen Umständen unterschiedliche Wirkungen herbeiführt. Dies ist ein Thema, das ich in diesem Handbuch regelmäßig betone. Lassen Sie es uns also hier aufzeigen. «Set» bezieht sich auf den Zustand der Person, die das Psychedelikum einnimmt. Dazu gehört ihre körperliche und geistige Gesundheit. Ist die Person krank, nimmt sie mehrere Medikamente, trinkt sie übermäßig Alkohol oder missbraucht sie Opiate? Oder ist diese Person gesund – treibt sie täglich Sport, sorgt sie für ausreichend Schlaf und ernährt sie sich gesund? Wie sieht es mit aktuellen Depressionen, Panikattacken oder einfach nur dem Umgang mit mehrfachen Stressfaktoren im Leben aus? Oder ist die Person glücklich und erfüllt – besitzt sie ein unterstützendes soziales Netzwerk und hat sie Freude an ihrer Arbeit? Hat sie schon einmal Psychedelika genommen, und wenn ja, welche Erfahrungen hat sie gemacht? Eine ekstatische Reise durch den Kosmos oder einen erschreckenden Abstieg in die Unterwelt?

Zum Set gehören auch Erwartungen und Intentionen. Was erwarten die Personen, was passieren wird, was sind ihre Ziele, was sind ihre Hoffnungen und Ängste? Wünschen sie sich, dass ihr Krebs verschwindet, oder dass sie die Realität eines rasch nahenden Todes akzeptieren? Dazu gehören auch die Überzeugungen der Person über Psychedelika an sich, wie sie sie nennt, und wie sich darin die Überzeugungen darüber widerspiegeln, was Psychedelika bewirken und wie sie wirken. Sind sie «Entheogene», die das Göttliche im Inneren hervorrufen? Sind sie «Psychotomimetika», die eine zeitlich begrenzte Psychose hervorrufen? Oder sind sie «Psychedelika», die manifestieren oder offenbaren, was bereits im Geist einer Person vorhanden ist und nur noch auf eine größere Klärung wartet?

«Setting» bezieht sich auf die Umgebung, in der jemand das Psychedelikum einnimmt. Im Haus oder im Freien. Mit Freunden oder alleine. In einer Forschungs- oder Partyumgebung. Es schließt auch das Set all derer mit ein, mit denen man die Wirkung der Droge erlebt. So kommt eine Vielzahl von zwischenmenschlichen Faktoren ins Spiel. Sind es Freunde, Gegenspieler oder neutrale Personen? Sind sie Wissenschaftler, Therapeuten oder spirituelle Geschwister? Warum nehmen und/oder geben sie jemandem Psychedelika und was erwarten sie, dass passieren wird? Was wollen sie im Gegenzug dafür?

Ergebnisse aus der Humanforschung

Klinische Studien mit Psychedelika fielen nach dem Inkrafttreten des CSA und ähnlicher internationaler Gesetze in einen zwei Jahrzehnte währenden Winterschlaf. In den späten 1980er Jahren begann sich das Blatt sowohl in Europa als auch in den USA zu wenden. 1989 erschien eine deutsche Veröffentlichung, die eine klinische Meskalinstudie dokumentierte, und kurz darauf begann meine Arbeit mit DMT an der Universität von New Mexico. Die Forschungen in New Mexico schufen die notwendigen regulatorischen und wissenschaftlichen Verfahren, damit andere amerikanische Gruppen ihre eigene Arbeit mit diesen Drogen beginnen konnten. Dazu gehörten Psilocybin zur Behandlung von Zwangsstörungen an der Universität von Arizona, MDMA bei gesunden Freiwilligen an der UCLA (University of California, Los Angeles) und Wayne State, Ibogain an der Universität von Miami und Psilocybin an der Johns Hopkins University. Das letztgenannte Projekt hat wegen seiner Betonung der spirituellen Erfahrung besonders viel Aufmerksamkeit in der Öffentlichkeit erregt.

Eine neue Generation von aufgeschlosseneren Bundesbehörden und Geldgebern prüft Anträge auf psychedelische Forschung wohlwollender als dies jahrzehntelang der Fall war. Viele dieser Personen haben selbst positive Erfahrungen mit psychedelischen Substanzen gemacht und wollen, dass mehr Forschung betrieben wird. Fünfzig Jahre lassen zudem den chaotischen und unrühmlichen Niedergang der Psychedelika in der Erinnerung verblassen. Wir sehen uns auch weiterhin mit dem begrenzten Erfolg der Psychiatrie bei der Behandlung einer Vielzahl emotionaler Leiden konfrontiert, von denen viele dieselben sind, für die Psychedelika in den 1950er und 1960er Jahren besonders vielversprechend zu sein schienen. Die psychische Gesundheitsbelastung durch die anhaltende COVID-Pandemie hat den dringenden Bedarf an besseren und breiter verfügbaren Behandlungsmöglichkeiten noch verstärkt. Psychedelika können Hoffnung geben, was andere Behandlungen nicht vermögen.

Arten von psychedelischen Drogen

Obwohl ich auf die einzelnen psychedelischen Drogen in späteren Kapiteln näher eingehe, möchte ich hier wichtige allgemeine Begriffe einführen. Die «klassischen Psychedelika» gehören zu einer der beiden großen Gruppen chemischer Verbindungen: den Tryptaminen und den Phenethylaminen. DMT, 5-Methoxy-DMT[5] und Psilocybin sind Tryptamine. Sie alle enthalten in ihrer chemischen Struktur ein Tryptaminmolekül. Tryptamin ist eine Aminosäure, die Pflanzen selbst herstellen und die Tiere durch chemische Modifizierung des mit der Nahrung aufgenommenen Tryptophans produzieren. Ausgehend von diesem Tryptaminkern fügt die Natur andere Komponenten hinzu, wie z.B. Methylgruppen; fügt man z.B. dem Tryptamin zwei Methylgruppen hinzu, entsteht «Dimethyltryptamin», kurz DMT. Der menschliche Körper synthetisiert DMT und möglicherweise auch 5-Methoxy-DMT. Pflanzliches DMT ist der visionäre Inhaltsstoff des immer beliebter werdenden Gebräus Ayahuasca aus dem Amazonas. 5-Methoxy-DMT ist der Wirkstoff im «Krötengift», das die Kröte der Sonora-Wüste (*Incilius alvarius;* Syn. *Bufo alvarius;* ich spreche im Lauf des Buches wegen des höheren Bekanntheitsgrades von *Bufo alvarius*) produziert und das wegen seiner Wirkung geraucht wird. Psilocybin, das zu einer großen Zahl von «Zauberpilzen» gehört, kommt nur in Pilzen vor.

In der Welt der psychedelischen Chemie gibt es, wie überall sonst auch, Lumper und Splitter. Ich werde mich hier auf die Seite der Lumper stellen und sowohl LSD als auch Ibogain als Tryptamine bezeichnen.

5 Oder «5-MeO-DMT».

Die Splitter werden sagen, dass LSD ein Ergolin ist, eine komplexere chemische Kategorie. Im LSD-Molekül ist jedoch ein Tryptamin zu erkennen, und daher ist die Einordnung in die allgemeine Tryptaminfamilie üblich. LSD ist halbsynthetisch, ein Produkt der chemischen Modifizierung von Mutterkorn, einem Schimmelpilz, der auf verschiedenen Getreidearten wächst. Das afrikanische psychedelische Ibogain enthält wie LSD ein Tryptaminmolekül in seiner größeren, komplexeren Struktur, und wir können es ebenfalls als Tryptamin bezeichnen.

Die andere Familie der klassischen Psychedelika sind die Phenethylamine, von denen das Meskalin aus dem Peyote-Kaktus das bekannteste ist. Amphetamin und Methamphetamin, die nicht psychedelisch sind, sind ebenfalls Phenethylamine. MDMA gehört zu dieser Kategorie; es ist jedoch keine klassische Verbindung wie Meskalin.

Die ursprünglich synthetische Verbindung Ketamin (die 2020 als Pilzwirkstoff entdeckt wurde) gehört zu einer ganz anderen Familie, den Arylcyclohexylaminen, ebenso wie die eng verwandte Droge PCP (Phencyclidin, Angel Dust).

Salvinorin A aus *Salvia divinorum* – der «Wahrsage-Salbei» – gehört ebenfalls zu einer eigenen Molekülkategorie. In der Tat ist es einzigartig unter den Psychedelika, da es kein stickstoffhaltiges Alkaloid ist. Stattdessen handelt es sich um ein Terpen, einer großen Familie von Molekülen, die für die Herstellung von Naturprodukten wie Duft- und Farbstoffen unerlässlich ist. Terpentin zum Beispiel ist ein Terpen.

Körperliche Wirkungen[6]

Klassische Psychedelika erhöhen die Herzfrequenz und den Blutdruck, aber wenn sie oral eingenommen werden, sind die Auswirkungen nicht besonders dramatisch. Werden sie jedoch gespritzt, geraucht oder geschnupft, wie es

6 Die beiden folgenden Abschnitte – «Körperliche Wirkungen» und «Psychologische Wirkungen» – beziehen sich in erster Linie auf die klassischen psychedelischen Drogen. Andere Substanzen in diesem Handbuch – MDMA, Ketamin und Salvinorin A – weisen viele, aber nicht alle Merkmale der klassischen Stoffe auf.
Ich werde diese Unterschiede bei der Erörterung der einzelnen «nichtklassischen» Substanzen in den folgenden Kapiteln hervorheben. Dennoch gibt es mehr Gemeinsamkeiten als Unterschiede zwischen den verschiedenen Substanzen. Außerdem erfahren wir zwar immer mehr über die psychedelischen Wirkungen von Cannabis, aber diese werden in diesem Handbuch nicht behandelt. In dem Maße, in dem Cannabis psychedelische Wirkungen hervorrufen kann, ist jedoch vieles von dem, was ich hier sage, auch für Cannabis relevant.

bei kurz wirkenden Tryptaminen wie DMT der Fall ist, können diese kardiovaskulären Wirkungen tiefgreifend und bei Personen mit Herzerkrankungen potenziell gefährlich sein.

Der Anstieg der Körpertemperatur, der bei klassischen Drogen auftritt, ist nicht gefährlich, aber der, den MDMA verursacht, kann es sein. Dies ist der Grund, warum MDMA manchmal fatal ist, wenn Menschen in heißen, überfüllten Tanzlokalen große Mengen einnehmen, ohne Flüssigkeit zu trinken, die auch lebenswichtige Elektrolyte enthält.

Der Pupillendurchmesser nimmt bei den klassischen Substanzen gleichmäßig zu, was zu Lichtempfindlichkeit und verschwommenem Sehen beitragen kann. Übelkeit und/oder Erbrechen können bei jedem Psychedelikum auftreten, sind aber in der Regel von kurzer Dauer, außer bei Ayahuasca und meskalinhaltigem Peyote. Auch eine Gänsehaut ist nicht ungewöhnlich und kann mit dem Einsetzen der Wirkung einhergehen.

Psychologische Wirkungen

Psychedelische Drogen beeinflussen jeden Aspekt des menschlichen Bewusstseins: Wahrnehmung, Körpergefühl, Emotionen, Denken und Selbstwahrnehmung. Auf diese Weise unterscheiden sie sich von Substanzen, die nur eine oder zwei mentale Funktionen verändern.

Alexander «Sasha» Shulgin, der Vater der modernen psychedelischen Chemie, bezog sich in seinen Vorträgen auf drei Arten von psychoaktiven Drogen. Die ↑ («up»)-Stoffe sind die Stimulanzien wie Amphetamine, Koffein und Kokain. Diese steigern Energie, Stimmung und Konzentration. Die ↓ («down»)-Drogen sind die Sedativa-Hypnotika: Alkohol, angstlösende Mittel wie die Benzodiazepine, z.B. Valium und Tavor. Sie beruhigen uns und verlangsamen unsere Bewegungen und Gedanken. Dann gibt es noch die ★ («Star»)-Substanzen, die Psychedelika, die jeden Aspekt des Bewusstseins beeinflussen.

Während der psychedelischen Drogenerfahrung überwiegen oft die sensorischen Elemente. Was wir sehen, wird heller oder dunkler, kann sich in der Form verändern oder verschmelzen, größer oder kleiner werden. Mit offenen – und vor allem geschlossenen – Augen sehen wir bunte, geometrische, wirbelnde, kaleidoskopische Bilder oder mehr oder weniger erkennbare unbelebte und belebte Objekte. Was wir hören, kann sanfter oder rauer, lauter oder leiser sein. Wir hören Klänge, die aus der Stille auftauchen – Stimmen, mechanische Geräusche, Gesang, den Wind oder Echos.

Psychedelika verursachen häufig Synästhesien – die Vermischung zweier Sinnesmodalitäten. Das häufigste Beispiel ist das «Sehen von Klängen». Musik kann Farben hervorrufen, die wir in unserem Geist oder sogar in der «äußeren» Welt sehen. Weniger häufig kommt es zu einer Vermischung anderer Sinnesmodalitäten, z.B. zum «Hören» von Dingen, die wir normalerweise nur mit den Augen sehen.

Unser Körper fühlt sich anders an – warm oder kalt, leicht oder schwer, größer oder kleiner. Unsere Haut ist mehr oder weniger empfindlich, und unser Geschmacks- und Geruchssinn verändert sich auf angenehme oder unangenehme Weise. Es kann sein, dass wir unseren Körper nicht mehr vollständig wahrnehmen, und unser Bewusstsein scheint in einem körperlosen Zustand zu sein.

Emotionen versiegen oder laufen über, nehmen zu und ab, sind überwältigend oder abwesend. Wir erleben zwei entgegengesetzte Gefühle gleichzeitig: Glück und Traurigkeit, Angst und Ruhe, Schrecken und Ekstase. Wir können seit Langem bestehende emotionale Schwierigkeiten auflösen. Wir fühlen, was andere fühlen, oder wir verlieren völlig unser Einfühlungsvermögen. Unser Denken wird klarer oder konfuser, schneller oder langsamer. Es können neue Ideen und Einsichten auftauchen, wir können in sich wiederholenden Gedanken stecken bleiben oder ganz aufhören zu denken. Die Zeit vergeht langsamer oder schneller – fünf Minuten können sich wie Jahre anfühlen, und Stunden scheinen so schnell zu vergehen wie nur ein paar Minuten.

Psychedelika verändern unsere Selbstwahrnehmung und die Fähigkeit dieses Selbsts, mit der inneren und äußeren Welt zu interagieren. Wir haben das Gefühl, mehr oder weniger die Kontrolle über uns selbst zu haben, oder erleben, dass andere uns auf positive oder negative Weise beeinflussen. Die Fähigkeit, unser Leben selbst zu bestimmen, hat sich noch nie so überzeugend klar angefühlt, oder wir sehen die Unausweichlichkeit eines lieblosen Schicksals. Wir haben unsere Individualität noch nie so stark gespürt, wir können vergessen, wer wir sind, oder wir verschmelzen mit einem weißen Licht außerhalb von Zeit und Raum.

Nach dem Ende der akuten Drogenwirkung, und wenn es eine «erfolgreiche Erfahrung» war, gibt es oft ein «psychedelisches Nachglühen». Dabei handelt es sich um ein Gefühl von Leichtigkeit, Zufriedenheit, Zuversicht, Energie, klarem Denken und gehobener Stimmung. Es kann Tage und gelegentlich Wochen anhalten.

Der vielleicht auffälligste Gesamteffekt von Psychedelika ist das, was einer meiner Mentoren, Daniel X. Freedman, als die «Bedeutung» bezeichnete. Ido Hartogsohn hat kürzlich den Begriff «Bedeutungserweiterung» geprägt. Beide beziehen sich auf eine völlig einnehmende, allumfassende Überzeugung, dass das, was man erlebt, «realer als real» ist. Das bedeutet nicht, dass die Visionen und Stimmen eine größere Realität annehmen als die Dinge, die wir im normalen Alltagsbewusstsein sehen und hören. Vielmehr sind die Bedeutung der Erfahrung, ihre Signifikanz, Intensität, persönliche Relevanz und ihr Wahrheitswert größer als alles, was wir für gewöhnlich gefühlt oder geglaubt haben.

Nahtoderfahrungen und Kontakt mit Außerirdischen

Es gibt Ähnlichkeiten zwischen Nahtoderfahrungen (NTE) und den Wirkungen psychedelischer Drogen, insbesondere von Ketamin und DMT. Dazu gehören ein körperloses Bewusstsein, die Überzeugung, dass man gestorben ist, die Reise durch einen Tunnel mit einem Licht am Ende und eine Welt voller Wesen. Beim Vergleich von Beschreibungen der NTE mit psychedelischen Drogenzuständen fand eine Studie heraus, dass DMT die größte Ähnlichkeit aufweist, während eine andere Studie auf Ketamin hinwies. Die Ähnlichkeit zwischen dem DMT-Zustand und der NTE hat Forscher dazu veranlasst, die Biologie des sterbenden Gehirns zu untersuchen. Jüngste Daten deuten darauf hin, dass der DMT-Spiegel nach einem Herzstillstand bei Nagetieren ansteigt, insbesondere im visuellen Kortex. Wir verfügen also über stützende Daten, die zu erkennen geben, dass endogenes DMT, das der Körper auf natürliche Weise selbst produziert, bei der Entstehung einiger Merkmale der Nahtoderfahrung eine Rolle spielt.

Als ich mit meiner DMT-Forschung begann, hatte ich wenig Interesse oder Wissen über die Erfahrung des Kontakts mit Außerirdischen.

Die Häufigkeit der «Begegnungen mit Wesen» bei meinen Freiwilligen zwang mich jedoch dazu, die Überschneidungen in den Beschreibungen dieser beiden Arten von Erfahrungen zu berücksichtigen. Zum Beispiel gibt es in beiden Fällen einen inneren Druck und eine Vibration kurz vor dem Durchbruch zum Kontakt mit den Wesen, der physische Körper fällt ab, wenn man den «außerirdischen» Raum betritt, und die Wesen selbst sind mächtig und intelligent. In beiden Fällen kommt es zu einer Vielzahl von intensiven Interaktionen mit den Wesen, Interaktionen, die überzeugend real sind. Es gibt natürlich keine physischen Anzeichen für einen «Kontakt», was mich zu der Annahme veranlasst hat, dass es eine Art von außerirdischer Kontakterfahrung geben könnte, bei der die Interaktionen nur von «Bewusstsein zu Bewusstsein» und nicht von «Körper zu Körper» stattfinden.

Psychedelische Drogen verändern jede Komponente des Bewusstseins. Aus diesem Grund haben psychedelische Drogen im Gegensatz zu anderen psychoaktiven Substanzen eine so verwirrende Vielzahl von Namen. Diese Namen, ihre Bedeutung und ihre Aussagen über unsere Vorstellungen von der Wirkung psychedelischer Drogen sind Gegenstand des nächsten Kapitels.

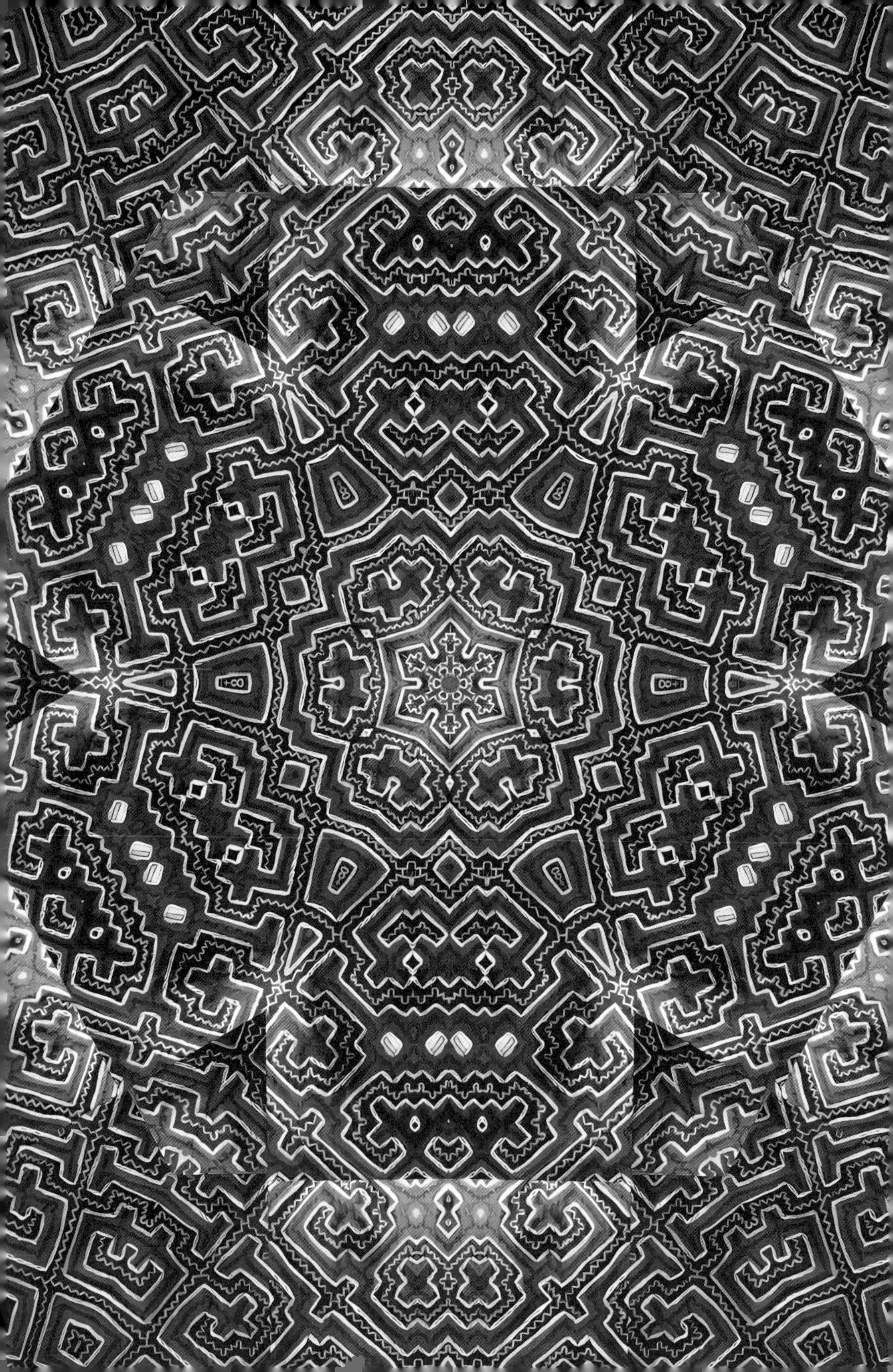

KAPITEL 2 Die vielen Namen für Psychedelika: Warum sie von Bedeutung sind

Mein Interesse an der Erforschung psychedelischer Drogen begann damit, dass ich Ähnlichkeiten zwischen den Beschreibungen des psychedelischen Drogenzustands und denen, die sich bei bestimmten Arten der Meditation einstellen, feststellte. Dies legte mir nahe, dass Meditation eine natürlich vorkommende psychedelische Substanz im Gehirn freisetzen könnte, oder, dass sowohl Psychedelika als auch Meditation dieselben Gehirnbereiche aktivieren. In jedem Fall würden sich ähnliche subjektive Erfahrungen einstellen. Ebenso weisen auch andere, nicht durch Drogen veränderte Zustände, ähnliche Merkmale auf wie die Wirkung psychedelischer Drogen: Psychosen, Prophezeiungen, Entführungen durch Außerirdische und Nahtoderfahrungen. Und jeder träumt – ein nächtlicher Eintritt in eine Welt, die viele psychedelische Merkmale aufweist. In dem Maße, in dem sich der psychedelische Zustand und eines dieser anderen Phänomene überschneiden, könnte man einen gemeinsamen biologischen Nenner vorschlagen.

Die Ähnlichkeiten zwischen den Wirkungen psychedelischer Drogen und anderen natürlich vorkommenden veränderten Zuständen haben zu einer Fülle von Bezeichnungen für diese Substanzen geführt. Bevor ich mich für «psychedelisch» als den besten Begriff entscheide, werde ich darauf eingehen, wie andere Namen entstanden sind, und ihre Grenzen diskutieren. Auf diese Weise hoffe ich, meinen Standpunkt zur Überlegenheit des Begriffs «psychedelisch» zu verdeutlichen.

Halluzinogene, Psychotomimetika und Schizotoxine – Psychedelika und Psychosen

Der Begriff «Halluzinogen» war jahrzehntelang der populärste medizinisch-rechtliche Begriff. Allerdings sind nicht alle psychedelischen Erfahrungen mit Visionen und Stimmen verbunden, und nicht jeder stimmt der genauen Bedeutung von «Halluzination» zu. Darüber hinaus halten wir die Dinge, die wir auf psychedelischen Drogen sehen, selten für so objektiv wie die alltägliche

Realität, was ein Merkmal einer «echten Halluzination» ist.[1] Gleichzeitig sind psychedelische Erfahrungen zutiefst bedeutungsvoll, und sie als Halluzinationen zu bezeichnen, setzt diese Bedeutung herab. Es impliziert, dass unsere Erfahrung unwirklich, imaginär, irgendwie pathologisch oder gestört ist.

«Psychotomimetisch» ist ein eng verwandter Begriff. Er spiegelt die Überzeugung wider, dass Psychedelika eine «Modellpsychose» induzieren – einen zeitlich begrenzten psychotischen Zustand, der der Schizophrenie ähnelt. Zu den Symptomen, die beiden Syndromen gemeinsam sind, gehören «ungeordnetes Denken», «paranoide Wahnvorstellungen», «gestörtes Körperbild», «Verlust des Selbstidentität», «ungewöhnliche emotionale Reaktionen» und so weiter. Diese Vorstellung war in der frühen psychiatrischen Forschung so vorherrschend, dass die Bewertungsskalen für LSD in den 1950er und 1960er Jahren diese Arten von Wirkungen hervorhoben und fast alle anderen ausschlossen. In dem Maße, in dem eine bestimmte Droge «psychotische Erfahrungen» hervorrief, bezeichneten die Forscher diese Droge als «LSD-ähnlich».

Das psychotomimetische Konzept führte zu einer anderen Bezeichnung für Psychedelika: «schizotoxisch» oder «Schizotoxin» – in Anspielung auf die Annahme, dass es sich um Psychosen erzeugende Gifte handelt, ähnlich wie wir heute den Begriff «Neurotoxin» verwenden, um die nachteiligen Auswirkungen bestimmter Drogen auf das Gehirn zu beschreiben.

Wie stichhaltig ist die Idee der Modellpsychose? Das kommt darauf an. Es hängt von der Art der Psychose und den jeweiligen Symptomen der Störung ab. Mit den Halluzinationen und Wahnvorstellungen der Schizophrenie, vor allem mit der akuten paranoiden Form, haben die klassischen Psychedelika beispielsweise gemeinsame Merkmale. Für «ausgebrannte» Schizophrene, die sich häufig in den staatlichen psychiatrischen Kliniken aufhalten, sind sie kein gutes Modell. Andererseits scheint Ketamin bestimmte Aspekte des introvertierten katatonischen Zustands, der bei dieser Patientengruppe auftritt, eher zu imitieren.

Zu bedenken ist auch, dass die Umstände des psychedelischen Drogenzustands und der schizophrenen Syndrome sehr unterschiedlich sind. Jemand,

1 Die Ausnahme ist Salvinorin A, das dazu führen kann, dass Menschen mit halluzinierten Objekten interagieren und Gefahr laufen, sich selbst oder andere zu verletzen.

der LSD nimmt, kann ähnliche Symptome wie jemand mit akuter Schizophrenie aufweisen. Diese Person hat jedoch freiwillig eine Droge eingenommen und weiß, dass ihre Symptome auf die Einnahme der Droge zurückzuführen sind und dass die Wirkung in einigen Stunden abklingen wird. Jemand, der wochen-, monate- oder jahrelang unter den gleichen Symptomen leidet, muss sich jedoch an diese gewöhnen. Diese Anpassungen werden dann zu einem wesentlichen Teil der Psychologie der Person – ihrem Verhalten und ihren Überzeugungen. Vorübergehendes Misstrauen verfestigt sich zu komplexen, dauerhaften paranoiden Wahnvorstellungen. Darüber hinaus können Schizophrene zugrundeliegende neurologische und kognitive Defizite haben, die die Anpassungsmöglichkeiten als Reaktion auf langfristige «psychedelische» Symptome einschränken können.

Aus dem Konzept der Modellpsychose ergaben sich eine Reihe theoretischer und praktischer Anwendungen. Wenn Forscher beispielsweise die biologischen Wirkungen des «Psychotomimetikums» LSD – z.B. Anomalien in der Neurotransmitterfunktion – identifizieren könnten, könnte dies auf die Existenz ähnlicher Fehlfunktionen bei nichtmedikamentösen psychotischen Zuständen hinweisen. Diese Anomalien der Neurotransmitter könnten dann mit Medikamenten verändert werden, ähnlich wie SSRI-Antidepressiva ursprünglich die abnorme Serotoninfunktion bei Depressionen korrigieren sollten.

Nach der Entdeckung von natürlich vorkommendem DMT in menschlichen Körperflüssigkeiten herrschte in diesem Bereich besonders rege Forschung. Die Wissenschaftler suchten nach Anomalien im DMT-System bei Psychosen: Überproduktion, ineffizienter Abbau oder Überempfindlichkeit gegenüber den Wirkungen gewöhnlicher Mengen. Bevor die Studien am Menschen 1970 eingestellt wurden, entwickelten Wissenschaftler sogar Antikörper gegen DMT als mögliche antipsychotische Behandlung.

Während sich die neue US-amerikanische Forschung mit klassischen Psychedelika nicht auf das psychotomimetische Modell konzentriert hat, verwenden europäische Gruppen weiterhin diesen Ansatz. Diese Theorien lieferten auch eine Begründung für die Verabreichung von Psychedelika an psychotische Patienten in den 1950er und 1960er Jahren. Wie sehr ähnelten die durch DMT oder LSD hervorgerufenen Visionen und Stimmen denen, die bei «alltäglichen» psychotischen Erfahrungen auftreten?

In dem Maße, in dem sie sich ähnelten, würde dies die Idee unterstützen, dass ein natürlich vorkommendes Psychedelikum für die Symptome der Schizophrenie verantwortlich ist. Vielleicht könnten also antipsychedelische Drogen nützliche Antipsychotika sein.

Die Beweise für einen Zusammenhang zwischen Psychedelika und endogener Psychose waren während der ersten Welle von Studien nicht eindeutig. Bis die Wissenschaftler ihr Verständnis der Ähnlichkeiten und Unterschiede zwischen den beiden Zuständen verbessert hatten, war die klinische Forschung abgeschlossen. Mit der Wiederaufnahme von Humanstudien verabreichen Forscher Schizophrenen erneut Psychedelika, wobei jedoch nur Ketamin auf diese Weise verwendet wurde, nicht aber «klassische» Substanzen. Es scheint, dass Ketamin bei schizophrenen Patienten psychotische Symptome verstärkt, die sich nicht von ihren «alltäglichen» Symptomen unterscheiden. In ähnlicher Weise könnten sich also Anti-Ketamin-Medikamente in der klinischen Praxis als wirksam erweisen.

Die Verbindung zwischen Psychosen und Psychedelika hat in der ersten Welle der Forschung am Menschen zwei weitere Forschungsfelder hervorgebracht. Eine davon betraf die Psychotherapie mit psychotischen Patienten. Dabei handelte es sich in der Regel um Langzeitpatienten in staatlichen psychiatrischen Kliniken. Die Psychiater hofften, dass diese oft stummen, unbeweglichen und stark mit sich selbst beschäftigten Patienten nach der Einnahme eines Psychedelikums mehr Kontakt zur Außenwelt aufnehmen würden. Die Ergebnisse waren gemischt – bei einigen war dies der Fall, bei anderen nicht.

Der andere Forschungsbereich war die Ausbildung von Therapeuten, die mit psychotischen Patienten arbeiten. Hier war man der Ansicht, dass das Auslösen einer «zeitlich begrenzten Psychose» bei Klinikern deren Einfühlungsvermögen erhöhen würde. Sie würden «aus erster Hand» erfahren, wie es ist, psychotisch zu sein – Dinge zu hören und zu sehen, die andere normalerweise nicht sehen, eine fragmentierte Selbstwahrnehmung zu erleben und sich in einer paranoiden und desorganisierten Weise auf die Welt zu beziehen. Diese Strategie ist zwar sinnvoll, aber es gab nur wenige Veröffentlichungen, die sich mit ihrer tatsächlichen Wirksamkeit befassten. Ich glaube, dass sie eine erneute Überprüfung verdient.

Oneirogene: Psychedelika und Träume

Der Terminus Oneirogen kommt aus dem Griechischen *óneiros* («Traum») und *gen* («erzeugen»). Ein Oneirogen erzeugt einen Zustand, der dem Träumen ähnelt. Dieser Begriff wird sowohl in der Wissenschaftsgemeinde als auch in der psychedelischen Laiengemeinschaft relativ selten verwendet. Ich habe ihn meist im Zusammenhang mit Ibogain gesehen, aber ob sich die subjektiven Wirkungen von Ibogain von denen der anderen klassischen Substanzen unterscheiden, ist ungewiss.

Es gibt viele Überschneidungen zwischen psychedelischen Zuständen und Traumzuständen: «Visionen», «Stimmen», Existieren in einer nichtphysischen Welt, ein stark verändertes Selbst-, Raum- und Zeitempfinden, Erinnerungen an längst vergessene Ereignisse und die symbolische Darstellung von meist unbewussten Konflikten oder Wünschen.

Bei der Betrachtung von Berichten über tiefgehende psychedelische Erfahrungen ist es schwierig, eine Assoziation mit Träumen zu vermeiden. Während unserer DMT-Studien sagte die behandelnde Krankenschwester, als sie hörte, wie einer unserer Probanden seine Drogensitzung beschrieb: «Das klingt genau wie meine Träume». Ein Rezensent meines Buches *DMT: Molekül des Bewusstseins* schlug sogar vor, den Titel in *DMT: Molekül des Träumens* zu ändern.

Obwohl sich die Beschreibungen der beiden Zustände deutlich überschneiden, gibt es meiner Meinung nach mindestens zwei Möglichkeiten, sie zu unterscheiden. Die offensichtlichste ist, dass eine psychedelische Erfahrung im Wachzustand stattfindet, während Träume im Schlaf auftreten.

Ein weiterer Unterschied ist subtiler und bezieht sich auf den Realitätssinn, den jeder Zustand besitzt. Auf die Bemerkung der Krankenschwester, die ihre Träume mit seiner DMT-Erfahrung verglich, sagte unser Freiwilliger: «Das war ein Traum, den Sie beschrieben haben; das hier ist real.

Es ist völlig unerwartet, ziemlich konstant und objektiv. Man könnte Ihren Blick auf meine Pupillen [was wir taten, um ihren Durchmesser zu ermitteln] als «überwacht werden» interpretieren, und die Schläuche in meinem Körper [für die Blutentnahme und die Medikamentenverabreichung] als diejenigen Schläuche, die ich in meinen Visionen sehe. Aber das ist eine Metapher – und das hier keineswegs. Es ist eine unabhängige, beständige Realität.»

Dennoch sind die Überschneidungen zwischen psychedelischen Erfahrungen und Traumerfahrungen unbestreitbar. Und mit der Entdeckung hoher DMT-Konzentrationen im Gehirn von Säugetieren ist eine der interessantesten Fragen nun, ob die Konzentrationen während des Traumzustands ansteigen.

Entaktogen und empathogen

Dies sind relativ neue Begriffe für MDMA-ähnliche Drogen. Entaktogen ist eine Kombination aus der griechischen Wurzel *en-*, was «innerhalb» bedeutet, und der lateinischen Wurzel *tactus-*, was «berühren» bedeutet, und bezieht sich auf die Fähigkeit dieser Drogen, Menschen in engeren Kontakt mit sich selbst zu bringen, insbesondere mit ihrem Gefühlsleben. Empathogen – «Einfühlungsvermögen erzeugend» – unterstreicht ihre einfühlungsverstärkende Wirkung. Die beiden Begriffe sind austauschbar, da sie dieselbe Familie von Substanzen und ihre vorwiegenden emotionalen Wirkungen beschreiben.

Entheogen und mystikomimetisch: Psychedelika und spirituelle Erfahrungen

«Entheogen» ist ein relativ neuer und zunehmend beliebter Begriff für diese Drogen. Er bringt drei Konzepte in einem Wort auf den Punkt. *En-* bedeutet «im Innern», *theos* («Gott») und *gen* («erzeugen»). Somit erzeugen Entheogene «Gott von innen heraus». Diese Konzepte erfordern daher, dass wir uns mit dem Wesen der spirituellen Erfahrung selbst befassen, einem Begriff, der eine erhebliche Vieldeutigkeit aufweist. In dem Maße, in dem wir uns auf ein gemeinsames Vokabular einigen können, sind wir bei der Bewältigung dieser schwierigen Fragen einen großen Schritt weiter.

Lassen Sie uns mit dem Begriff «spirituell» beginnen. Er bezieht sich auf Gedanken, Gefühle oder Bilder, die über die höchsten Eigenschaften des Geistes verfügen. Ähnliche Begriffe sind «heilig», «sakral», «religiös» und «rein». Der Begriff «spirituell» unterscheidet sich vom «Alltäglichen», «Profanen», «Tierischen» oder «Fleischlichen». «Spirituell» kann sich auch auf Dinge beziehen, die immateriell, unkörperlich oder unsichtbar sind.

Er kann sich auf die immaterielle Natur des Menschen beziehen – seine Seele oder seinen Geist. Genauer gesagt kann sich «spirituell» auf Gott, Gottes Geist oder Wort bzw. auf die Seele beziehen, auf die Gott einwirkt.

Eine «Religion» hingegen ist ein Glaubenssystem, das die Beziehung zwischen der geistigen Natur des Menschen und der geistigen Welt zum Ausdruck bringt. Dies beinhaltet ein Gefühl der Verantwortung, Abhängigkeit, Ehrfurcht, Demut, Furcht und Liebe. Dazu gehören auch bestimmte Konzepte, Gefühle, Bilder, Musik und Praktiken, die sich aus diesen Geisteshaltungen ergeben. Eine Religion kann spirituelle Gedanken, Gefühle, Bilder und Impulse transportieren oder katalysieren. Spiritualität existiert jedoch häufig auch außerhalb traditioneller religiöser Institutionen. Das ist gemeint, wenn Menschen sagen, sie seien «spirituell, aber nicht religiös».

Ich unterscheide spirituelle Erfahrungen gerne anhand von zwei Typen: die «mystisch-vereinigenden» und die «interaktiv-relationalen». Bei beiden haben wir es mit einem veränderten Bewusstseinszustand mit spirituellen Merkmalen zu tun. Eine oder beide Erfahrungen können innerhalb oder außerhalb einer religiösen Tradition auftreten. Innerhalb einer religiösen Tradition können wir sie als «religiöse Erfahrungen» bezeichnen, und sie haben eine Bildsprache, ein Vokabular und Konzepte an sich, die mit dieser Religion übereinstimmen.

Das Kennzeichen einer mystischen Einheitserfahrung ist «Einheit», was manche als «Ego-Auflösung» bezeichnen. Es gibt keine individuelle Selbstwahrnehmung mehr, kein Innen oder Außen, kein Objekt oder Subjekt, und das eigene Bewusstsein verschmilzt mit «Gott», «dem Grund allen Seins», «reinem Bewusstsein», dem «weißen Licht», einer form- und inhaltslosen kraftvollen «Realität». Buddhisten nennen dieses Phänomen, «Leere», aus der alles Sein hervorgeht, die aber selbst leer von allem Spezifischen oder Identifizierbaren, sprich leer von aller Form ist. Zeit und Raum existieren nicht mehr. Es gibt eine Gewissheit und Wahrheit – die Überzeugung, dass das, was man erlebt, «realer als real» ist – eine positive Stimmung und «Unbeschreiblichkeit». Dieser letzte Begriff bezieht sich auf das Gefühl, dass man den Zustand nicht verbal beschreiben kann.

Im Gegensatz dazu ist eine interaktiv-relationale spirituelle Erfahrung sehr inhaltsreich, die Selbstwahrnehmung bleibt erhalten und wird sogar gestärkt,

Zeit und Raum dauern an – wenn auch in etwas abgewandelter Form –, die Effekte auf die Stimmung sind variabler, und der Zustand ist voller Informationen, oft in verbaler Form. Wie in der mystischen Einheitserfahrung hat man auch hier das Gefühl, dass das, was man erlebt, realer als real ist.

William James war ein Harvard-Psychologe Ende des 18. Jahrhunderts, der das berühmte Werk *Die Vielfalt religiöser Erfahrung* schrieb. Seine Vorstellung von der mystischen Einheitserfahrung als der höchsten Form spiritueller Erfahrung entstand durch seine Beziehung zu der indischen religiösen Persönlichkeit Swami Vivekananda. Die beiden lernten sich kennen, als Vivekananda Ende des 19. Jahrhunderts auf dem Weltparlament der Religionen in Chicago die Idee einer «universellen Religion» vorstellte. Der Gedanke, dass allen großen Weltreligionen eine grundlegende religiöse Erfahrung zugrunde liegt, machte Eindruck auf James, und er nahm diese Idee in sein berühmtes Buch auf. Auf diese Weise wollte er die Gemeinsamkeiten zwischen den religiösen Traditionen hervorheben, in der Hoffnung, dass dies zu weniger Sektierertum und Streit führen würde.

Diese universelle Religion Vivekanandas war jedoch eine spezifische Religion, nämlich der Vedanta-Hinduismus. Und die Vorstellung von einer allen Traditionen gemeinsamen religiösen Erfahrung ist unzutreffend. Man braucht sich nur die Tradition der prophetischen Erfahrung in der hebräischen Bibel (Altes Testament) anzusehen. In der gesamten Sammlung von 24 Büchern gibt es keine Beispiele für eine mystische Einheitserfahrung. Vielmehr ist die prophetische Erfahrung ausschließlich interaktiv und relational. Schauen Sie sich Kapitel 1 von Ezechiel/Hesekiel an, wo sich der Himmel öffnet und der Prophet Zeuge einer Schar von himmlischen Wesen, sich drehenden Rädern, rotierenden Kugeln, Feuer und Eis wird. Fassungslos fällt er zu Boden, und ein Engel hebt ihn auf, womit ein verbaler Dialog zwischen dem Menschen und dem Göttlichen beginnt. Dennoch gibt es eine weit verbreitete Vorstellung von einer universellen spirituellen Erfahrung – die in der menschlichen Spezies «fest verankert» ist –, die durch Psychedelika aktiviert wird. Diese Vorstellung dominiert die Diskussionen über die spirituellen Wirkungen von Psychedelika innerhalb und außerhalb der Wissenschaft.

Dies hat zwei bedauerliche Auswirkungen. Zum einen wird dadurch ein Ziel für jede einzelne psychedelische Sitzung festgelegt. Das heißt, wenn jemand, der ein Psychedelikum einnimmt – und diejenigen, die es verabreichen –, mit dem Erreichen eines mystischen Einheitszustands rechnet, entsteht auf beiden Seiten ein Gefühl der Enttäuschung, wenn dies nicht erreicht wird. Eine noch schädlichere Folge ist zum anderen der Glaube, dass interaktiv-relationale spirituelle Erfahrungen den mystischen Einheitserfahrungen unterlegen sind. Dies ist eine Meinung, ein theologischer Standpunkt, für den es keine Belege gibt.

Der ungünstige Vergleich der interaktiv-relationalen Erfahrung mit der mystischen Einheitserfahrung führt dazu, dass religiöse Traditionen, für die die interaktiv-relationale Erfahrung grundlegend ist, nachteilig bewertet werden; das heißt die Grundlage ihrer Tradition. Da das Judentum die bekannteste Religion ist, die sich auf die interaktiv-relationale – d.h. prophetische – Erfahrung stützt, hat dies dazu geführt, dass der jüdische Glaube im Fadenkreuz von Psychedelikern – Akademikern und Laien – steht, die den universellen mystischen Einheitszustand als grundlegend betrachten.

Ich bin zu verschiedenen Arten spiritueller Erfahrungen übergegangen, weil es immer beliebter wird, Psychedelika als «Entheogene» zu bezeichnen, eine Praxis, die die Auffassung hervorhebt, dass Psychedelika von Natur aus spirituelle Erfahrungen herbeiführen. Das ist wie die Behauptung, dass Psychedelika von Natur aus «schizotoxisch» sind. Beides ist nicht wahr. Psychedelische Wirkungen ergeben sich vielmehr daraus, wer sie verabreicht, wer sie einnimmt und warum; das heißt: aus Set und Setting. Und deshalb ist «psychedelisch» der beste Begriff, wie ich gleich noch ausführen werde.

Auch für «Entheogene» gibt es praktische Grenzen. Nicht jeder, der Psychedelika einnimmt, sucht nach einer spirituellen Erfahrung, und die Betonung dieser Wirkungen kann dazu führen, dass diejenigen, die ansonsten von einer psychedelischen Sitzung profitieren könnten, davor zurückschrecken. Darüber hinaus deutet das Vorhandensein von «theos» auf die Existenz von Gott, Göttlichkeit und einer spirituellen Welt hin, an die viele Menschen nicht glauben. Außerdem wird davon ausgegangen, dass Gott – sofern man an ihn glaubt – in uns und nicht außerhalb von uns existiert. Auch dies ist ein Glaube, den nicht jeder teilt, auch nicht diejenigen, die eine psychedelische Droge aus spirituellen Gründen nutzen möchten. Schließlich legt die Vorstellung, dass eine Droge Gott erzeugen kann, ein metaphysisches Modell nahe, das traditionell religiöse Menschen ablehnen könnten.

Psychedelisch: Den Geist manifestierend oder den Geist offenbarend

Ich bevorzuge den Begriff «psychedelisch». Er ist der allgemeinste und daher der umfassendste. Das ist ein entscheidender Punkt, denn man kann ein Psychedelikum aus einer Vielzahl von Gründen in einer Vielzahl von Situationen einnehmen. Die Drogen selbst «erzeugen» keine Psychose, genauso wenig wie sie spirituelle Erfahrungen «erzeugen». Vielmehr interagieren sie einfach mit dem Geist der Person, die sie einnimmt.

«Psychedelisch» ist ein griechisches Wort, das aus zwei Wurzeln besteht. *Psyche* – bezieht sich auf den Geist, die Seele oder die Intelligenz. *Delos* – bedeutet manifestieren, enthüllen, offenbaren oder klar oder verständlich machen. Dieses Wort fasst die wesentlichen Merkmale des psychedelischen Zustands zusammen. Zuvor unsichtbare oder verborgene Inhalte des Geistes werden nun sichtbar.

Stanislav Grof, der Vater der modernen LSD-Psychotherapie, schlug vor, dass Psychedelika unspezifische Verstärker von unbewusstem mentalem Material sind. Wir können diesen Begriff erweitern, indem wir sagen, dass sie auch bewusste Inhalte beeinflussen. Das heißt, wenn man sich bestimmter Gedanken und Gefühle bereits mehr oder weniger bewusst ist, können sie klarer, wahrer, sinnvoller und bedeutsamer werden. Besser und schöner.

Ursprünglich wurde der Begriff von dem anglo-kanadischen Psychiater Humphry Osmond geprägt, fiel aber wegen seiner Assoziation mit den gegenkulturellen Bewegungen der 1960er Jahre in Ungnade. Außerdem übernahmen die populären Medien den Begriff – und trivialisierten ihn –, um ihn einfach auf etwas Ästhetisches zu beziehen: eine Art von Musik, Mode oder Kunst. Im Laufe der Zeit ist jedoch der kulturelle Ballast, den der Begriff «psychedelisch» so lange mit sich trug, deutlich geringer geworden. Der Begriff taucht jetzt häufiger als jeder andere in Laien – und Wissenschaftskreisen auf.

Nochmal: Set und Setting

Welche Bezeichnung man für Psychedelika wählt, hängt davon ab, welche Eigenschaften man hervorheben möchte und – im Forschungssetting – welche Bewertungsskala das Forschungsteam verwendet. Und ihr Name wirkt sich auf ihre Wirkungen aus, und vor allem darauf, wie wir sie interpretieren.

Stellen Sie sich folgende Situation vor: Jemand meldet sich freiwillig für eine Studie mit einer «psychotomimetischen» Droge. Das Personal behandelt den psychedelisierten Freiwilligen, als sei er schizophren, und nachdem die Wirkung der Droge nachgelassen hat, füllt der Freiwillige eine «Schizophrenie-Bewertungsskala» aus. Stellen Sie sich nun folgende Situation vor: Dieselbe Person meldet sich freiwillig für eine Studie mit genau der gleichen psychedelischen Droge, die von den Forschern jedoch als «Entheogen» bezeichnet wird. Das Personal behandelt den berauschten Freiwilligen mit Ehrfurcht, Respekt und Mitgefühl und wendet dann eine «Bewertungsskala für spirituelle Erfahrungen» an. Es ist nicht schwer zu erkennen, wie unterschiedlich solche Erfahrungen mit derselben Droge, bei derselben Person, in so auffallend unterschiedlichen Umgebungen sein können.

Jeder dieser Ansätze – der psychotomimetische wie auch der entheogene – hat seine Vorzüge. Wir dürfen jedoch zwei wichtige Konzepte nicht verwechseln: die Wirkungen der Drogen selbst und die Absicht, mit der jemand sie nimmt. Man kann Psychedelika zur Erforschung von Psychosen ebenso verwenden wie zur Herbeiführung einer spirituellen Erfahrung. Es gibt jedoch einen entscheidenden Unterschied zwischen den wesentlichen Eigenschaften der Droge und dem gewünschten oder erwarteten Ergebnis.

Deshalb glaube ich, dass «psychedelisch» der beste Begriff bleibt. Er vermeidet die Überlagerung von Interpretationsschemata auf ihr wesentliches Merkmal, das darin besteht, die Inhalte des Geistes zu offenbaren und zu enthüllen.

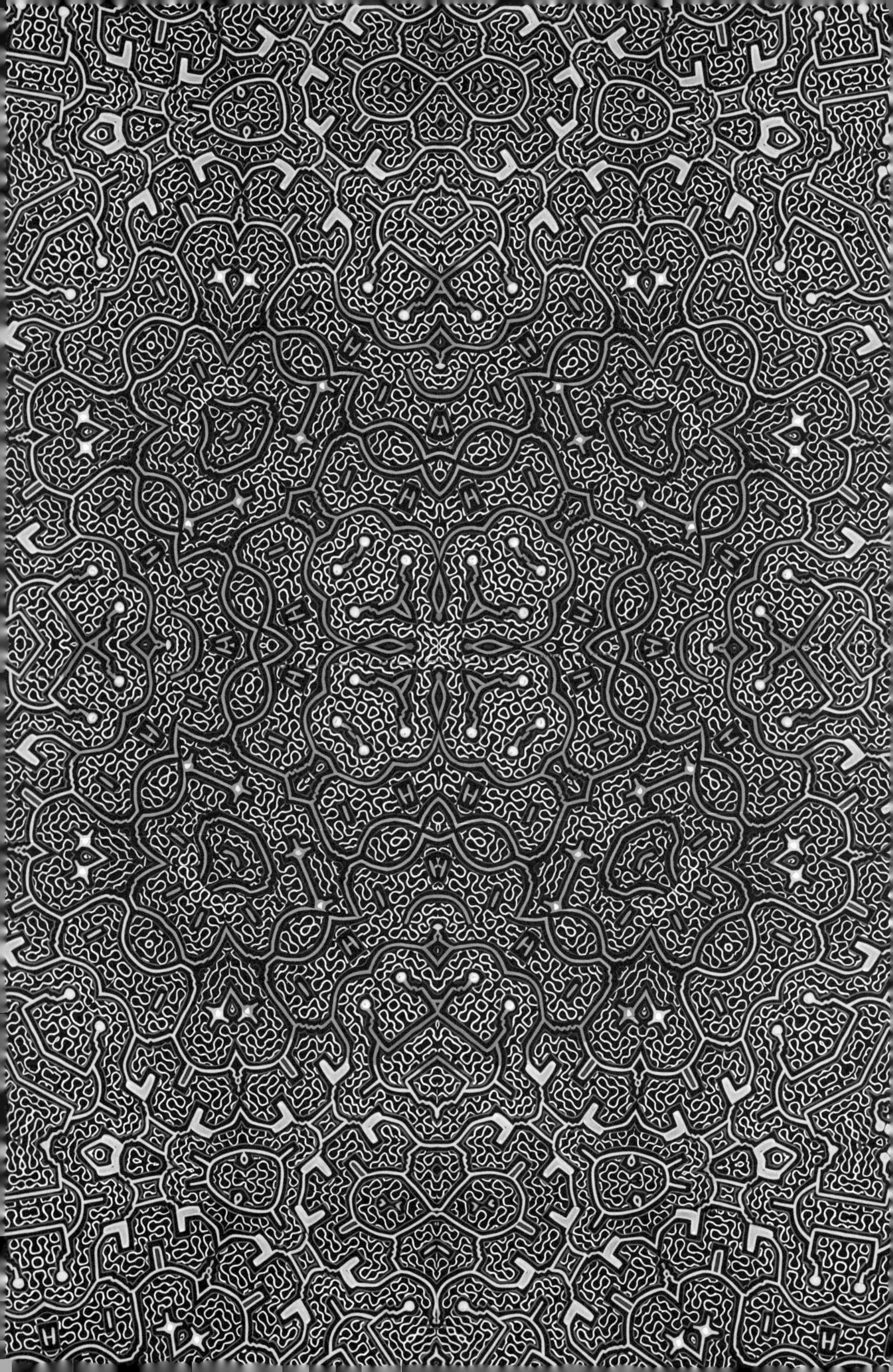

KAPITEL 3 Wofür sind Psychedelika gut? Was sind ihre Risiken?

Es mag den Anschein haben, dass ich in diesem Kapitel die negativen Auswirkungen von Psychedelika stärker hervorhebe als die positiven. Es ist nicht meine Absicht, Psychedelika in ein negatives Licht zu rücken, sondern eine ausgewogene Perspektive in Bezug auf potenzielle Risiken und Vorteile einzunehmen. Es ist nicht schwer, sowohl innerhalb als auch außerhalb des Forschungsumfelds begeisterte Berichte über die Folgen des Konsums psychedelischer Drogen zu finden. Es handelt sich dabei um echte Berichte, die sich auf echte Daten stützen. Andererseits rate ich angesichts der Begeisterung für psychedelische Drogen zur Vorsicht, wenn man die potenziellen negativen Auswirkungen dieser Drogen zu schnell abtut. Diese erhalten selten annähernd die Aufmerksamkeit, die den vielversprechenden Wirkungen zuteil wird.

Mögliche Vorteile

In den 1950er und 1960er Jahren erbrachte die Forschung eine Menge positiver Ergebnisse in Bezug auf die Wirkungen der klassischen Psychedelika. Die meisten Wissenschaftler verwendeten LSD, während einige wenige Psilocybin, Meskalin oder die DMT-ähnlichen Verbindungen DET (Diethyltryptamin) und DPT (Dipropyltryptamin) untersuchten.

Damals wie heute war die Psychiatrie enttäuschend unwirksam bei der Behandlung weit verbreiteter, jedoch behindernder Krankheiten: Alkohol- und Opioidabhängigkeit, Depressionen, Angstzustände, Schmerzen, Verzweiflung am Lebensende, Autismus, antisoziale und andere Persönlichkeitsstörungen. Die meisten Studien, auch wenn sie wissenschaftlich nicht so gut konzipiert waren wie heute, wiesen auf einen Nutzen der Verabreichung psychedelischer Drogen hin. Neben der Behandlung von psychischen Erkrankungen wurde in einigen Studien auch eine Steigerung der Kreativität bei Wissenschaftlern und Künstlern nachgewiesen. Spirituell orientierte Studien mit Psychedelika während der ersten Welle der Begeisterung waren selten.

Die bekannteste war das Marsh-Chapel-Karfreitagsexperiment an der Universität in Boston, bei dem Theologiestudenten, die Psilocybin einnahmen, während eines Karfreitagsgottesdienstes tiefere religiöse Erfahrungen machten als diejenigen, die ein Placebo einnahmen.

Die aktuellen Studien zur psychedelisch unterstützten Psychotherapie befassen sich mit allen oben genannten Erkrankungen und schließen auch solche ein, für die wir noch keine diagnostische Klarheit und/oder ein Bewusstsein für ihre Prävalenz hergestellt haben. Dazu gehören Tabakabhängigkeit, posttraumatische Belastungsstörung, Zwangsstörung und Essstörungen wie Anorexia nervosa und Bulimia nervosa. Wir haben jetzt auch Ayahuasca in unserem psychedelischen Werkzeugkasten. Forschungsergebnisse deuten darauf hin, dass die therapeutische Verabreichung dieses DMT-haltigen Gebräus bei denselben Störungen wirksam ist, bei denen auch andere klassische Substanzen wirken. In einem längerfristigen Setting wird der Ayahuasca-Trank über Jahrzehnte hinweg in Kirchen getrunken, in denen er als Sakrament dient, und es gibt Hinweise auf eine positive Wirkung in vielen Bereichen der psychischen und physischen Gesundheit.

Studien mit neueren, nicht-klassischen Substanzen wie MDMA und Ketamin haben ähnlich vielversprechende Ergebnisse bei behandlungsresistenten Depressionen, Alkoholismus, posttraumatischen Belastungsstörungen und sozialen Phobien erbracht.

Einer der bemerkenswertesten Aspekte der aktuellen Forschung ist der Nachweis, dass die Wirkung in Bezug auf Angstzustände, Suizidalität und depressive Symptome schnell einsetzt, innerhalb von ein oder zwei Stunden nach der Verabreichung der Droge. Bei Ibogain gibt es ebenfalls eine schnelle Wirkung auf das Drogenverlangen und Entzugssymptome. Interessanterweise entspricht dieser schnelle Zeitverlauf der Herbeiführung der Neurogenese (neues Nervenwachstum) und der Neuroplastizität (mehr Nervenzellverbindungen) bei niederen Tieren und in in-vitro-Studien.

Psilocybin ist zwar die klassische psychedelische Droge, die von den meisten Forschern aktuell verwendet wird, aber ich glaube, dass dies auf politische Umstände zurückzuführen ist und nicht auf irgendwelche besonderen Eigenschaften der Droge.[1] Die Pharmakologie von LSD und Psilocybin ist ähnlich, ebenso wie ihre subjektiven Wirkungen. Auch das Argument, dass die kürzere Wirkungsdauer von Psilocybin im Vergleich zu LSD einen deutlichen Vorteil darstellt, ist nicht überzeugend. Was ist praktisch gesehen der Unterschied zwischen einer sechs - bis achtstündigen Drogensitzung und einer acht - bis zehnstündigen? Beide erfordern einen ganzen Tag in der Klinik oder im Krankenhaus. Vielmehr ist die derzeitige Popularität von Psilocybin vor allem darauf zurückzuführen, dass es als Droge, die missbraucht wird, weniger berüchtigt ist als LSD. Die weit verbreitete Erhältlichkeit von Psilocybin-Pilzen und die Tatsache, dass es sich bei ihnen um «natürliche Entheogene» handelt, macht die Droge für Forscher, die sich für einen breiteren Zugang zu Psychedelika im Allgemeinen einsetzen, noch attraktiver. Befürworter der Entkriminalisierung und Legalisierung haben sich die implizite Befürwortung dieser Forscher schnell zunutze gemacht.

Die psychedelisch unterstützte Psychotherapie in den 1950er und 1960er Jahren verfolgte zwei Ansätze. Das eine Modell war das psycholytische, bei dem die Patienten niedrige, aber psychoaktive Dosen der Droge im Rahmen einer Langzeitbehandlung, in der Regel einer Freudschen psychoanalytischen Psychotherapie oder Psychoanalyse, einnahmen. Dies war ein regelmäßiger Bestandteil der Behandlung, d.h. die Patienten erhielten psycholytische LSD-Dosen, beispielsweise einmal im Monat, im Rahmen einer jahrelangen Therapie. Diese Patienten litten in der Regel an einer Neurose oder einer Persönlichkeitsstörung. Die wissenschaftliche Präzision dieser Arbeit war deutlich geringer als bei Studien, in denen höhere Dosen von Psychedelika im akademischen Rahmen verwendet wurden, und die Ergebnisse wurden selten in wissenschaftlichen Zeitschriften veröffentlicht.

Das andere Modell war das psychedelische, bei dem die Therapeuten eine kleine Anzahl hoher Dosen von Drogen verabreichten. Hier bestand das Ziel darin, einen «Höhepunkt» zu erreichen, «psychedelische» oder, wie wir heute sagen, «mystische» Erfahrungen. Dies ist der heute vorherrschende Ansatz. Es gibt jedoch einen wachsenden Konsens darüber, dass es

[1] Dies ist auch einer der Gründe, warum ich das relativ wenig bekannte DMT und nicht LSD für meine ersten Forschungsprojekte gewählt habe.

sinnvoll ist, traditionelle psychotherapeutische Verfahren mit hochdosierten psychedelischen Drogensitzungen zu kombinieren und so das Beste aus beiden Modellen zu nutzen. Zu diesen Therapien gehören die motivierende Gesprächsführung, die kognitive Verhaltenstherapie, die psychoanalytische Psychotherapie und klientenzentrierte Ansätze.

Bemerkenswert sind eine Handvoll Studien, in denen Psychedelika täglich zur Behandlung von affektiven Störungen verabreicht wurden, und zwar nach einem Modell, das der täglichen Behandlung mit Antidepressiva entspricht. Die akuten psychedelischen Wirkungen klangen aufgrund einer Toleranzentwicklung schnell ab, während die antidepressiven Reaktionen beträchtlich waren.

Die jüngste Begeisterung für klassisch psychedelisch induzierte spirituelle Erfahrungen – d.h. die Verwendung von Psychedelika zu nichtmedizinischen Zwecken – hat auch zu Studien geführt, die zeigen, dass Psychedelika das «Wohlbefinden» steigern. Sie helfen zum Beispiel bei der Meditation, tragen zu einer offeneren, akzeptierenden und mitfühlenden Persönlichkeit bei und erhöhen die Hingabe von Geistlichen in ihrem Beruf.

Bei «Feldstudien» werden Fragebögen an Personen ausgegeben, die Psychedelika in nicht-forschungsbezogenen Settings konsumieren, z.B. in Krötengift-Raucherkreisen und Ayahuasca-Retreats. Darüber hinaus verwenden Forscher Internetumfragen, um nach Beziehungen zwischen dem Konsum psychedelischer Drogen und anderen Variablen zu suchen. Diese Studien deuten darauf hin, dass Psychedelika die Kreativität verbessern und metaphysische Überzeugungen verändern, dass Psychedelika-Konsumenten eine bessere kardiovaskuläre Gesundheit und weniger Diabetes haben als Nicht-Konsumenten, dass sie weniger einsam sind, dass sie seltener Kokain konsumieren, dass sie nach einer Gefängnisentlassung seltener erneut inhaftiert werden, dass sie politisch fortschrittlicher sind[2], dass sie die Natur mehr zu schätzen wissen und dass sie bessere häusliche Beziehungen haben.

Eine dieser Studien deutet zwar auf einen Zusammenhang zwischen Psilocybin-Konsum und weniger Depressionen hin, fand aber auch mehr Depressionen bei denjenigen, die LSD konsumierten.

2 Aber auch Neonazi-Gruppen nutzen Psychedelika, um ihre eigenen Überzeugungen zu festigen und ihre Aktionen zu rechtfertigen.

Diese Umfragestudien sind jedoch mit Vorsicht zu genießen, da sie keinen kausalen Zusammenhang herstellen. Mit anderen Worten: Wir wissen nicht, dass Psychedelika diese Wirkungen verursachen. Es könnte sein, dass diejenigen, die sich bereits in einem besseren kardiovaskulären Gesundheitszustand befinden, häufiger Psychedelika einnehmen als diejenigen, die sich in einem schlechten kardiovaskulären Gesundheitszustand befinden, oder dass diejenigen, die die Natur bereits schätzen, häufiger Psychedelika einnehmen als diejenigen, die dies nicht tun.

Mögliche Risiken

Die folgenden Ausführungen beziehen sich auf die klassischen Psychedelika. Auf die unerwünschten Wirkungen nicht-klassischer Drogen werde ich in späteren Kapiteln eingehen.

Physische Risiken

Klassische Psychedelika sind physisch ungiftig. Mir ist nicht bekannt, dass es irgendwelche Todesfälle gab, die diese Verbindungen in Reinform oder nicht verunreinigte Pflanzen verursacht haben, wenn sie nicht mit anderen Substanzen vermischt wurden. Berichte über Geburtsfehler und Chromosomenschäden trugen in den späten 1960er Jahren zu einer Gegenbewegung gegen Psychedelika bei, aber besser konzipierte Folgestudien haben diese frühen Behauptungen widerlegt. Darüber hinaus gibt es keine überzeugenden Beweise dafür, dass klassische Psychedelika Hirnschäden verursachen, den IQ senken oder andere neurologische Nebenwirkungen haben. Während eine Studie aus den 1970er Jahren darauf hindeutete, dass LSD-Konsumenten bei einem Gedächtnistest schlechter abschnitten, zeigt ein neuerer Artikel, dass Ayahuasca-Konsumenten bei demselben Test besser abschneiden.

Substanzabhängigkeit

Substanzabhängigkeit ist ein komplexer Begriff und umfasst die folgenden miteinander verbundenen Phänomene der Toleranz, des Entzugs, der Abhängigkeit und des Verlangens. Außerdem liegt es zwischen den physischen und psychischen Kategorien der Nebenwirkungen, weshalb ich es hier einordne – zwischen physischen und psychischen Risiken.

Toleranz bedeutet, dass der in kurzen Abständen wiederholte Konsum einer Droge mit der Zeit weniger Wirkung zeigt. Folglich ist eine höhere Dosis erforderlich, um die Ergebnisse zu reproduzieren. Bei den klassischen Psychedelika tritt die Toleranz schnell ein. Wenn man beispielsweise drei oder vier Tage lang jeden Tag die gleiche Dosis LSD einnimmt, nehmen die psychologischen Wirkungen der ursprünglichen Dosis bis gegen null ab. Nach etwa der gleichen Anzahl von Abstinenztagen kehrt die Sensitivität zur Normalität zurück. Die Kreuztoleranz bezieht sich auf die Toleranz gegenüber verschiedenen Drogen der gleichen oder einer ähnlichen Stoffklasse. Jemand, der tolerant gegenüber dem Tryptamin LSD ist, wird nicht so stark auf Psilocybin, ebenfalls ein Tryptamin, reagieren wie jemand, der nicht tolerant gegenüber LSD ist, und auch jemand, der tolerant gegenüber Psilocybin ist, wird nicht wie üblich auf Meskalin reagieren, auch wenn Meskalin ein Phenylethylamin ist.

Der Begriff Entzug bezieht sich auf körperliche und psychische Symptome, die mit dem abrupten Abbruch des Drogenkonsums einhergehen. Der Koffeinentzug ist mild, während der Alkoholentzug tödlich sein kann. Das Entzugssyndrom ruft Symptome hervor, die der akuten Wirkung der Droge entgegengesetzt sind. Wenn beispielsweise jemandem die sedierende Droge Alkohol entzogen wird, ist er übererregbar und kann Krampfanfälle bekommen. Beim Absetzen von Psychedelika kommt es nicht zu einem körperlichen Entzugssyndrom, auch nicht bei täglicher Einnahme.

Eine Abhängigkeit kann psychologischer oder physischer Natur sein. Zum Beispiel kann jemand von einem Benzodiazepin-Schlafmittel abhängig sein, um einen erholsamen Schlaf zu bekommen. Auch wenn das Medikament wie verschrieben genommen wird, es nicht mit anderen Drogen wie Alkohol kombiniert wird und die Dosis nicht ständig erhöht wird.

Ein abruptes Absetzen wird jedoch zu einem körperlichen Entzugssyndrom führen. Und wenn der Entzug vorbei ist, stellen manche fest, dass sie psychisch von der Droge abhängig waren – sie «sehnen» sich nach ihr (Fachbegriff Craving). Das bedeutet, dass sie übermäßig viel Zeit damit verbringen, an die Droge zu denken und sich zu wünschen, sie zu bekommen und zu konsumieren. Aber auch ohne körperliche Abhängigkeit, die nach Beendigung des Konsums zu körperlichen Entzugserscheinungen führt, können manche psychisch von einer Droge abhängig sein, was ebenfalls zu Craving und Drogensucht führt.

Eine Abhängigkeitserkrankung ist eine medizinisch-psychiatrische Störung, bei der man trotz negativer gesundheitlicher, beruflicher oder sozialer Folgen nicht aufhören kann, eine Droge zu nehmen. Man kann gegenüber einer Droge tolerant sein (weniger Wirkungen bei gleicher Dosis) und beim Absetzen des Medikaments einen Entzug erleiden (körperliche Abhängigkeit), aber möglicherweise nicht süchtig danach sein. Ein Beispiel: Jemand nimmt ein Opiat, das ein Arzt für eine akute Verletzung verschrieben hat, benötigt nach etwa einer Woche eine höhere Dosis, um die gleichen Schmerzen zu lindern, und erlebt nach dem Absetzen des Medikaments einen körperlichen Opiatentzug. Die Person hat jedoch kein Verlangen nach der Droge und nimmt sie auch nicht über die vorgeschriebene Zeit hinaus ein.

Wenn jemand weiterhin Psychedelika konsumiert, obwohl die Drogen Probleme verursachen, kann man ihn als süchtig bezeichnen. Die Personen wollen immer wieder zu demselben Zustand zurückkehren, um damit fertig zu werden oder um Überzeugungen zu bekräftigen, die niemand sonst teilt. Dies ist eine psychologische, keine physische Abhängigkeit und kommt recht selten vor. Man darf auch nicht vergessen, dass die tägliche Einnahme klassischer Psychedelika deren Wirkung aufhebt, so dass ein zwanghafter täglicher Konsum nicht vorkommt. Eine Ausnahme ist, dass sich bei wiederholter Einnahme keine Toleranz gegenüber DMT – und wahrscheinlich auch nicht gegenüber 5-Methoxy-DMT – entwickelt, so dass ein unkontrollierter Konsum zwar selten, aber doch ab und zu vorkommt.

Psychologische Risiken

In der Literatur der 1950er bis 1970er Jahre über unerwünschte Wirkungen – der Zeitraum, aus dem wir die meisten Informationen haben – gab es zwei Datensätze. Der eine stammte von gesunden Freiwilligen und psychiatrischen Patienten, die Psychedelika im Rahmen einer akademischen oder privaten Psychotherapie erhielten. Der andere bestand aus Artikeln, in denen Patienten beschrieben wurden, die sich in Notaufnahmen oder psychiatrischen Kliniken mit den schädlichen Wirkungen dieser Drogen vorstellten. Bei sorgfältig überwachten, betreuten und nachverfolgten Forschungs- und/oder Therapieteilnehmern waren die Risiken, die sich aus der Verabreichung psychedelischer Drogen ergaben, außerordentlich gering. Die Rate der Psychosen, die länger als vierundzwanzig Stunden andauerten, lag bei etwa 0,1 Prozent, die der Suizidversuche bei 0,1 Prozent oder weniger, d.h. fünf Versuche in 25.000 Sitzungen. Beide Raten sind vergleichbar oder niedriger als in der Allgemeinbevölkerung. Andererseits schlugen die Medien und Politiker Alarm, weil es durch die Einnahme unbekannter Mengen von unbekannten Drogen in unbeaufsichtigten Settings in Kombination mit Alkohol oder anderen Substanzen zu «LSD-Opfern» kam, mit psychotischen Ausbrüchen, Suiziden und gewalttätigen Verhaltensweisen. Oft hatten sie auch eine Veranlagung für negative Reaktionen – eine persönliche oder familiäre Vorgeschichte mit psychischen Erkrankungen.

Unerwünschte Wirkungen oder herausfordernde Erlebnisse?

Als Mediziner bin ich mit den Begriffen «unerwünschte Wirkung» oder «unerwünschte Reaktion» vertraut und verwende sie gerne. Ein durch Penicillin hervorgerufener Ausschlag ist eine unerwünschte Reaktion auf das Medikament. Ebenso ist eine tödliche Herzrhythmusstörung, die durch Bronchien-erweiternde Wirkstoffe (Bronchodilatatoren) verursacht wird, eine unerwünschte Wirkung. Dies sind Oberbegriffe, die ein breites Spektrum von Phänomenen umfassen. Unerwünschte Wirkungen sind unbeabsichtigte negative Folgen der Arzneimittelexposition.

Doch so wie Begriffe wie «Entheogen» die potenziellen Vorteile psychedelischer Drogen verklären, werden ihre Risiken durch die Umbenennung der unerwünschten Wirkungen in «herausfordernde Erfahrungen» heruntergespielt. Beides sind Beispiele für die Schaffung neuer Begriffe für diese Drogen und ihre Wirkungen – positive und negative. Ihr Zweck ist es, bestimmte Überzeugungen über psychedelische Drogen zu etablieren, anstatt Informationen darüber zu liefern, was sie sind und was sie bewirken. Diese Herangehensweise an die positiven und negativen Wirkungen von Psychedelika ist zwar ein fester Bestandteil der psychedelischen Subkultur, hat aber durch die Veröffentlichungen von Forschern zu Psychedelika an Legitimität gewonnen, z.B. durch die Entwicklung und Förderung eines «Fragebogens für herausfordernde Erfahrungen» zur Charakterisierung unerwünschter Drogenwirkungen.

Ist die kurzzeitige Angst zu Beginn einer psychedelischen Sitzung eine schwierige Erfahrung? Wie wäre es bei einem Ausschlag durch Penicillin? Medizinisch und psychiatrisch gesehen handelt es sich dabei um leichte, kurzzeitige Nebenwirkungen. Ist eine chronisch anhaltende Psychose, die einen langfristigen Krankenhausaufenthalt und starke antipsychotische Medikamente erfordert, eine «schwierige Erfahrung»? Ebenso ist eine tödliche Herzrhythmusstörung durch einen Bronchodilatator kaum eine «Herausforderung». Aus medizinischer und psychiatrischer Sicht handelt es sich um schwerwiegende unerwünschte Wirkungen mit katastrophalen Folgen.

Der Begriff «herausfordernde Erfahrungen» mag diejenigen trösten, die mit kurzen, leichten Nebenwirkungen zu kämpfen haben, und die übermäßige Besorgnis über deren Folgen minimieren. Allerdings erweist der Begriff denjenigen, die unter tiefgreifenderen Nebenwirkungen leiden, einen schlechten Dienst, da er die Wahrscheinlichkeit verringert, dass sie die notwendige Behandlung in Anspruch nehmen. «Schließlich ist es nur eine schwierige Erfahrung». «Kurz-», «mittel-» oder «langfristig», «leicht», «mittel» oder «schwer» – das sind alles Begriffe, die wir in der Psychiatrie und Medizin zur Beschreibung negativer Auswirkungen jeglicher Drogen verwenden. Ich sehe kaum einen Grund, sie im Zuge des «psychedelischen Neologismus» aufzugeben. Im Gegenteil, der Begriff «herausfordernde Erfahrungen» könnte zu einer Gegenreaktion auf Psychedelika beitragen. Scharfsinnige Journalisten könnten argumentieren, dass Forscher zu Fürsprechern statt zu neutralen Wissenschaftlern geworden sind, indem sie solche Ausdrücke verwenden, um die Existenz schwerwiegender negativer psychologischer Reaktionen herunterzuspielen.

Für klassische und nicht-klassische Wirkstoffe können wir ein Kontinuum von unerwünschten pharmakologischen Effekten vorschlagen. Dazu können kurzzeitige Angstzustände, Misstrauen oder Verwirrung im Zusammenhang mit der akuten Drogenerfahrung gehören. Diese Symptome können sich auch nach dem Abklingen der Drogenwirkung fortsetzen und/oder weiterentwickeln. Am häufigsten sind intensive Angst-/Panikreaktionen, die innerhalb eines Tages von selbst abklingen. Länger andauernde Störungen – über ein bis zwei Tage – wie Depressionen, Angstzustände, Verfolgungswahn oder Verwirrtheit klingen in der Regel ebenfalls von selbst oder mit mäßiger Unterstützung ab. Alles, was länger als ein oder zwei Tage anhält, sollte Anlass zur Sorge geben.

Psychedelika und psychische Erkrankungen

In den meisten Fällen lösen Psychedelika psychische Erkrankungen bei Personen aus, die dazu veranlagt sind, sei es durch eine frühere Episode einer bipolaren Störung, Panikattacken oder Schizophrenie und/oder aufgrund einer familiären Vorbelastung mit solchen Erkrankungen. Die psychedelische Droge wirkt wie jedes andere traumatische Ereignis, das eine akute Episode einer schwerwiegenden psychischen Störung auslösen kann. Weitere Beispiele für potenziell traumatische Auslöser psychischer Erkrankungen sind Heirat oder Scheidung, Ortswechsel zum Studium oder Militärdienst oder der Tod eines Familienmitglieds oder engen Freundes. Sobald solche Krankheiten auftreten, ist eine reguläre Behandlung der diagnostizierten Störung in der Regel angemessen, unabhängig davon, wodurch sie ausgelöst wurde. So würde man beispielsweise eine durch Psychedelika ausgelöste manische Episode genauso behandeln, als ob Psychedelika keine Rolle gespielt hätten. Gleichzeitig ist es für die betreffende Person wichtig, den Konsum von Psychedelika einzustellen, um ein erneutes Auftreten zu verhindern.

Besonders beunruhigend sind Situationen, in denen Menschen über einen längeren Zeitraum große Mengen psychedelischer Drogen eingenommen haben. Sie können unter außerordentlich hartnäckigen Halluzinationen und vor allem unter Wahnvorstellungen leiden. Häufig fehlt ihnen die Einsicht in die Abnormität ihrer Überzeugungen und Erfahrungen, so dass sie behandlungsresistent sind. Infolgedessen verzichten sie nicht auf den weiteren Konsum psychedelischer Drogen, wodurch sich ihr Zustand nur verlängert und/oder verschlimmert. In den ersten Jahren des verbreiteten Konsums psychedelischer Drogen waren uns diese Fälle bekannt, und sie treten auch heutzutage noch auf. In den letzten zwanzig Jahren habe ich etwa ein halbes Dutzend E-Mails von besorgten Freunden oder Verwandten erhalten, in denen sie um Hilfe für jemanden bitten, den sie kennen und der es mit dem Konsum psychedelischer Drogen übertrieben hat und nun entweder im Gefängnis oder in einer psychiatrischen Klinik ist. Möglicherweise tritt dieses Syndrom heute weniger häufig auf, weil sich in den letzten fünfzig Jahren Wissen angesammelt hat, um ernsthafte unerwünschte Wirkungen zu vermeiden, d.h. niedrigere Dosen zu verwenden und schneller Hilfe zu holen, wenn Probleme auftreten. Mit der zunehmenden Popularität von Psychedelika und der leichteren Zugänglichkeit infolge der Entkriminalisierungs- und Legalisierungsbewegungen könnte es jedoch noch mehr solcher tragischen Fälle geben.

Flashbacks, Halluzinogen-induzierte persistierende Wahrnehmungsstörung und Reaktivierungen

Der ursprüngliche Begriff «Flashback» tauchte in den 1960er Jahren auf, um das erneute Auftreten bestimmter Aspekte der psychedelischen Drogenerfahrung nach dem Abklingen der akuten Wirkung zu beschreiben. Es ist zweckmäßig, sie in «wahrnehmungsbezogene», «körperliche» und «emotionale» Kategorien zu unterteilen, die sich abwechseln und/oder überschneiden können. Der moderne psychiatrische Begriff für diese Erfahrungen lautet «Halluzinogen-induzierte Persistierende Wahrnehmungsstörung (HPPD)», aber das ist nicht besonders nützlich, weil die Wahrnehmungseffekte nur ein Aspekt eines umfassenderen Syndroms sind. Ein noch modernerer Begriff ist «Reaktivierung». Dieser Begriff ist zwar nicht so beunruhigend wie die Umbenennung der Wirkungen psychedelischer Drogen in «entheogen» und «herausfordernd», aber ich glaube nicht, dass er etwas zu der Diskussion beiträgt. Und in dem Maße, in dem «Flashback» die Aufmerksamkeit auf die posttraumatische Belastungsstörung lenkt – ein Zustand, der nützlich sein kann, um zu erklären, wie diese Symptome auftreten und wie sie zu behandeln sind –, bleibt «Flashback» der am besten geeignetste Name.

Flashbacks sind nicht selten. Daten aus früheren Untersuchungen deuten darauf hin, dass sie bei bis zu 77 Prozent derjenigen auftreten, die mindestens eine psychedelische Drogenerfahrung gemacht haben. Möglicherweise treten sie bei denjenigen häufiger auf, die mehr Psychedelika, in höheren Dosen und über einen längeren Zeitraum hinweg eingenommen haben, doch ist dies nicht wirklich einheitlich zu bewerten. Flashbacks können auch häufiger nach besonders traumatischen Erfahrungen mit diesen Drogen auftreten. Flashbacks sind in der Regel mild und zeitlich begrenzt, vor allem, wenn man Psychedelika und andere bewusstseinsverändernde Drogen während dieses Phänomens meidet. Manche Menschen genießen den «kostenlosen Trip», den Flashbacks mit sich bringen. Bei einer kleinen Minderheit von Menschen können sie jedoch besonders störend sein und die normalen Aktivitäten beeinträchtigen. In diesen Fällen gibt es keine zuverlässigen, wirksamen Behandlungen, und selbst eine langfristige Abstinenz kann nur eine geringfügige Wirkung haben.

Die Ursachen für Flashbacks sind unklar. Sie sind nicht auf das Verbleiben von Drogen im Körper zurückzuführen. Es scheint auch keinen Zusammenhang zwischen einer persönlichen und/oder familiären Vorgeschichte mit psychiatrischen Störungen zu geben, die eine Prädisposition für die Entwicklung von Flashbacks darstellt. Es gibt keine überzeugenden Beweise für eine Hirnschädigung. Eine Theorie bedient sich der PTBS-Literatur. Gefühle – z.B. Angst –, die während des psychedelischen/traumatischen Zustands bedeutend waren, lösen andere Elemente dieser Erfahrung aus. Wenn man sich in einer Situation wiederfindet, in der die psychedelische/traumatische Erfahrung stattgefunden hat, z.B. in einem Stau, werden andere Aspekte des ursprünglichen Ereignisses wieder auftauchen.

Nachteilige Auswirkungen des Settings

Ich habe zwar die negativen Auswirkungen der Drogen selbst erörtert, aber es ist auch wichtig, mögliche negative Auswirkungen des Umfelds zu berücksichtigen, in dem Psychedelika eingenommen werden. Wir können diese in zwei Kategorien einteilen. Zum einen gibt es skrupellose Praktiker, die Psychedelika eher zu ihrem eigenen Nutzen als zum Nutzen derer verabreichen, denen sie sie geben. Die andere ist das Modell, nach dem man ein Psychedelikum in Eigenregie einnimmt. Diese Kategorisierungen können sich jedoch auch überschneiden. Dieses Thema ist so wichtig, dass ich darauf in Kapitel 11 zurückkomme: richtig trippen.

Skrupellose Praktiker

Unabhängig davon, ob es sich um Gruppen- oder Einzelsettings handelt, haben einige, die psychedelische Drogen verabreichen, nicht das beste Interesse ihrer Schützlinge im Sinn. Sie können jemanden, der sich in einem psychedelisch induzierten, verletzlichen und beeinflussbaren Zustand befindet, manipulieren, missbrauchen oder anderweitig ausnutzen. Damit während einer betreuten Drogensitzung Heilung, Therapie, Wachstum oder andere bedeutsame Veränderungen stattfinden können, ist Vertrauen die wesentliche Grundlage der Beziehung zwischen denjenigen, die eine psychedelische Droge verabreichen, und denjenigen, die sie einnehmen.

Es gibt verschiedene Möglichkeiten, wie skrupellose Praktiker diejenigen ausnutzen können, die ihnen ihr Vertrauen geschenkt haben: sexuell, körperlich, emotional, spirituell oder finanziell. Sogar in einer Gruppe ohne klar definierten Leiter oder Führer habe ich Episoden von missbräuchlichem Verhalten erlebt – psychologischen Sadismus und rassistische, religiöse, geschlechtsspezifische und ethnische Verunglimpfungen. Die Nachwirkungen solcher Erfahrungen können zutiefst beunruhigend sein und sind nur schwer an die Öffentlichkeit zu bringen, so wie es schwierig ist, über eine Vergewaltigung zu berichten und mit deren Folgen umzugehen. Ein Faktor, der es so schwer macht, Alarm zu schlagen, ist das Charisma der Täter, ihr Ansehen in der psychedelischen Gemeinschaft – spirituell, akademisch oder therapeutisch – und die Schuldzuweisung, auf die sie sich oft als erste Verteidigungslinie berufen. Dann heißt es: «Es ist nichts, Sie reagieren über», «Sie bilden sich das nur ein», «Das muss ein Problem sein, das Sie haben», «Sie haben mich verführt» oder «Ich habe dass nur zu Ihrem Nutzen getan» und so weiter. Wir erleben jetzt eine willkommene Offenherzigkeit in der Diskussion über dieses Phänomen.

Negative Auswirkungen

Bevor wir wussten, welche entscheidende Rolle Set und Setting für die Wirkung psychedelischer Drogen spielen, gingen einige Forschungsteams an deren Verwendung als reine pharmakologische «Chemotherapeutika» heran, in etwa wie bei einem Antibiotikum. Ein gesunder Freiwilliger oder sogar jemand, der an einem Psychotherapieprojekt teilnimmt, könnte sich zum Beispiel in einem gepolsterten abgeschiedenen Zimmer wiederfinden, an eine Trage gefesselt und von oben mit grellem Licht angestrahlt. Eine weiß gekleidete Krankenschwester spähte durch ein kleines Fenster in den Raum auf die unglückselige LSD-berauschte Person, schrie ein paar Fragen durch die Tür, kritzelte Notizen auf das Klemmbrett und verschwand für weitere zwei Stunden. Wie Sie sich vielleicht vorstellen können, verliefen diese Studien nicht gut.

Jetzt erleben wir fast das Gegenteil, wenn es um die unerwünschten Wirkungen des Settings geht. Das heißt, die Erwartungen und Überzeugungen des Forschungsteams über Psychedelika – in diesem Fall eher ihre «entheogenen» als «chemotherapeutischen» Wirkungen – kollidieren mit den «psychedelischen» Wirkungen. Damit meine ich den Konflikt, der entsteht, wenn die Erfahrung einer Person unter dem Einfluss eines Psychedelikums nicht zu den Annahmen des Modells und den entsprechenden Überzeugungen der Anhänger des Modells passt. Es gibt feine Grenzen zwischen Führung, Anleitung, Zwang und Nötigung.

In einer kürzlich an der Johns Hopkins University durchgeführten Studie über Psilocybin-unterstützte Psychotherapie für unheilbar Kranke beging ein Patient Suizid, nachdem er im «Placebo»-Teil des Projekts eine winzige, nicht psychoaktive Dosis Psilocybin erhalten hatte. Sowohl die Universität als auch die FDA kamen zu dem Schluss, dass es sich nicht um eine «unerwünschte Wirkung von Psilocybin» handelte. Ich glaube jedoch, dass dies ein Beispiel für eine unerwünschte Wirkung dieser Herangehensweise ist.

Die Baltimore-Gruppe verwendet das Modell der mystischen Erfahrung und ist der Ansicht, dass das Erreichen eines bestimmten, in einem Fragebogen quantifizierten psychologischen Ziels der Weg ist, wie Psychedelika heilen. Bei der Vorbereitung der Probanden werden die Vorteile des mystischen Zustands hervorgehoben und Ratschläge gegeben, wie dieser während der Drogensitzung erreicht werden kann, und die Therapeuten steuern die akuten Drogenwirkungen dahingehend, dass er optimal eintreten kann. Auch die Musikauswahl lenkt die Erfahrung auf dieses Ziel hin, und die Integration erfolgt anhand des Glaubenssystems der mystischen Erfahrung.

Stellen Sie sich also die Enttäuschung und Demoralisierung eines sterbenden Patienten vor, der eine nicht psychoaktive Drogendosis in der

Hoffnung auf spirituelle und psychologische Heilung durch eine mystische Erfahrung erhalten hat. Das ist es, was ihn höchstwahrscheinlich dazu gebracht hat, elf Tage nach seiner Sitzung Suizid zu begehen. Vielleicht wäre das Ergebnis anders ausgefallen, wenn weniger (oder gar kein) Schwerpunkt auf eine mystische Erfahrung gelegt worden wäre. Stattdessen hätten er und seine Therapeuten einfach mit dem Material gearbeitet, das während der Sitzung auftauchte, anstatt sich mit der beiderseitigen Enttäuschung auseinanderzusetzen, dass der so sehr gefragte «Durchbruch» ausblieb. Eine multidisziplinäre «psychologische Autopsie» wäre sehr aufschlussreich und könnte helfen, ähnliche Tragödien in Zukunft zu verhindern.

Ein weiterer möglicher negativer Effekt eines Modells ist, wenn jemand in einem sehr fremden Kontext trippt. Das kann passieren, wenn man in lateinamerikanische Ayahuasca-Retreat-Zentren reist, die ihre Arbeit auf indigenen schamanischen Modellen – Glaubensvorstellungen und Praktiken – aufbauen, die wenig damit zu tun haben, woher man kommt und wohin man zurückkehrt. Während dieses Modell zu der Zeit, tief im Dschungel, sinnvoll sein mag, kann die Integration der Erfahrungen nach der Rückkehr in das normale, urbanisierte nordamerikanische oder westeuropäische Setting außerordentlich schwierig sein.

Darüber hinaus könnte ein skrupelloser Praktiker in einem verwirrenden Setting eine doppelt desorientierte Person auf einem Psychedelikum ausnutzen. Die häufigsten Fälle, von denen wir in diesem Zusammenhang hören, sind, wenn ein Schamane im Dschungel jemanden während seiner Teilnahme an einem Ayahuasca-Retreat sexuell missbraucht. Die Gründe dafür können unterschiedlich sein, aber zuweilen hört man Aussagen wie: «In meiner Kultur werden Schamanen wie ich zu besseren Heilern, wenn wir Sex mit unseren Klienten haben.» Oder: «Der Ayahuasca-Spirit hat mir gesagt, dass du mir für deine Heilung 25.000 Dollar für mein Retreat-Center geben musst.»

Wie ich bereits zu Beginn dieses Kapitels erwähnt habe, habe ich mich dabei ertappt, dass ich die potenziellen negativen Auswirkungen von Psychedelika stärker hervorgehoben habe als ihre potenziellen Vorteile. Es besteht kein Mangel an Informationen darüber, wie hilfreich Psychedelika sind, aber weniger offensichtlich ist, wohin man sich wenden muss, um etwas über ihre potenziellen Risiken zu erfahren. Wann immer man sich zu einem psychedelischen Trip entschließt – zum Vergnügen, zu spirituellen Zwecken, zur Bildgebung des Gehirns oder zur Psychotherapie – ist eine Einverständniserklärung unerlässlich. Man muss so viel wie möglich darüber wissen, worauf man sich einlässt. Ich hoffe, dass der Aufschluss der weniger glanzvollen Seite der Psychedelika dazu beiträgt, Ihr Verständnis dafür zu schärfen, was zu einer wirklich kompetenten Entscheidung gehört.

TEIL 2
Wie wirken Psychedelika?

KAPITEL 4 Wie Psychedelika wirken: das Gehirn

Wenn ich darüber nachdenke, wie psychedelische Drogen ihre Wirkung entfalten, verwende ich gerne den Begriff «Geist-Gehirn-Komplex». Einerseits erleben wir die Wirkungen der Drogen in unserem Kopf: Visionen, Stimmen, extreme Gefühle und außerkörperliche Reisen. Dies sind subjektive Erfahrungen. Auf der anderen Seite sind Psychedelika Drogen. Sie erzeugen eine Vielzahl biologischer Reaktionen – vor allem, aber nicht nur – im Gehirn. Auf geheimnisvolle Weise findet ein Übersetzungsprozess zwischen diesen biologischen Wirkungen und der subjektiven Erfahrung statt. Die Beziehung zwischen dem Gehirn und unserem Geist ist unbestreitbar, aber unerklärlich.

Drogen beeinflussen das Gehirn und unser bewusstes Erleben, und unser Erleben beeinflusst das Gehirn. Was wir denken und fühlen aktiviert einige Gehirnfunktionen und hemmt andere. Dies ist insbesondere bei Psychedelika der Fall. Wenn wir zum Beispiel mit Angst reagieren, wenn wir das Bewusstsein für unseren Körper verlieren, verändert diese Angst die Gehirnfunktion anders, als wenn wir auf die gleiche körperliche Dissoziation mit Freude reagieren. Die tiefgreifenden Auswirkungen von Psychedelika auf unser Gehirn und unseren Geist sowie die Eigenschaft ihrer gegenseitigen Abhängigkeit bieten mächtige Werkzeuge für die Untersuchung des Bewusstseins selbst.

Unser derzeitiges Verständnis des Gehirn-Geist-Komplexes zeigt, wie wichtig es ist, bei der Diskussion über die Wirkungsweise von Psychedelika aufgeschlossen zu sein. Wir wissen, was sie biologisch und psychologisch bewirken, aber wir verstehen nicht, wie sich biologische Veränderungen in ihren außergewöhnlichen subjektiven Wirkungen niederschlagen.

Diese Ungewissheit plagt den gesamten Fachbereich der Bewusstseinsforschung, eine Ungewissheit, die Wissenschaftler als «Erklärungslücke» bezeichnen. Diese Lücke besteht zwischen den physikalischen Prozessen im Gehirn – chemischen, elektrischen und magnetischen – und der subjektiven

Erfahrung. Sowohl Philosophen als auch Neurowissenschaftler können nicht mit Sicherheit sagen, ob wir diese Lücke jemals schließen werden.

Wir wissen zum Beispiel, dass sich LSD an Rezeptoren auf bestimmten Nervenzellen im Gehirn bindet, sich wiederum eine Reihe von nachgeschalteten Wirkungen auf andere Nerven, Nervenzentren und Verbindungen zwischen diesen Zentren auslöst. Wir wissen jedoch nicht, wie oder warum diese Wirkungen zu der subjektiven Erfahrung eines «Trips» führen.

Wie Psychedelika ins Gehirn gelangen

Psychoaktive Substanzen müssen erst das Gehirn erreichen, bevor sie irgendeine Wirkung entfalten können. Fast immer geschieht dies über das Blut, das in das Gehirn gelangt. Ausnahmen sind die Injektion einer Droge in den Liquor – eine schützende, nährstoffreiche Flüssigkeit, die das Gehirn und das Rückenmark umspült – über eine Lumbalpunktion[1] oder direkt in das Gehirn selbst. Ich empfehle beides nicht!

Wie läuft nun der Prozess ab, bis eine Droge in den Blutkreislauf gelangt? Welches sind die verschiedenen «Verabreichungswege»?
Dazu gehören der orale Weg (Schlucken), sublingual (unter die Zunge), bukkal (über die Wangenschleimhaut), rektal (als Zäpfchen oder Einlauf), transdermal (direktes Auftragen auf die Haut), subkutan (Injektion unter die Haut), insufflieren (durch die Nasenlöcher schnupfen), rauchen (verdampfen und dann inhalieren), intramuskulär (in einen Muskel injizieren) und intravenös (in eine Vene injizieren). Einige Drogen sind auf mehr als einem Weg wirksam. Ketamin kann beispielsweise oral oder sublingual eingenommen, geschnupft, geraucht, rektal eingenommen oder injiziert werden. Für die meisten Substanzen gibt es jedoch eine bevorzugte Verabreichungsmethode, z.B. die orale Einnahme von LSD und das Rauchen von 5-Methoxy-DMT.

Die orale Verabreichung ist der langsamste Weg, auf dem Drogen in das System gelangen, und sie bietet den sanftesten Wirkungseintritt und -abfall

1 Dabei handelt es sich um ein medizinisches Verfahren, bei dem eine Nadel zwischen zwei Wirbeln im unteren Rückenbereich eingeführt und der Wirbelkanal punktiert wird. Nachdem man sich Zugang zum Liquor verschafft hat, kann man einige Tropfen für eine chemische Analyse entnehmen und/oder Medikamente direkt in den Rückenmarkskanal injizieren.

sowie die längste Wirkungsdauer. Dies ist der bevorzugte Weg für die meisten der in diesem Handbuch vorgestellten Substanzen. Der Wirkungseintritt erfolgt in der Regel nach fünfzehn bis sechzig Minuten, und die Aufnahme ist oft besser, wenn der Magen leer ist. Die meisten oral wirksamen Psychedelika entfalten ihre Wirkung über zwei bis zwölf Stunden und manchmal, wie bei Ibogain, sogar noch länger.

Die sublinguale, rektale und bukkale Einnahme ist schneller als die orale. Die Wirkung setzt innerhalb weniger Minuten ein. Dies ist eine nützliche Methode zur Einnahme von Substanzen, die andernfalls von der Magensäure oder den Leberenzymen aufgespalten würden, bevor sie in den Blutkreislauf gelangen, wodurch sie unwirksam werden würden. Bei der rektalen Einnahme entfallen auch Übelkeit und Erbrechen, die bei toxisch schmeckenden Substanzen wie dem meskalinhaltigen San-Pedro-Kaktustee auftreten können. Die Aufnahme von Ketamin-Lutschtabletten erfolgt bukkal und sublingual und wird bei der Behandlung von Depressionen oder Schmerzen in einem medizinischen Setting eingesetzt.

Der bukkale Weg ist als primäre Verabreichungsmethode selten. Sie kommt bei Salvinorin A vor, wenn man frische Blätter des Aztekensalbeis *Salvia divinorum* verwendet, die zu dicken Priemen gerollt und in die Wange gesteckt werden. Während der geschluckte Salviasaft nicht wirksam ist, ist die Absorption über die Schleimhäute der Wange möglich.

Die subkutane und intramuskuläre Injektion wirkt schneller und setzt innerhalb weniger Minuten ein. Allerdings variiert die Wirksamkeit dieser Methoden je nach Durchblutung und Fettgehalt des injizierten Gewebes. Außerdem sind eine korrekte Injektionstechnik, ein reines Medikament und eine sterile Ausrüstung erforderlich. In der Freizeit ist es einfacher, eine Droge zu schnupfen oder zu rauchen, als sie zu injizieren. Einige Ketaminkonsumenten bevorzugen jedoch die intramuskuläre Methode (i.m.), da diese mit einer Dauer von einer Stunde sehr attraktiv ist. Die intramuskuläre Verabreichung von Ketamin ist auch in medizinischen Einrichtungen zur Behandlung von Depressionen üblich.

Das Schnupfen geht auch recht schnell, und die Wirkung setzt in der Regel innerhalb weniger Minuten ein. Freizeitkonsumenten von Ketamin schnupfen die Droge, um einen schnellen und kurzen Rausch zu erleben.

Darüber hinaus erfreut sich das patentrechtlich geschützte Ketaminspray *Spravato* zunehmender Beliebtheit bei der ambulanten Behandlung von Depressionen. Während die meisten Menschen Tryptamine wie DMT und 5-Methoxy-DMT rauchen, schnupfen einige die wasserlöslichen Salze dieser Verbindungen.

Das Verbrennen einer Droge und das Inhalieren ihres Rauches – was wir gewöhnlich als «Rauchen» bezeichnen – und die intravenöse Verabreichung sind die schnellsten Wege, um eine Droge in den Blutkreislauf zu bringen. Das Rauchen ist der bevorzugte Verabreichungsweg für die kurz wirkenden Tryptamine und Salvinorin A. Die Wirkung setzt innerhalb weniger Herzschläge ein. Rauchen hat seine eigenen Nachteile. Husten und eine schlechte Rauchtechnik können dazu führen, dass nur eine begrenzte Menge der Droge in die Lungen gelangt. Die Droge kann durch Hitze zersetzt werden, und die Auswirkungen des Rauchens von Drogendampf auf die Lunge können schädlich sein. Der schnelle Wirkungseintritt von gerauchten Drogen kann auch zu Desorientierung führen, die das Inhalieren einer wirksamen Dosis verkürzt.

Der sicherste und effizienteste Weg der Verabreichung ist die intravenöse Injektion. Auf diese Weise haben wir DMT in der Forschung in New Mexico verabreicht. Die Wirkung setzt innerhalb von ein paar Herzschlägen ein und erreicht ihren Höhepunkt zwischen zwei und fünf Minuten. Diejenigen, die Erfahrung mit dem Rauchen von DMT haben, beschreiben den intravenösen Weg als etwas schneller. Zusätzlich zu den technischen Anforderungen der intravenösen Injektion ist auch die reinste und sauberste Form der Droge erforderlich. Sobald eine Droge ins Blut aufgenommen wurde, muss sie noch ins Gehirn gelangen. Das Gehirn ist höchst selektiv dahingehend, was es hineinlässt, und reguliert den Eintritt durch die «Blut-Hirn-Schranke» genau. Diese besteht aus enganliegenden Zellen, die die Blutgefäße abdichten, die das Gehirn versorgen. Dadurch wird verhindert, dass wasserlösliche Substanzen eindringen – eine Eigenschaft der Lipid- oder Fettschicht, die diese Blutgefäße umgibt. Damit eine Droge – oder jegliche andere Substanz – die Blut-Hirn-Schranke überwinden kann, gibt es zwei Hauptmechanismen. Fettlösliche Substanzen wie Alkohol und übliche Anästhetika gelangen durch Diffusion in das Gehirn, wobei sie sich ihren Weg von einem Bereich mit höherer Konzentration zu einem Bereich mit niedrigerer Konzentration bahnen.

Der andere Mechanismus – für wasserlösliche Verbindungen – ist der aktive Transport, bei dem das Gehirn Energie aufwendet, um die Substanz durch die Blut-Hirn-Schranke zu befördern. Aktiver Transport findet statt, wenn das Gehirn diese Substanz benötigt, wie z.B. Glukose als Treibstoff. Interessanterweise ist DMT eine Substanz, die das Gehirn aktiv in sein Inneres transportiert, was darauf hindeutet, dass das Gehirn sie für seine normale Funktion benötigt.

Psychedelika und Neurowissenschaften

Wie bewirkt eine psychedelische Droge, sobald sie ins Gehirn gelangt, die einzigartigen mentalen Veränderungen, die so viele Menschen suchen? Die Visionen, Stimmen, Ekstase und Einsichten erfordern Veränderungen in der Funktion des Gehirn-Geist-Komplexes.

Ich gehe an die biologischen, pharmakologischen und bildgebenden Studien heran, die Wissenschaftler zum Verständnis der Wirkungen von Psychedelika verwenden, und habe dabei zwei wichtige Überlegungen im Hinterkopf. Eine davon ist die Reaktion der Leser auf die «harte Wissenschaft» in meinem DMT-Buch aus dem Jahr 2001, als wir relativ wenig über die Auswirkungen von Psychedelika auf die menschliche Gehirnfunktion wussten. Selbst mit der begrenzten Menge an Informationen, die damals zur Verfügung standen, verloren sich die Leser in meiner Diskussion über Neurotransmitter, Rezeptoren und Psychopharmakologie. Entweder übersprangen sie dieses Material – was mein Rat war – oder sie hörten ganz auf, das Buch zu lesen. Dies als Warnung: Wenn Ihnen die folgenden Informationen bedeutungslos und/oder zu technisch erscheinen, überspringen Sie sie bitte und lesen Sie die nächsten Kapitel.

Eine weitere Überlegung ist eine realistische Einschätzung der Fähigkeit der «Gehirnforschung», uns zu sagen, warum psychedelische Drogenwirkungen so beeindruckend sind und wie wir sie für das Allgemeinwohl nutzen können. Mit anderen Worten: Was ist, wenn Psilocybin die Aktivität des Default Mode Networks (DMN) des Gehirns («Ruhezustandsnetzwerk») verringert? Oder dass es einen Zusammenhang zwischen der psychedelisch induzierten «Ich-Auflösung» und bestimmten Veränderungen der Gehirnfunktion gibt?

Wie wir sehen werden, bestätigen diese objektiven Daten lediglich, was sorgfältige subjektive Analysen bereits über die Wirkungen von Psychedelika offenbaren. Das wichtigere Thema, zumindest für mich, ist die Frage, wie wir die Erfahrung mit psychedelischen Drogen für uns und andere nutzen können. Gleichzeitig möchte ich die bahnbrechende Forschung, die derzeit stattfindet, nicht geringschätzen.

Allerdings haben die laufenden Hightech-Studien auch praktische Konsequenzen. Sie werden uns helfen, neue Psychedelika zu entwickeln, die auf bestimmte Hirnregionen abzielen, die bestimmte mentale Funktionen vermitteln. Wenn wir zum Beispiel ein eher visuelles oder emotionales Psychedelikum entwickeln wollen, sind Drogen, die visuelle oder emotionale Teile des Gehirns ansprechen, Kandidaten für solche Substanzen.

In dem Maße, in dem sich die subjektiven Wirkungen von Psychedelika mit denjenigen überschneiden, die bei nicht-drogenbedingten veränderten Zuständen – wie Träumen oder Schizophrenie – auftreten, werden wir darüber hinaus Einblicke in die Entstehung dieser veränderten Zustände gewinnen. Im Falle psychiatrischer Erkrankungen könnten diese Daten zu neuen Behandlungsmöglichkeiten führen. Das heißt, wenn sich die durch Psychedelika hervorgerufenen Veränderungen der Gehirnfunktionen mit denen überschneiden, die wir bei Psychosen beobachten, könnten sich Medikamente, die diese durch Psychedelika hervorgerufenen Veränderungen rückgängig machen, als nützlich für die Behandlung von Psychosen erweisen. Und schließlich könnten wir lernen, wie man die Hirnaktivität ohne Medikamente verändern kann, indem man beispielsweise elektrische, Ultraschall – oder magnetische Energie einsetzt, um «psychedelische» Effekte im Gehirn zu erzeugen.

Pharmakologie

Pharmakologie ist die Lehre von der Wirkung pharmakologisch aktiver Substanzen auf biologische Systeme. Bei Substanzen, die sich auf das Gehirn auswirken, wird dies zur Neuropharmakologie.

Wenn es darum geht, wie Substanzen, die auf das Gehirn wirken, das Verhalten und das subjektive Erleben beeinflussen, spricht man von

Neuropsychopharmakologie; bei Menschen ist Psychopharmakologie der gebräuchlichere Begriff.

Lassen Sie mich einige grundlegende Konzepte vorstellen. Neuronen sind Nervenzellen. Diejenigen, die uns interessieren, befinden sich im Gehirn. Weitere Nervenzellen befinden sich im Rückenmark und im gesamten Körper – im Darm, in der Haut, in den Muskeln und in den endokrinen Drüsen. Im menschlichen Gehirn gibt es etwa einhundert Milliarden Neuronen – so viele wie Sterne in der Milchstraße. Neuronen kommunizieren miteinander mithilfe von Neurotransmittern. Das sind chemische Stoffe, die die Synapse, einen winzigen Raum zwischen den Nervenzellen, durchqueren. Eine typische Synapse hat einen Durchmesser von 20 bis 40 Nanometern, viel kleiner als alles, was wir mit bloßem Auge sehen können. Zum Vergleich: Die Breite eines menschlichen Haares beträgt etwa 100.000 Nanometer. Im menschlichen Gehirn gibt es etwa zwei bis drei Billionen Synapsen, d.h. 2.000 bis 3.000 Milliarden Synapsen.

Wenn zwei Neuronen miteinander kommunizieren, spezifizieren wir ein prä- und ein postsynaptisches Neuron. Das präsynaptische Neuron setzt den Neurotransmitter in die Synapse frei. Der Neurotransmitter überquert die Synapse und bindet an das postsynaptische Neuron. Wir kennen mehrere Dutzend Neurotransmitter, aber für unsere Zwecke sind nur eine Handvoll von Bedeutung: Noradrenalin (oder Norepinephrin), Dopamin, Serotonin, GABA (Gamma-Aminobuttersäure), Glutamat und Endorphine – opiatähnliche Substanzen (endogene Morphine), die das Gehirn produziert. Nachdem das präsynaptische Neuron seinen Neurotransmitter in die Synapse freigesetzt hat, bindet dieser Neurotransmitter an die Rezeptoren des postsynaptischen Neurons, wie ein Schlüssel in ein Schloss passt. Es gibt mehrere Untertypen von Rezeptoren für jeden Neurotransmitter, z.B. Serotonin (5-HT) Typ 2 und Dopamin (DA) Typ 1.

Viele dieser Subtypen haben ihre eigenen Subtypen, zum Beispiel 5-HT2A. Jeder im Gehirn produzierte Neurotransmitter hat spezifische Rezeptoren, an die er bindet. Ein Neurotransmitter stimuliert entweder das postsynaptische Neuron, hemmt es oder verändert auf andere Weise seine Funktion – zum Beispiel seine Reaktion auf andere Neurotransmitter. Ein stimuliertes postsynaptisches Neuron wird nun zu einem präsynaptischen Neuron und gibt seine eigenen Neurotransmitter an benachbarte Neuronen ab. Stellen Sie sich also das gigantische Netz aus Aktivitäten von Neurotransmittern vor, die zu jedem Zeitpunkt durch das Gehirn schießen.

Sobald ein Neurotransmitter seine Wirkung entfaltet hat, gibt es drei Möglichkeiten, seine Wirkung zu beenden. Einer davon ist die Resorption des Neurotransmitters durch das präsynaptische Neuron, das ihn wieder aufsaugt, was wir als Wiederaufnahme bezeichnen. Daher sind die SSRI-Antidepressiva wie Prozac «selektive Serotonin-Wiederaufnahmehemmer». Sie stören die Wiederaufnahme von Serotonin aus der Synapse zurück in das präsynaptische Neuron, das es ursprünglich freigesetzt hat. Durch die Verringerung der Serotonin-Wiederaufnahme ermöglichen SSRIs, dass mehr von dem Neurotransmitter in der Synapse verbleibt und seine Wirkung auf das postsynaptische Neuron verlängert wird.

Eine weitere Möglichkeit, die Synapse von Neurotransmittern zu befreien, ist der Stoffwechsel – die Zerlegung in inaktive Nebenprodukte (Metaboliten) mithilfe von Enzymen. Auf diese Weise baut der Körper jede Substanz ab, ob sie nun nützlich oder schädlich ist, z.B. Medikamente durch Leberenzyme, Proteine durch Darmenzyme oder Luftschadstoffe durch Lungenenzyme. Ein spezielles Enzym, die Monoaminoxidase Typ A (MAO-A), baut DMT im Darm extrem schnell ab, wenn es geschluckt wird, weshalb oral eingenommenes DMT inaktiv ist. In Kombination mit einem MAO-Hemmer, wie in Ayahuasca, verbleibt orales DMT lange genug im Darm, um in den Blutkreislauf und von dort ins Gehirn zu gelangen. Schließlich können Neurotransmitter einfach aus der Synapse herausgespült werden, ein Prozess, den wir Diffusion nennen.

Neurotransmitter regulieren Elemente des Bewusstseins. Welche Funktionen dies sind, erfahren wir in der Regel durch die Beobachtung der Auswirkungen von Substanzen, die die Aktivität dieses Neurotransmitters verändern. Im Fall der SSRIs haben wir gelernt, dass Serotonin eine Rolle bezüglich Stimmung, Angst und Impulsivität spielt – alles Symptome, die SSRIs lindern. Ebenso wissen wir von den dopaminverändernden Wirkungen von Stimulanzien wie Amphetaminen und Kokain, dass dieser Neurotransmitter Belohnung, Vergnügen, Energie sowie bestimmte Aspekte der Bewegung reguliert.

Neuroendokrinologie

Mehrere Jahrzehnte lang hat sich die psychiatrische Forschung dem Gehirn-Geist-Komplex angenähert, indem sie die hormonellen Reaktionen auf Substanzen untersuchte. Dieser Bereich – wie Substanzen die Hormone beeinflussen – ist die Neuroendokrinologie. Und wenn wir es mit bewusstseinsverändernden Drogen zu tun haben, ist dies das Gebiet der Psychoneuroendokrinologie. Hier ist ein Beispiel dafür, wie dieses Modell funktioniert. Wenn Amphetamin den Spiegel des Hormons Adrenalin anhebt, können wir vermuten, dass Adrenalin eine Rolle bei den stimmungsaufhellenden und energiesteigernden Wirkungen von Amphetamin spielt.

Dies war der Ansatz, den ich bei der Entwicklung des DMT-Projekts verfolgte, indem ich mehrere hormonelle Reaktionen auf die Droge gemessen habe. Die Ergebnisse würden die Bedeutung bestimmter Hormone bei der Vermittlung der DMT-Wirkung entweder bestätigen oder widerlegen. Wenn DMT die Ausschüttung eines Hormons erhöhen würde, eines anderen aber nicht, könnten wir das Pferd von hinten aufzäumen und davon ausgehen, dass DMT einige Serotoninrezeptoren aktivierte, andere hingegen nicht.

Die meisten Psychedelika haben starke neuroendokrine Wirkungen. In unseren Studien konnten wir beispielsweise feststellen, dass DMT den Blutspiegel von Cortisol (einem Stresshormon), ACTH[2] (Adrenocorticotropin; ein Hypophysenhormon, das die Cortisolausschüttung anregt), Prolaktin (das an der Fortpflanzungsfunktion und der Milchproduktion beteiligt ist), Wachstumshormon und Beta-Endorphin erhöht. Beta-Endorphin ist ein opiatähnliches Hormon und könnte an einigen der besonders angenehmen psychologischen Wirkungen von DMT beteiligt sein. Nach der Verabreichung von DMT wurde auch ein außergewöhnlicher Anstieg von Vasopressin festgestellt. Vasopressin ähnelt dem prosozialen Bindungshormon Oxytocin, und dies könnte helfen, die liebevollen Gefühle zu erklären, die unsere DMT-Probanden manchmal nach der Einnahme der Droge empfanden. Zur Unterstützung dieser Theorie haben Studien kürzlich gezeigt, dass MDMA – eine noch prosozialere, bindungsfördernde «Liebesdroge» – die Produktion von Oxytocin anregt.

2 Adrenocorticotropes Hormon.

Oxytocin erhöht das Vertrauen der Patienten in ihre Therapeuten, und dies könnte zu den stabilen positiven Wirkungen beitragen, die bei der Kombination von MDMA mit Psychotherapie bei PTBS und anderen Störungen auftreten. Obwohl neuroendokrine Methoden zur Untersuchung von Psychedelika weniger populär sind als das derzeitige Interesse an der Bildgebung des Gehirns, sollten wir sie als einzigartigen Ansatz für eine fein abgestimmte Analyse der individuellen Rezeptoren und Hormone, die an der psychedelischen Wirkung beteiligt sind, im Auge behalten. Ich sage dies, weil bildgebende Untersuchungen des Gehirns noch nicht in der Lage sind, verlässlich zwischen verschiedenen Psychedelika zu unterscheiden – zum Beispiel zwischen den klassischen Verbindungen und MDMA –, während neuroendokrine Untersuchungen dies können.

Netzwerke und Konnektivität des Gehirns

Fortschritte in der Bildgebung des Gehirns haben unser Verständnis dessen, was nach der Stimulierung der entsprechenden Rezeptoren durch psychedelische Drogen geschieht, grundlegend verbessert. Diese Methoden ermöglichen ganzheitlichere Modelle der Wirkung psychedelischer Drogen. Das Elektroenzephalogramm (EEG) misst die elektrische Aktivität auf der Gehirnoberfläche. Die funktionelle Magnetresonanztomografie (fMRT) zeigt durch Messung des Stoffwechsels bestimmter Hirnareale, wie aktiv diese sind. Die Positronen-Emissions-Tomografie (PET) zeigt uns, wo im Gehirn Substanzen wirken, und welche Auswirkungen sie auf den Stoffwechsel haben. Magnetoenzephalografie (MEG) misst die Magnetfelder, die das Gehirn erzeugt. Darüber hinaus zeigen verschiedene Technologien, wie Substanzen den Blutfluss zu bestimmten Hirnarealen beeinflussen, ein indirektes Maß für die Stoffwechselaktivität. Mit anderen Worten: Es fließt mehr Blut zu stoffwechselaktiven Bereichen und weniger zu stoffwechselarmen Bereichen. Diese Technologien haben uns die Bedeutung von den Netzwerken und der Konnektivität des Gehirns vor Augen geführt. Die Netzwerke im Gehirn bestehen aus miteinander verbundenen Strukturen oder «Knotenpunkten» (sogenannte Hubs), die in ihrem Zusammenspiel komplexe geistige Funktionen steuern.

Psychedelika beeinflussen die Beziehungen zwischen den Knotenpunkten des Gehirns und verändern die Konnektivität innerhalb und zwischen den verschiedenen Netzwerken.

Das Default-Mode-Netzwerk scheint von besonderer Bedeutung zu sein, wenn es darum geht, die subjektiven Wirkungen von Psychedelika mit Veränderungen der Gehirnfunktion in Verbindung zu bringen. Seine weit voneinander entfernten Knotenpunkte regulieren mehrere Phänomene auf höchster Ebene. Dazu gehören die Selbstwahrnehmung, die Orientierung im Raum, die Aufmerksamkeit, das Gedächtnis, die Antizipation, die Planung, die Sinnhaftigkeit und die Beziehung zu anderen. Diese Funktionen sind wesentlich komplexer als diejenigen, die beispielsweise nur das Sehen vermitteln. Das heißt, sie regulieren die Bedeutung und die Auswirkungen der visuellen Wahrnehmungen, nicht nur deren Vorhandensein. Wir können das DMN sogar als das biologische Gegenstück zum «Ich» betrachten – die mentale Funktion, die zwischen unserem «Selbst» und der inneren und äußeren Welt vermittelt.

Ein Begriff, der in Diskussionen über die Auswirkungen psychedelischer Substanzen auf die Gehirnfunktion häufig auftaucht, ist Entropie. Entropie bezieht sich auf den Grad der Unordnung, Unvorhersehbarkeit und Zufälligkeit in jeglichem System zu jeglichem Zeitpunkt. Psychedelika erhöhen die Entropie des gesamten Gehirns, und ein Großteil der Daten über Netzwerke und Konnektivität des Gehirns spiegelt diese Wirkung wider. Die erhöhte Hirnentropie und die daraus resultierenden Veränderungen der funktionellen Konnektivität können sich auf die psychedelische Erfahrung übertragen, indem sie das Gleichgewicht zwischen der «Top-down»- und «Bottom-up»-Regulierung[3] des Bewusstseins verändern. Klassische Psychedelika – wie auch Ketamin, MDMA und Salvinorin A – schwächen alle die Verbindungen innerhalb des DMN und zwischen dem DMN und den Netzwerken und Zentren der «unteren Ebene» ab. Es kommt also zu einer Veränderung der «Top-down»- zur «Bottom-up»-Kontrolle und des Informationsflusses sowie der spezifischen Zentren, die nun mehr Einfluss aufeinander ausüben.

3 Top-down-Systeme = Teile des Nervensystems, die der konzeptuell gesteuerten Verarbeitung von Informationen dienen, die vom Gehirn ihren Ausgang nimmt (top-down = «absteigende Verarbeitung»), Bottom-up-Systeme = Der Vorgang der Selektion, geleitet von der direkten Erfahrung der sensorischen Information, wird als datengesteuerte (bottom-up = «aufsteigende») Verarbeitung bezeichnet.

Mit anderen Worten: Das DMN (das «Top») übt nicht mehr so starken Einfluss auf die Netzwerke der unteren Ebene («Bottom») aus. Zu diesen untergeordneten Netzwerken gehören diejenigen, die sensorische und emotionale Informationen regulieren. Dadurch können zuvor vom DMN unterdrückte/gehemmte Informationen «nach oben» zum «Selbst» gelangen. Dieses Selbst ist nun in der Lage, neue oder neu bedeutsame Gefühle, Erinnerungen und Wahrnehmungen zu erleben. In ähnlicher Weise wissen wir, dass LSD die «Reaktionsvielfalt» im Gehirn erhöht. Subjektiv würde dies der Fähigkeit von Psychedelika entsprechen, Kreativität und andere Prozesse zu stimulieren, die neue geistige Assoziationen erfordern.

Es gibt auch Daten, die auf eine biologische Entsprechung zwischen dem «Afterglow» (Nachglühen) der psychedelischen Drogenerfahrung und der Gehirnfunktion hinweisen. Einige der Konnektivitäts- und Entropieveränderungen halten Tage bis Wochen nach einer einzigen Psilocybin-Exposition an. Dies hat zu der Vorstellung einer «kritischen Phase» geführt, in der der Geist-Gehirn-Komplex besonders empfänglich für neuen Input ist. Eine Therapie könnte daher in den Tagen und Wochen nach einer Drogensitzung besonders wirksam sein und nicht nur während des akuten Rauschzustandes.

Psychoplastogene

Es gibt immer mehr Belege für die Bedeutung der positiven Auswirkungen von Psychedelika auf das Gehirn, unabhängig von ihren psychologischen Wirkungen. Diese Effekte nennt man Neurogenese und Neuroplastizität.

Unter Neurogenese versteht man das Wachstum neuer Neuronen aus Stammzellen im Gehirn. Stammzellen sind unreife Zellen, die zu jeglicher Art von Zelltypen wachsen können, wie z.B. Leber, Herz, Schilddrüse, aber auch zu Neuronen. Wir wissen heute, dass Psychedelika das Wachstum neuer Neuronen stimulieren. Die Neuroplastizität bezieht sich auf die Anzahl und Komplexität der neuronalen Verbindungen. Wir alle haben Bilder von Nervenzellen mit ihren komplizierten Verzweigungsmustern gesehen. Je mehr Verzweigungen, desto mehr Verbindungen mit anderen Nervenzellen sind möglich. Wie im Fall der Neurogenese erhöhen Psychedelika auch die Neuroplastizität.

Diese Wirkungen haben zu einem neuen Begriff geführt: Psychoplastogene.[4] Obwohl klassische Psychedelika psychoplastogene Wirkungen erzeugen, sind ihre bewusstseinsverändernden Eigenschaften möglicherweise nicht notwendig, zumindest in Tiermodellen. Dies liegt daran, dass nicht-psychedelische Dosen von Psychedelika bei niederen Tieren ebenso psychoplastogen wirken wie psychedelische Dosen. Darüber hinaus gibt es Stoffe, die eng mit den Psychedelika verwandt sind und ebenfalls bei niederen Tieren psychoplastogen, aber nicht psychedelisch wirken. Zwei Beispiele für diese letzteren Stoffe sind modifizierte Versionen von DMT und Ibogain.

Forschungen an Tiermodellen für Depressionen, Drogenmissbrauch und Angstzuständen haben positive Auswirkungen von nicht-psychedelischen Psychoplastogenen gezeigt. In beiden Fällen – bei nicht-psychedelischen Dosen und nicht-psychedelischen Drogen – löst eine einmalige Exposition innerhalb von sechzig bis neunzig Minuten psychoplastogene Wirkungen aus. Dies entspricht dem schnellen Abklingen der psychiatrischen Symptome bei Ketamin, Psilocybin und Ayahuasca. Diese Wirkungen halten über Wochen bis zu einem Monat an. Interessant ist, dass die psychoplastogenen Wirkungen von Psilocybin länger anhalten als die von Ketamin. Dies könnte damit zusammenhängen, dass die Behandlung mit Ketamin bei Depressionen in kürzeren Abständen wiederholt werden muss als bei Psilocybin. Diese langfristigen psychoplastogenen Wirkungen könnten auch dem Phänomen des «Afterglow» und der kritischen Phase für psychotherapeutische Interventionen zugrunde liegen.

Diese Daten sind besonders spannend. Ein Grund dafür ist, dass die Gehirne von Menschen, die an Depressionen oder Schizophrenie leiden, weniger Neuronen und eine geringere Komplexität ihrer Verschaltungen aufweisen. Psychoplastogene könnten daher diese Defizite ausgleichen. Wir haben bereits Daten, die zeigen, dass Ayahuasca die Dicke der Großhirnrinde beim Menschen erhöht. Diese Ergebnisse regen die Entwicklung von Versuchen mit Psychedelika am Menschen an, hinsichtlich neurodegenerativer Krankheiten wie ALS[5], Parkinson und Alzheimer-Demenz.

4 Eine angemessenere Bezeichnung wäre «Neuroplastogene», was darauf hinweisen würde, dass psychologische Wirkungen für die positiven Eigenschaften dieser Drogen nicht erforderlich sind.

5 Amyotrophe Lateralsklerose – «Lou-Gehrig-Krankheit» – bei der die Nervenzellen, die die Muskeln versorgen, absterben, was zu Lähmungen und frühem Tod führt. Auch Stephen Hawking litt an ALS.

In-vitro-Studien zeigen, dass Nervenzellen mit DMT bei niedrigem Sauerstoffgehalt länger überleben; und im gesamten Tier verringert DMT das Ausmaß eines experimentellen Schlaganfalls. Die Tiere erholen sich auch schneller von einem Schlaganfall, wenn DMT vorhanden ist. Diese Auswirkungen auf das gesamte Tier treten bei DMT-Dosen auf, die keine Verhaltensänderungen hervorrufen. Derzeit gibt es nur sehr wenige Möglichkeiten zur Behandlung des akuten Schlaganfalls oder zur Beschleunigung der funktionellen Erholung. Stellen Sie sich vor, wie wichtig solche Therapien auch bei traumatischen Hirnverletzungen sein könnten – einer tragischen Folge von Kontaktsportarten, Unfällen, Kämpfen und häuslicher Gewalt.

Wenn die psychoplastogenen Wirkungen von den psychedelischen Wirkungen getrennt werden können, werden solche Behandlungen in größerem Umfang akzeptiert. Denn viele Patienten würden es vorziehen, sich nicht einer tiefgreifenden bewusstseinsverändernden Erfahrung unterziehen zu müssen, um Linderung ihrer psychiatrischen und/oder neurologischen Beschwerden zu erhalten.

Immunologische und entzündungshemmende Wirkungen

Wir beginnen gerade erst zu entdecken, wie das Immunsystem auf Psychedelika reagiert. Dies ist ein besonders vielversprechender Weg für die künftige Forschung, da so viele moderne Krankheiten auf abnorme Immun- und Entzündungsfunktionen zurückzuführen sind. Dazu gehören Autoimmunerkrankungen, Allergien, Erkrankungen des Herzens, Demenz, Magen-Darm-Erkrankungen und Krebs. Jüngste Studien deuten darauf hin, dass Psychedelika außerordentlich starke entzündungshemmende Wirkstoffe sind. Wie bei den nicht-psychedelischen Psychoplastogenen sind einige dieser Verbindungen bei niederen Tieren nicht psychedelisch wirksam oder sind in nicht-psychedelischen Dosen wirksam.

KAPITEL 5 Wie Psychedelika wirken: der Geist

Die Wirkungen psychedelischer Drogen werden im Kopf wahrgenommen. Dies ist die Welt der Subjektivität, der inneren Erfahrung, das, was nur uns bewusst ist. Sie ist zwar nicht so messbar wie die Gehirnaktivität oder hormonelle Reaktionen, aber sie ist für uns real, und nicht auf die funktionelle Konnektivität des Default-Mode-Netzwerks oder die Aktivierung von Serotoninrezeptoren reduziert.

Im vorangegangenen Kapitel wurden die biologischen wissenschaftlichen Daten über die Wirkung psychedelischer Drogen zusammengefasst. Dabei handelt es sich um präzise zahlenmäßige Daten. Leistungsstarke mathematische Techniken zeigen ihre «statistische Signifikanz». Dennoch sind sie weniger sensibel für das, was Psychedelika mit uns machen, als unsere subjektive Erfahrung. In unserer DMT-Studie beispielsweise zeigten die Antworten der Freiwilligen auf die Fragen unserer Bewertungsskala – also über ihr subjektives Erleben – Unterschiede zwischen einem inaktiven Salzwasser-Placebo und einer extrem niedrigen Dosis der Droge. Biologische Effekte, wie etwa erhöhte Beta-Endorphin-Blutspiegel, zeigten sich jedoch nicht. Doch während die subjektive Erfahrung sensibler ist als biologische Daten es sind, ist unsere Fähigkeit, uns bezüglich der Art der subjektiven Erfahrung zu einigen, bei weitem nicht so gut entwickelt. Es fehlt uns an einem Konsens hinsichtlich des Vokabulars, der Konzepte und der Prozesse für die Arbeitsweise des Geistes als integriertes Ganzes.

Im Vergleich zur Hirnforschung gibt es unzählige Theorien über den Geist – Modelle für den gewöhnlichen Geist, den erkrankten Geist und veränderte Bewusstseinszustände. Jedes besitzt seine eigenen Strukturen und Mechanismen. Wir haben es also eher mit «Metaphysik» als mit einer physikalischen Wissenschaft zu tun – sozusagen mit der Physik der subjektiven Erfahrung, mit Dingen, die nur wir aus erster Hand kennen, mit der «Physik des Unsichtbaren». Diese Situation bietet einen fruchtbaren Boden für eine Vielzahl von Theorien über den Geist, da es schwierig ist, die eine oder andere zu verifizieren. In diesem Zusammenhang empfehle ich, sich nicht von schlagkräftigen statistischen Analysen von Daten aus Ratingskalen, die bestimmte psychologische Theorien «beweisen», in die Irre führen zu lassen.

Diese Bewertungsskalen versuchen, Elemente des subjektiven Erlebens zu erfassen, aber woher wissen wir, ob «Traurigkeit» oder «Glück» bei verschiedenen Menschen das Gleiche bedeutet? Der Ausdruck «garbage in – garbage out» sollte einen mäßigenden Einfluss auf jegliche solcher Schlussfolgerungen ausüben.

Unter den Theorien über den Geist habe ich drei Modelle am sorgfältigsten studiert, die psychodynamischen/psychoanalytischen Modelle, die buddhistischen und die der mittelalterlichen Metaphysik.

Freuds psychoanalytisches/psychodynamisches Modell

Unter «psychodynamisch» verstehe ich jedes Modell, das lehrt: «Das Kind ist der Vater des Mannes». Das heißt: Wie wir heute sind, hängt maßgeblich mit unserer Vergangenheit zusammen. Dies unterstreicht die Bedeutung unserer Interaktionen mit den Menschen in unserem Leben – vor allem in unseren frühen Jahren. Diese Interaktionen verbinden sich mit unserer physiologischen Konstitution, und so entwickeln wir unsere einzigartige Persönlichkeit.

Wir haben Freud die Systematisierung der psychodynamischen oder «psychoanalytischen» Modelle zugeschrieben und viele haben auf seinen grundlegenden Ideen aufgebaut. Dazu gehören unter anderem die Jungsche Schule, die Schulen der kognitiven Verhaltenstherapie, der klientenzentrierten, der motivierenden und der transpersonalen Therapien.

Vor über hundert Jahren stellte Freud zwei komplementäre Modelle für die psychische Funktion vor. Das eine bestand aus dem Ich, dem Über-Ich und dem Es. Diese arbeiten zusammen, um uns zu ermöglichen, unser tägliches Leben zu bewältigen. Wenn wir arbeiten und gesellschaftlichen Normen folgen, erleben wir dann die ganze Bandbreite an Emotionen? Wie Freud einst über den Sinn des Lebens witzelte – wenn Ich, Über-Ich und Es gut zusammenarbeiten, sind wir in der Lage, «zu lieben und zu arbeiten». Das Es umfasst Triebe und Wünsche. Wenn man es sich selbst überlässt, können die aggressiven und sexuellen Triebe des Es verheerenden Schaden anrichten. Das Über-Ich enthält familiäre und kulturelle Verbote, die die Aktivität des Es einschränken. Wenn das Leben nur aus Über-Ich bestünde, wäre es außerordentlich langweilig.[1] Das Ich vermittelt zwischen diesen beiden konkurrierenden Kräften. Es ist das, womit wir der Welt begegnen: den Menschen und Objekten in ihr, aber auch unserer Selbstwahrnehmung. Das Ich ist der «bewusste» Aspekt des Geistes; es enthält das, was uns bewusst ist, und es ist der Ort, an dem sich die konkurrierenden Interessen von Es und Über-Ich abspielen.

Freud schlug auch drei Ebenen des Bewusstseins oder der Bewusstheit vor. Das Bewusstsein umfasst Dinge, die uns von Augenblick zu Augenblick bewusst sind. Ich bin mir zum Beispiel bewusst, dass ich mit einem Stift schreibe. Unterbewusste geistige Inhalte sind außerhalb des Bewusstseins, können aber mit ein wenig Mühe abgerufen werden, z.B. was ich heute Morgen zum Frühstück hatte. Hier finden wir das, woran wir uns erinnern wollen, wenn uns etwas «auf der Zunge liegt». Das Unbewusste hingegen ist für das Bewusstsein unzugänglich, egal wie sehr wir uns bemühen.

Wir wissen indirekt von der Existenz des Unbewussten durch seine Auswirkungen. Dabei handelt es sich um Gefühle, Gedanken und Verhaltensweisen, die unerklärlich sind und uns möglicherweise nicht guttun, egal wie sehr wir uns bemühen, sie zu ändern. Im psychodynamischen Modell tauchen Hinweise auf unbewusstes Material über Träume, Versprecher, Humor und – in der Psychotherapie – über die Übertragung auf. Dieses Konzept bezieht sich auf die Beziehung zum Therapeuten. Hier geht es darum, die Beziehung zum Therapeuten zu nutzen, um die Wesensart der schwierigen Beziehungen zu wichtigen Menschen im eigenen Leben zu klären und daran zu arbeiten, sie zu lösen. Diese beiden Modelle passen sehr gut zusammen. Wir – als unsere Ich-Strukturen – können uns über den Konflikt zwischen dem Es und dem Über-Ich unbewusst sein, zum Beispiel zwischen dem Wunsch, jemanden zu verletzen, und den sozialen Konventionen, die uns daran hindern.

Wenn diese konkurrierenden Kräfte unbewusst bleiben, entwickeln wir Symptome, die einen Versuch darstellen, den Konflikt zu lösen.

1 Ein analoges Modell ist das der beiden «Neigungen» im rabbinischen Judentum – den «guten» und den «bösen» Neigungen. Mit nur wenig Ironie wird gesagt, dass ohne die böse Neigung niemand heiraten, Kinder bekommen, Geld verdienen oder ein Haus bauen würde. Dies verweist auf die sexuellen, aggressiven und konkurrierenden Eigenschaften des Es und darauf, dass sie für viele der von uns allen geschätzten Lebenserfahrungen sowie für das Fortbestehen unserer Spezies notwendig sind.

Wenn wir beispielsweise den unbewussten Wunsch haben, unseren Chef zu verletzen, könnte die «neurotische» Lösung darin bestehen, jedes Mal Migräne zu bekommen, wenn unser Chef uns sehen will, anstatt die Wut zu spüren, die hinter dem Wunsch steht, ihm oder ihr zu schaden. Solche «Lösungen» sind jedoch unbefriedigend, weil sie Leid verursachen und unser Leben beeinträchtigen.

Wir können einbringen, dass Psychedelika die Aktivitäten einer oder beider Komponenten dieser Modelle verändern. Sie können die Barriere zwischen dem Unbewussten und dem Bewussten durchlässiger machen, wodurch wir uns zuvor unbewusster Erinnerungen oder Gefühle bewusst werden. Wenn wir verborgene Emotionen jetzt, in der Gegenwart, spüren und unsere aktuellen Probleme mit reiferen und weniger starren Werkzeugen lösen, kann das Ego innovative Lösungen ausprobieren. Wir fühlen uns dann weniger durch vage, nicht identifizierbare, unangenehme Gefühle oder selbstschädigendes Verhalten belastet.

Psychedelika können auch die Produktion von visuellen Symbolen von Konflikten oder Wünschen anregen – ähnlich wie Traumbilder. Eine unserer DMT-Freiwilligen sah sich selbst durch den Raum zum Taj Mahal reisen, und die Schönheit und Opulenz der Architektur lösten in ihr starke, ekstatische Gefühle aus. In ihrem täglichen Leben lebte sie mit einem kontrollierenden, ernsten Mann zusammen, der Vergnügen missbilligte, sodass eine vernünftige Interpretation ihrer Vision darin bestand, dass sie die Erfüllung von Wünschen darstellte, die sie normalerweise aus ihrem Bewusstsein heraushalten musste.

Darüber hinaus können Psychedelika die Übertragung verstärken – Gefühle, Gedanken und Assoziationen in Bezug auf den psychedelischen Psychotherapeuten oder andere wichtige Personen im «Setting». Die Verstärkung der Übertragung kann Aufschluss darüber geben, wie wir uns gegenüber anderen wichtigen Menschen in unserem Leben verhalten. Einzelne oder alle diese Prozesse, wenn sie erfolgreich sind, machen uns freier, um neue Wege des Seins in der Welt und mit uns selbst in Betracht zu ziehen.

Mit anderen Worten: Psychedelika verstärken und vergrößern die Bestandteile einer erfolgreichen Psychotherapie.[2]

In Anlehnung an die biologischen Modelle, die ich im vorigen Kapitel erörtert habe, gibt es eine Übereinstimmung zwischen der Gehirnentropie und der funktionellen Konnektivität mit der Freudschen Psychologie. Das Ego – die Selbstwahrnehmung, die unsere Interaktionen mit der inneren und äußeren Welt vermittelt – entspricht dem Default-Mode-Netzwerk (DMN). Eine zunehmende Hirnentropie und Konnektivität zwischen Teilen des Gehirns, die normalerweise nicht gut miteinander vernetzt sind, ermöglicht das Auftauchen von unterbewusstem und insbesondere unbewusstem Material, das das DMN miteinbeziehen kann. Dies kann dazu führen, dass verborgene Erinnerungen, neue Ideen, Überzeugungen, die Lösung emotionaler Konflikte und anpassungsfähigere Handlungsweisen wieder ins Bewusstsein gerufen werden. Der Geist wird weniger starr und flexibler.

Abhidharma: buddhistische Psychologie

Ein weiteres Modell, das ich sorgfältig studiert habe, ist die buddhistische Psychologie, oder Abhidharma.[3] Ich lernte dieses östliche System zum ersten Mal in den frühen 1970er Jahren kennen. Später, 1976, verbrachte ich einen Sommer mit einer Gruppe von Fachleuten für psychische Gesundheit, die bei einem tibetisch-buddhistischen Lama studierten, der uns lehrte, wie wir die Werkzeuge des Abhidharma in unserer Meditation anwenden können.

Abhidharma ist eine phänomenologische Herangehensweise an den Geist und Bewusstseinszustände, insbesondere an die veränderten Bewusstseinszustände, die verschiedene Arten von Meditation hervorrufen. Mit «phänomenologisch» meine ich, dass die Komponenten der subjektiven

2 Wie Psychotherapie funktioniert, ist dagegen ein Rätsel für sich. Einer meiner Vorgesetzten während meiner Assistenzzeit in der Psychiatrie war ein hoch angesehener Psychoanalytiker, der am San Francisco Psychoanalytic Institute lehrte. Eines Tages fragte ich ihn, wie seiner Meinung nach Psychotherapie funktioniert. Ganz im Ernst (oder im Scherz – ich habe es nie wirklich herausgefunden) antwortete er: «Ich denke, es ist wie bei Affen, die sich gegenseitig Läuse vom Rücken picken.»

3 Es gibt drei «Körbe» mit buddhistischen Lehren. Die Sutras, die Reden, die der Buddha und seine Schüler zu verschiedenen Themen hielten; Vinaya, die Regeln der Mönchsgemeinschaft; und Abhidharma, die buddhistische Psychologie.

Erfahrung eingegrenzt werden, ohne zusätzliche Interpretationen oder Erklärungen hinzuzufügen. Gemeint sind hier die reinen Fakten der erlebten Inhalte. Anstatt etwas als «Nahtoderfahrung» zu bezeichnen, würde der phänomenologische Ansatz lediglich die Charakteristika dieses Zustands beschreiben – z.B. ein weißes Licht, große Ruhe, das Fliegen durch den Raum, der Verlust des Zeitgefühls usw.

Das Abhidharma-Modell des Geistes besteht aus fünf unabhängigen und interaktiven Funktionen, die so zusammenwirken, dass der Eindruck einer «fortlaufenden Erfahrung» entsteht. Es handelt sich dabei um Körperbewusstsein, Gefühle und Emotionen, Gedanken und Denkprozesse, Wahrnehmung und Willenskraft bzw. Selbstwahrnehmung. Sie entsprechen den Kategorien der psychischen Funktionen, die alle Medizinstudenten bei der Befragung psychiatrischer Patienten während ihres Psychiatriepraktikums zu beurteilen lernen. Bei der Entwicklung unserer Skala habe ich diese beiden Ansätze – klinische Psychiatrie und buddhistische Psychologie – miteinander kombiniert und Fragen zu jeder Abhidharma/«Befindlichkeits»-Kategorie aufgenommen. Im Fall von «Emotionen/Gefühl» fragte die Halluzinogen-Bewertungsskala (Hallucinogen Rating Scale, HRS) beispielsweise danach, wie «sicher», «ängstlich», «friedlich» oder «besorgt» sich die Person während ihrer Erfahrung fühlte. Wir haben dann diese Antworten zusammengezählt, um einen «Emotions»-Score zu berechnen.

Die Ergebnisse der HRS liefern ein phänomenologisches Profil der Drogenwirkung.[4] Man kann zum Beispiel sagen, dass DMT eher «wahrnehmungsorientiert» ist als MDMA, das stattdessen eher eine «emotionale» Wirkung aufweist. Wir können das buddhistische Modell nutzen, um zu verstehen, wie Psychedelika denjenigen, die sie einnehmen, Nutzen bringen können. Der Buddhismus betont die Erkenntnis der illusorischen Natur der alltäglichen Existenz. Es gibt im Grunde kein «Selbst», das das Unglück erfährt, das einen Großteil des täglichen Lebens begleitet. Alle Erscheinungen sind «leer» von wesentlicher Existenz. Stattdessen besteht die Realität aus einem endlosen Entstehen, Bestehen und Vergehen von Phänomenen. Wenn Psychedelika folglich dabei helfen können, dieses Wissen zu erlangen, wird das Leiden

4 Die HRS kann sogar ein Profil jedes veränderten Bewusstseinszustandes erstellen.

automatisch abnehmen, weil es eine wahrheitsgetreuere Einschätzung der Realität zur Folge hat. Forschungen haben gezeigt, dass sich die Meditationsergebnisse derjenigen, die Psilocybin während eines buddhistischen Retreats eingenommen haben, verbessert haben, sodass es Daten gibt, die diese Vorstellung stützen.

Es ist wichtig, sich daran zu erinnern, dass die Jahrtausende alten Lehren des Buddhismus eine kognitive, verbale Plattform für das Verständnis, die Integration und die Anwendung dieser veränderten Bewusstseinszustände bieten. Ich glaube, dass diese kognitiven Modelle auch auf veränderte Zustände anwendbar sind, die durch Psychedelika induziert werden. Ohne konkrete, bewährte Richtlinien eignet sich die nonverbale, meist ichbezogene intuitive Natur dieser Erfahrungen – ob meditativ oder psychedelisch – dazu, die dazu passende Interpretation nach Belieben zu definieren. Eine solide intellektuelle, moralische und ethische Grundlage macht es unwahrscheinlicher, dass jemand beispielsweise die Erfahrung der «Leere» mit irgendwelchen fehlgeleiteten Philosophien überlagert, für die er sich entscheidet.

Mittelalterliche Metaphysik

Ich möchte ein Modell vorstellen, das auf den griechischen Philosophen und Wissenschaftler Aristoteles zurückgeht und von dem ich glaube, dass es nützlich ist, um sowohl die psychologischen als auch die spirituellen Wirkungen psychedelischer Drogen zu verstehen. Dabei verwende ich die Version, die die mittelalterlichen jüdischen Philosophen entwickelt haben, insbesondere die von Maimonides – einem Rabbiner, Philosophen und Arzt, der in den 1200er Jahren in Ägypten lebte. Ich bin der Erste, der die eigentümliche Natur dieses Modells zugibt, aber bitte üben Sie Nachsicht mit mir, und ich denke, Sie werden sehen, warum ich dies ansprechend finde.

Aristoteles unterteilte den Geist in zwei «Fähigkeiten» oder Funktionen. Die eine ist das rationale Vermögen – oder der Intellekt. Die andere ist das Vorstellungsvermögen – bzw. die Fantasie. Das rationale Vermögen ist eine Eigenschaft des Geistes, die für Abstraktionen, Gedanken, Überzeugungen und Konzepte zuständig ist. Für Dinge, die keine erkennbare Form haben. Das heißt, wir sehen eine Idee nicht, wir denken sie. Mithilfe des rationale

Vermögens erfahren wir Konzepte, erinnern uns an sie und kombinieren sie auf neue Weise. Die Mathematik ist ein gutes Beispiel für die Inhalte und Operationen des rationalen Vermögens. Für die Mediävisten (Wissenschaftler, die das europäische Mittelalter erforschen) stellten nicht-physische Gedanken eine Verbindung zwischen unserem Verstand und einem nichtphysischen Gott her. Das rationale Vermögen ist es, das den Menschen vom «Tier» unterscheidet. Es ist die Manifestation unserer spirituellen Natur.

Das Vorstellungsvermögen ist der Geisteszustand für alles andere. Es enthält «physische» Informationen, wie z.B. Empfindungen, Körperbewusstsein und Emotionen. Daher glaubten die Philosophen, dass das Vorstellungsvermögen von physischer und biologischer Natur ist, etwas, das wir mit niederen Tieren teilen. Die «Vorstellungskraft» in diesem System unterscheidet sich von der gängigen Definition von «imaginär», «unwirklich», «Fantasie» und dergleichen. Stattdessen fasst sie alles Nicht-Abstrakte zusammen, das in unseren Köpfen existiert. Es ist der Geisteszustand, in dem wir nicht-abstrakte Inhalte erleben, uns an sie erinnern und neuartige Kombinationen wie Kunstwerke schaffen.

Die Mediävisten vertraten die Ansicht, dass das Vorstellungsvermögen aufgrund seiner biologischen Beschaffenheit nicht besonders leicht zu verändern sei. Sie kannten keine Möglichkeit, die Funktion der Vorstellungskraft zu steigern. Da sie es im Gehirn verorteten, bedeutete dies, dass das Gehirn die Funktion der Vorstellungskraft einschränkte. Das Beste, was man tun konnte, war, ihre Funktion nicht durch einen ungesunden Lebensstil zu beeinträchtigen. Das rationale Vermögen hingegen konnte durch Studium und ein tugendhaftes Leben wachsen und sich entwickeln. Dieses tugendhafte Leben würde auch dazu beitragen, die Gesundheit des Gehirns zu erhalten.

Für Maimonides war das Erreichen der Prophezeiung – die höchstmögliche spirituelle Erfahrung in der hebräischen biblischen Tradition – mit der «Vollkommenheit» des Zusammenwirkens von Vorstellungskraft und Intellekt verbunden. Dies war recht selten, da man nur selten ein «vollkommenes» Gehirn antraf, genauso selten wie auch die Genauigkeit des Studiums und der Moral, die für die Vervollkommnung des Intellekts notwendig waren. Im Falle des Propheten führte die Vervollkommnung des Intellekts und der Vorstellungskraft zu einer erhöhten Empfänglichkeit für «äußerlich» vorhandene göttliche Informationen. Es ging nicht darum, «Gott dazu zu bringen», mit dem Propheten zu kommunizieren. Vielmehr machte der Zustand des Propheten ihn/sie fähiger, göttlichen Einfluss zu empfangen, der ständig und überall vorhanden war.

Maimonides' Modell geht davon aus, dass göttliche Einflüsse die Vorstellungskraft des Menschen von «außen» anregen. Die Vorstellungskraft setzte diesen Einfluss dann in wahrnehmbare Dinge um: Visionen, Stimmen, Gefühle und andere «körperliche» Inhalte. Aufgrund der göttlichen Quelle der Vorstellungsinhalte enthielten diese auch göttliche Informationen. Eine ausgereifte Vorstellungskraft würde klarere und deutlicher erkennbare Inhalte ermöglichen als die, die man mit einer schwachen, eher verdorbenen Vorstellungskraft wahrnimmt.

Dann würde ein ausgereifter Intellekt Informationen aus den perfekt wahrgenommenen, göttlich erzeugten Inhalten der Vorstellungskraft entnehmen. Diese Informationen sind nun verbal, begrifflich und abstrakt. Ein ausgereifter Intellekt ist auch in der Lage, diese Informationen effektiv verbal an andere weiterzugeben. Es gibt Hunderte von Beispielen für diesen Prozess in den Berichten der Hebräischen Bibel über prophetische Erfahrungen.[5]

Meiner Meinung nach passen Psychedelika wie folgt in dieses Modell. Bis jetzt haben wir die biologische Vorstellungskraft nicht wesentlich verändern können. Wir werden mit einem mehr oder weniger gut entwickelten Gehirn geboren. Unsere Sinne sind nur so scharf wie sie sein können, unsere Emotionen nur so kultiviert wie möglich. Psychedelika können jedoch ein Weg sein, um die Vorstellungskraft zu stimulieren.

Während meiner Arbeit mit DMT war ich beeindruckt davon, dass die psychedelische Erfahrung viel mehr «imaginativ» als «intellektuell» war. Die Probanden konnten die Gefühle, Visionen, Emotionen und körperlichen Charakteristika der Erfahrung außerordentlich detailliert beschreiben. Allerdings waren die Menge und die Neuartigkeit der kognitiven Inhalte relativ dürftig. Die Erlebnisse bestätigten oder erweiterten lediglich die bereits bestehenden Überzeugungen der Freiwilligen oder halfen bei der Klärung

5 Unter prophetischer Erfahrung verstehe ich jeden veränderten Bewusstseinszustand, in dem ein Mensch und das Göttliche in der Hebräischen Bibel zusammenwirken. Dies erweitert die Definition von der einfachen «Vorhersage» oder «Andeutung».

persönlicher Probleme, indem sie deren Bedeutung verstärkten und ihnen einen größeren Sinn für Wahrheit und Wirklichkeit verliehen. Ich glaube, dass dies das Ergebnis einer angeregten Vorstellungskraft ist. Wie man feststellt, was wirklich ist, hängt letztlich davon ab, «wie es sich anfühlt». Es handelt sich um ein Gefühl, nicht um eine rationale Schlussfolgerung. Und das Gefühl ist ein Bereich der Vorstellungskraft.

Es scheint also, als ob DMT und andere Psychedelika die Vorstellungskraft stärker anregen als den Intellekt. Damit bieten sie ein Instrument zur Stärkung der Vorstellungskraft in einer Weise, die den Mediävisten nicht zur Verfügung stand.

Es gibt zwei Möglichkeiten, wie eine «angeregte Vorstellungskraft» jemandem, der sich im psychedelischen Zustand befindet, neue Informationen vermitteln kann. Die eine ist die bereits erwähnte erhöhte Empfänglichkeit oder Sensibilität für spirituelle Informationen, die uns jederzeit umgeben. Dies ist die Grundlage meines «theoneurologischen» Modells der spirituellen Erfahrung, einer Alternative zum Top-down-Modell der «Neurotheologie». Die Neurotheologie, das vorherrschende Modell für die Biologie spiritueller Erfahrungen, behandelt solche Erfahrungen aus einer Bottom-up-Perspektive. Das Gehirn erweckt den Eindruck, mit dem Göttlichen zu kommunizieren, vielleicht durch die Freisetzung von endogenem DMT aufgrund der Aktivierung eines Gehirnreflexes, der durch ein Gebet hervorgerufen wird. Das Top-down-Modell, die Theoneurologie, geht davon aus, dass die geistige Welt über das Gehirn mit uns kommuniziert. Endogenes DMT macht aus dieser Sicht formlose göttliche Informationen wahrnehmbar.

Je besser der eigene Intellekt entwickelt ist, desto besser kann man den Inhalt der angeregten Vorstellungskraft entschlüsseln. Hierin sehe ich die Rolle des Intellekts – der in unserem «Set» enthalten ist – bei der Bestimmung dessen, was wir aus jeglicher psychedelischen Erfahrung lernen. Einerseits kann ein Trip in erster Linie «imaginativ» sein – eine ästhetische Erfahrung – lustig, aufregend, interessant und neu. Andererseits kann er eine Quelle praktischerer und dauerhafterer Informationen sein, wenn man die Absicht, das Vokabular und ähnliche Werkzeuge besitzt, um die neuen, reichhaltigen imaginativen Inhalte zu gewinnen.

Ich hoffe, dass dieser metaphysische Ansatz dazu beiträgt, einen wichtigen Punkt zu unterstreichen, der für das Ergebnis jeglicher psychedelischen Erfahrung grundlegend ist. Je mehr Werkzeuge Sie zur Verfügung haben, um das zu verarbeiten, was die Droge Ihnen zeigt, desto mehr werden Sie davon haben. Unabhängig von der Quelle der imaginativen Inhalte – göttlich, außerirdisch oder psychologisch – je besser der Intellekt entwickelt ist, desto mehr Informationen kann man aus ihnen herausholen.

Eine Anmerkung zu den Wesenheiten

DMT, Salvinorin A und Ketamin offenbaren oft die Anwesenheit von «Wesenheiten». Dies sind autonome Figuren, die in unseren Visionen erscheinen. Sie können jede beliebige Form annehmen: menschlich oder humanoid, Tier, Pflanze, Maschine oder Insekt. Sie verfügen über Kraft, Intelligenz und Willen. Sie interagieren und kommunizieren mit uns mehr oder weniger effektiv durch Telepathie und/oder nonverbale Methoden. Bei meinen DMT-Forschungen haben die Probanden und ich sehr ausführlich über diese Wesenheiten diskutiert. Wer oder was sind sie? Wo halten sie sich auf? Wie kann man mit ihnen in Beziehung treten?

Zu Beginn meiner Studien musste ich mich auf ein Gedankenexperiment einlassen, um die Kommunikationskanäle mit meinen Freiwilligen offen zu halten. Dazu gehörte, dass ich die DMT-Welt, einschließlich ihrer Bewohner – der Wesenheiten –, für bare Münze nahm. Wenn ich die Schilderungen der Probanden lediglich als drogeninduzierte Halluzinationen oder unbewusste Freudsche Konflikte betrachtete, die nun bewusst geworden sind, waren sie weniger geneigt, einige der interessantesten Aspekte ihrer Erfahrungen mitzuteilen. Nach Abschluss meiner Studien untersuchte ich verschiedene Modelle, die die Realitätbasis der Wesenheiten und ihrer Welt erklären könnten.

Ich habe mir mehrere Modelle angesehen und frei über ihre Bedeutung für *DMT: The Spirit Molecule* (*DMT – Das Molekül des Bewusstseins*) spekuliert. Obwohl alles möglich ist, gebe ich zu, dass es unmöglich ist, dieses Rätsel zu lösen – die Lokalisation der DMT-Welt und derjenigen, die dort zu existieren scheinen. Die einzige Erklärung, die ich geben kann, ist allgemeiner Natur und geht auf die Definition von «psychedelisch» zurück.

Diese Substanzen machen das bisher Unsichtbare sichtbar. Wenn wir das System der Metaphysiker anwenden, können wir die «Vorstellung» als das Reich der Wesenheiten bezeichnen. Hier nehmen wir sie wahr: ihr Aussehen, was wir hören, wie wir uns in ihrer Nähe fühlen, sowohl physisch als auch emotional. Zugleich enthalten sie Informationen. Wir können etwas von ihnen lernen. Diese Informationen offenbaren sich in einer Weise, die wir wahrnehmen können. Es lässt sich jedoch nicht feststellen, ob diese Informationen aus unserem Inneren oder von außen kommen. Wir können nur mit Sicherheit sagen, dass sie vorher unsichtbar waren. Die Aufgabe, den Wesenheiten Informationen zu entlocken, ist, wie bei jedem anderen «imaginativen» Inhalt, die Aufgabe des Intellekts, des rationalen Vermögens.

Subjektive Erfahrungen und Wirkungen

Wenn Wissenschaftler glauben, dass eine bestimmte Art von psychedelischer Erfahrung einen Nutzen bringt, entwickeln sie eine Bewertungsskala, die diese Erfahrung misst. Wenn sie Korrelationen zwischen dieser Erfahrung und dem Ergebnis finden, verweisen sie auf das Erreichen dieser Erfahrung, um zu erklären, wie Psychedelika wirken. Es kann jedoch sein, dass jegliche andere Erfahrung ebenso stark mit dem Ergebnis korreliert. In einer kürzlich durchgeführten Studie wurde zum Beispiel ein Zusammenhang zwischen den Ergebnissen des Mystical Experience Questionnaire (MEQ; dt. Fragebogen für mystische Erfahrungen) und einem geringeren Alkoholkonsum bei Alkoholabhängigen nachgewiesen. Der MEQ ist eine Bewertungsskala, die Elemente des mystischen Einheitszustands quantifiziert und feststellt, ob die «mystische Erfahrung» einer Person «vollständig» oder «unvollständig» ist. Allerdings war die Korrelation zwischen einem allgemeinen Maß für die Intensität der Drogenwirkung ebenfalls stark. Das heißt, die Intensität der Erfahrung, nicht ihre spezifische Qualität, war entscheidend.

Hier ein weiteres Beispiel: Psychiatrische Forscher, die LSD zur Behandlung von Alkoholabhängigen in Saskatchewan einsetzten, glaubten, dass LSD einen zeitlich begrenzten Zustand eines *Delirium tremens* (DT) auslöste. Delirium tremens ist ein klinisches Syndrom, bei dem Alkoholabhängige auf Entzug außergewöhnliche körperliche und geistige Qualen erleben.

Da viele Alkoholabhängige nach dem Delirium tremens aufhören zu trinken, legte dieses Modell nahe, dass in dem Maße, in dem DT-ähnliche Symptome unter LSD-Einfluss auftreten, auch der Alkoholkonsum aufhören würde. Und genau das wurde auch festgestellt. Könnten also die Werte auf einer «DT-Ratingskala» die gleichen Korrelationen mit dem Ergebnis aufweisen wie die mit dem MEQ gemessenen Werte? Würden wir auch einen Zusammenhang zwischen der Verbesserung von behandlungsresistenten Depressionen oder Schmerzen mit hohen «DT-Scores» und den Werten der «Ego Dissolution Scale» (dt. Skala für Ich-Auflösung) feststellen?

Menschen nehmen und/oder verabreichen Psychedelika auf Grundlage von Set und Setting eines bestimmten Modells. Wenn Forscher und Probanden glauben, dass Erfahrungen eines DT bzw. mystische Erfahrungen heilend sind, und wenn Bewertungsskalen diese Zustände zu messen imstande sind, ist es wahrscheinlich, dass das Erreichen dieses Zustands mit dem Ergebnis zusammenhängt. Das bedeutet, dass die Drogenwirkung – und die Bewertungsskala, die das Erreichen dieses Zustands feststellt – das Modell bestätigen.

Wenn wir glauben, dass eine bestimmte subjektive Erfahrung die Art und Weise ist, «wie Psychedelika wirken», wagen wir uns gefährlich nahe an «magisches Denken» heran. Das heißt, der Glaube, dass «man nur diesen Zustand erreichen muss und es keine Rolle spielt, was für Probleme man hat. Sie werden auf magische Weise der Wirkung des Zustands erliegen».[6]

Man kann nicht in ähnlicher Weise argumentieren, dass objektive Veränderungen der Gehirnfunktionen, die in mystischen oder anderen spezifischen Zuständen auftreten, beweisen, dass solche Zustände tatsächlich auf die Wirkung von Psychedelika zurückzuführen sind.

6 Aus diesem Grund erhielt das Forschungsteam für psychedelische Psychotherapie an der Universität von Maryland Anfang der 1970er Jahre keinen neuen Zuschuss von den National Institutes of Health. Eberhardt Uhlenhuth war einer meiner Mentoren in New Mexico und bei dem Besuch vor Ort dabei, als es darum ging, ob die Arbeit des Teams weiter finanziert werden sollte. Laut Dr. Uhlenhuth war das Forschungsteam in Baltimore – zu dem auch William Richards gehörte, der heute der leitende Psychotherapeut für psychedelische Drogen am Johns Hopkins ist – «zur Religion übergegangen». Sie waren nicht mehr daran interessiert, wie Psychedelika wirken. Vielmehr wussten sie, dass sie durch die Induktion einer mystischen Erfahrung wirken. Jetzt ging es nur noch darum, diesen Zustand auf jegliche Zustände anzuwenden.

Der Grund dafür ist, dass diese Veränderungen im Gehirn lediglich den Vorgang einer unspezifischen Reaktion des Gehirns auf die psychedelische Erfahrung widerspiegeln können – zum Beispiel ihre Intensität. Diese Intensität kann der entscheidende Faktor sein, mehr als das Erreichen eines bestimmten mentalen Zustands.

Obwohl viele der Merkmale einer mystischen Erfahrung und ihrer Nachwirkungen vorteilhaft zu sein scheinen, ist es wichtig, kritisch zu bleiben. Eine gesteigerte Akzeptanz, Offenheit und mehr Mitgefühl, die mit einer solchen Erfahrung einhergehen, sind nicht immer eine gute Sache. Wollen wir wirklich gewalttätige rassistische Ideologien und Verhaltensweisen akzeptieren? Einige Menschen wollen das, und deshalb werden Psychedelika in solchen Settings eingesetzt. Wollen wir denen gegenüber, die uns oder unseren Angehörigen schaden wollen, mehr Mitgefühl zeigen? Ebenso sind die nonverbalen, «unbeschreiblichen» Eigenschaften des drogeninduzierten mystischen Zustands anfällig für Missbrauch und Manipulation. Das heißt, wenn der Informationsgehalt solcher Erfahrungen nicht ad hoc zu interpretieren ist, kann man dem Einfluss falscher, wenn nicht sogar offen bösartiger Überzeugungen und Einflüsse zum Opfer fallen.

KAPITEL 6 Psychedelika, Allheilmittel, Placebos und Psychoplastogene

In diesem Kapitel begeben wir uns auf spekulatives Terrain. Bevor wir uns damit befassen, möchte ich meine Vorschläge erläutern. Bitte bedenken Sie, dass es sich im Folgenden um theoretische Überlegungen und nicht um gesicherte Fakten handelt. Ich glaube jedoch, dass sie vielversprechende Richtungen für die künftige Erforschung der Wirkungsweise von Psychedelika aufzeigen.

Die Hypothese besagt, dass die wundermittelähnlichen Eigenschaften der Psychedelika auf ihre biologischen Wirkungen zurückzuführen sind, die die Placebo-Reaktion verstärken. Dies geschieht durch ihre psychoplastogenen Eigenschaften – sie lassen neue Nervenzellen wachsen und erhöhen die Komplexität ihrer Verbindungen. Diese psychoplastogenen Mechanismen wirken auch ohne eine psychedelische Erfahrung. Doch ob mit oder ohne psychedelische Erfahrung – Set und Setting bleiben entscheidend für das Ergebnis jeglicher Verabreichung einer «psychedelischen» Droge.

Kontrollierte klinische Studien mit Psychedelika zeigen, dass diese eine wirksame Behandlung von Depressionen, Alkoholabhängigkeit, Tabak – und Opiatabhängigkeit, Zwangsstörungen, PTBS, Schmerzen, Autismus, Angststörungen und Verzweiflung am Lebensende ermöglichen. Sie verbessern auch die Meditation, erhöhen das Engagement von Geistlichen für ihre seelsorgerische Aufgabe und verändern die Persönlichkeit, sodass sie offener, flexibler, akzeptierender und mitfühlender wird. Studien außerhalb des Forschungslabors legen nahe, dass Psychedelika die Wertschätzung für die Natur und die häusliche Geselligkeit erhöhen, eine fortschrittliche Politik fördern, metaphysische Überzeugungen verändern und die Rückfälligkeit von Gefangenen, die Schwere von Essstörungen und Kopfschmerzen sowie die Symptome von Fibromyalgie verringern. Sie können sogar bei neurodegenerativen Erkrankungen wie Demenz, Schlaganfall, traumatischen Hirnverletzungen, Parkinson und Amythropher Lateralsklerose (ALS) nützlich sein. Wir wissen auch, dass Neonazis und andere radikale Gruppen Psychedelika einnehmen, um ihre Überzeugungen zu stärken, und dass Charles Manson seinen Anhängern LSD verabreichte, um ihren Status als Serienmörder zu festigen.

Allheilmittel und Placebos

Ein Panazee – vom lateinischen «alles heilend» oder «Allheilmittel» – ist eine therapeutische Option bzw. ein Pharmakon zur Heilung aller gesundheitlichen Probleme und Krankheiten. In medizinisch-psychologischen Kontexten kann ein Allheilmittel eine völlig inaktive Substanz wie eine Zuckerpille sein. Dies ist das klassische «Placebo». Oder es kann biologische Wirkungen haben, die gleichermaßen bei unzähligen Störungen helfen. Dies nennen wir ein aktives Placebo. Als das biologisch aktive Prozac auf den Markt kam, wurde es als Allheilmittel gepriesen. Seine die Serotonin-Wiederaufnahme hemmende Wirkung führte zu Theorien, wonach die «Korrektur des Serotoninmangels» seine breite Wirksamkeit erklärt. In ähnlicher Weise glaube ich, dass die biologischen Wirkungen der Psychedelika auch ihre alles heilenden Eigenschaften erklären.

Placebo ist lateinisch und bedeutet «Ich werde gefallen». Placebos können inaktiv oder biologisch aktiv sein. Wir wissen heute, dass selbst «inaktive» Placebos wie eine Zuckerpille messbare objektive biologische Wirkungen haben. Dazu gehören immunologische, entzündliche, hormonelle und funktionelle Veränderungen im Gehirn. Beispielsweise bewirken Endorphine – die körpereigenen schmerzreduzierenden Opioidhormone – eine Placebo-Schmerzlinderung. Wir wissen dies, weil das opiat-/endorphinblockierende Medikament Naloxon die Placebo-Analgesie hemmt.

Der Placebo-Effekt ist das Ausmaß, in dem die Reaktion auf eine Behandlung größer oder anders ist als das, was wir von allein dieser Behandlung erwarten würden. Der Placebo-Effekt spielt in der täglichen medizinischen Praxis eine Rolle: Ein Arzt ermutigt zu einer positiven Reaktion auf ein Herzmedikament, ein Asthma-Inhalationsgerät oder sogar eine Chemotherapie gegen Krebs. Er wird sagen: «Ich glaube, dass dies Ihnen helfen wird, und ich erwarte es auch». In der Psychiatrie sehen wir die gleichen Mechanismen bei der Kombination von Psychotherapie mit Antidepressiva. Beides zusammen wirkt besser als jedes für sich *[wobei erwiesen ist, dass sogenannte Antidepressiva keine wirkliche antidepressive Wirkung zeitigen und bei Absetzen der Medikation die Symptome nur verschlimmern; Anm. d. Hrsg.]*. Dies ist ein Beispiel dafür, wie das Setting – in diesem Fall der unterstützende und ermutigende psychotherapeutische Kontext – die Wirkung einer biologisch aktiven Behandlung verbessert.

Eine funktionelle Definition des Placebo-Effekts ist die Aktivierung der angeborenen psychologischen und biologischen Veränderungsmechanismen des Gehirn-Komplexes. Wenn die Behandlung biologische Wirkungen hat, ist der Beitrag des Placebos additiv und macht die Behandlung wirksamer. Diese Definition geht nicht davon aus, dass die Aktivierung dieser angeborenen Mechanismen nur zur Heilung führt. Die Aktivierung der angeborenen biologischen und psychologischen Veränderungsprozesse kann auch zu negativen Ergebnissen führen. Die Nocebo-Reaktion beschreibt, wie negative Erwartungen an eine Prognose oder Behandlung deren Eintreten wahrscheinlicher machen. Die spezifischen Wirkungen von Placebos sind abhängig von Set und Setting, d.h. von den Wünschen und Erwartungen derjenigen, die eine Intervention erhalten oder durchführen.

Eine genauerer Blick auf Set und Setting

Das Set bezieht sich darauf, wer wir zum Zeitpunkt unserer psychedelischen Drogenerfahrung sind. Psychische und physische Gesundheit spielen dabei eine Schlüsselrolle. Für die Ziele dieses Kapitels möchte ich bestimmte Elemente des Sets hervorheben. Dies sind der Selektionseffekt, die Erwartungshaltung und Suggestibilität sowie Hypnotisierbarkeit.

Der Selektionseffekt beeinflusst, wer sich überhaupt für eine psychedelische Droge entscheidet. Menschen nehmen Psychedelika, weil sie sich dafür interessieren – innerhalb oder außerhalb eines Forschungssettings. Depressive Patienten, die an einer Studie zur Psilocybin-Behandlung teilnehmen, glauben, dass Psilocybin ihre Stimmung verbessern kann. Daher unterscheiden sie sich grundlegend von denjenigen, die dies nicht glauben. Diejenigen, die Ayahuasca in lateinamerikanischen Retreat-Zentren einnehmen, glauben ebenfalls, dass es von Nutzen sein wird. Dies sind Erwartungen an bestimmte Wirkungen. Menschen, die diese Erwartungen nicht haben, werden nicht von sich aus an solchen Aktivitäten teilnehmen, und sie reagieren vielleicht sogar anders auf Psilocybin oder Ayahuasca als diejenigen, die diese Erwartungen haben. Erwartung ist ein Zustand, in dem man denkt oder hofft, dass etwas passieren oder der Fall sein wird. Was jemand erwartet, kann entweder positiv oder negativ sein.

Unter Suggestibilität versteht man die Neigung, bestimmte Dinge zu glauben und auf die Suggestionen anderer zu reagieren. Jemand, der stärker suggestibel ist, ist auch eher hypnotisierbar, d.h. empfänglicher für Hypnose. Es gibt auch das Phänomen der «Autosuggestion», bei der man sich selbst bestimmte Dinge eingibt. Dies ist die Idee hinter Selbstaffirmationen, die man in einem veränderten Zustand wie dem der Meditation oder der Tiefenentspannung praktiziert, die beide die Suggestibilität erhöhen können.

Neben der physischen Umgebung gehört zum Setting auch die Einstellung der Menschen um Sie herum (als Teil des Sets). Diejenigen, die Ihnen Psychedelika verabreichen, haben bestimmte Erwartungen, welche Effekte die Drogen bewirken werden, und suggerieren Ihnen, dass Sie diese Wirkungen erleben werden. Sie werden auch erklären, wie diese Wirkungen erreicht werden können, wenn man sich in dem veränderten Zustand befindet. «Tu dies und das wird passieren». Das sind Suggestionen. Eine Möglichkeit, ein gewünschtes Ergebnis wahrscheinlicher zu machen, besteht darin, die Suggestibilität zu erhöhen. Und genau das tut Hypnose. Das gilt auch für Psychedelika.

Hypnose ist eine erhöhte Fähigkeit, auf Suggestion zu reagieren. Häufig wird diese erhöhte Fähigkeit durch einen veränderten Bewusstseinszustand – die «Trance» – hervorgerufen. Je beeinflussbarer jemand ist, desto empfänglicher ist er für Hypnose. Manche bezeichnen Hypnose als «Placebo ohne Täuschung». Unter Hypnose weiß man, dass man eine Suggestion erfährt, die etwas bewirkt. Wenn man glaubt, dass man eine pharmakologisch wirksame Substanz erhält, z.B. ein Schmerzmittel, beeinflusst die Suggestion der Wirkung das Ergebnis – die Schmerzlinderung – positiv.

Die «Trance» – oder der veränderte Bewusstseinszustand –, der die Suggestibilität effektiver macht, entsteht durch die mit der klinischen Umgebung verbundenen Reize. Man ist beeindruckt von dem weißgekleideten Arzt mit seiner autoritären Ausstrahlung und den Diplomen an den Wänden, den freundlichen und tüchtigen Krankenschwestern und dem Geruch des Wartezimmers. Der Glaube an die Pille ist Teil des «Sets». Die Ausstattung und die Erwartungen, die das klinische Umfeld mit sich bringt, sind das «Setting».

Die Beziehungen zwischen Placebo, Hypnose, Suggestibilität und

Erwartung sind komplex und multidirektional. Eine höhere Erwartung an die Reaktion verbessert die Reaktionsrate. Personen mit hohen Erwartungen sind möglicherweise von Natur aus beeinflussbarer. Diese Unterschiede in der Beeinflussbarkeit können sich auf die Rolle der Erwartung auswirken; mit anderen Worten, je beeinflussbarer jemand ist, desto größer ist seine Erwartung der Wirkung. Eine höhere Suggestibilität könnte daher eine stärkere Reaktion auf Placebos vorhersagen. Diese Mechanismen wirken also zusammen, um ein Endergebnis zu erzielen, nämlich eine verstärkte Placebo-Reaktion - das beobachtete Ergebnis ist größer als das von der alleinigen Behandlung erwartete.

Ein Schlüsselelement in der Placebo-Reaktion ist, dass sie außerhalb des Bewusstseins stattfindet - sie ist unbewusst. Es gibt keine subjektiven Korrelate für eine aktivierte Placebo-Reaktion. Wir können die Ergebnisse dieser Aktivierung erleben - z.B. eine Schmerzlinderung -, aber wir sehen, hören, riechen oder erleben nichts Bewusstes während der Placebo-Wirkung.

Psychedelika und der Placebo-Effekt

Wie passen dann Psychedelika in unsere Diskussion über Hypnose, Erwartung, Suggestibilität, Allheilmittel und Placebo?

Psychedelische Drogen sind unübertroffen in ihrer Fähigkeit, jegliche Wirkungen hervorzurufen - sowohl die, die sich die einnehmende Person wünscht, als auch die, die sich die verabreichende Person wünscht. Aber Psychedelika sind keine inaktiven Placebos, die nur durch Hypnose oder erhöhte Suggestibilität wirken. Sie haben auch starke biologische Wirkungen. Diese Wirkungen stehen in Wechselwirkung mit Set und Setting.[1]

1 Dieses Zusammenspiel von Droge, Set und Setting, Hypnose, Erwartungshaltung und Suggestibilität hilft zu erklären, warum Psychedelika keine besonders wirksamen Mittel zur Gehirnwäsche oder Programmierung waren. Damit Psychedelika jemanden «in einen Mörder verwandeln» können, müssen zuvor mehr oder weniger bewusste, mörderische/gewalttätige Impulse in der Einstellung vorhanden sein. Ohne die entsprechende Einstellung ist es unwahrscheinlich, dass man das Setting so manipulieren kann, dass fremde und schädliche Überzeugungen eingegeben werden können. In keiner der heutigen psychedelischen Forschungsstudien ist jemand zum Serienmörder geworden. Ebenso wenig wurde jemand aus Mansons Gruppe zum Mönch während er Mitglied seiner Gruppe war.

Daher könnte man davon ausgehen, dass Psychedelika die Placebo-Reaktion durch ihre biologischen Eigenschaften verstärken.

Experimente in den 1960er Jahren zeigten, dass Hypnose plus LSD einen intensiveren veränderten Zustand hervorruft als LSD oder Hypnose allein. In diesem Fall bestand die Suggestion darin, einen «psychedelischen» veränderten Zustand zu erleben. LSD verstärkte die Wirkung von Hypnose/Suggestion, und Hypnose/Suggestion verstärkte die Wirkung von LSD. Diese Erkenntnisse führten zur Entwicklung der «hypnodelischen Therapie».

Neuere Daten zeigen auch, dass LSD die Suggestibilität erhöht. Darüber hinaus können Probanden, die ein inaktives Placebo einnehmen, psychedelische Wirkungen erleben, wenn sie sich in Gesellschaft von Personen befinden, die vorgeben, unter dem Einfluss einer psychedelischen Droge zu stehen. Diese beiden parallelen Datensätze aus der heutigen Zeit bestätigen die ursprünglichen Studien aus den 1960er Jahren: LSD erhöht die Suggestibilität, und die Suggestion führt zu einer psychedelischen Erfahrung.

Psychedelika führen jedoch nicht immer zu den gewünschten Ergebnissen. Dies kann daran liegen, dass sie die Placebo-Reaktion nicht immer verstärken und/oder dass der Zustand nicht auf Placebo anspricht. Es kann auch sein, dass die Placebo-Aktivierung das Erreichen einer bestimmten «psychedelischen Erfahrung» voraussetzt. Wie ich im vorigen Kapitel angedeutet habe, ist es nicht ein bestimmter Zustand. Die entscheidende Komponente könnte die Intensität der Erfahrung sein. Mit Intensität meine ich ein Gefühl von tiefer Sinnhaftigkeit und Bedeutung. Aussagen wie «Das ist realer als real» oder «Das war die bedeutendste Erfahrung meines Lebens» bringen das Gefühl auf den Punkt, dass etwas Bedeutendes stattgefunden hat.

Daher können wir einbringen, dass das subjektive Korrelat der psychedelischen Aktivierung einer verstärkten Placebo-Reaktion ein Bewusstseinszustand ist, der eine kritische Schwelle der Intensität erreicht.

Wir können diese Fragen experimentell untersuchen. Sprechen zum Beispiel beeinflussbarere Menschen besser auf psychedelisch unterstützte Behandlungen an? Verbessern sich Krankheiten, die eher auf Placebos ansprechen, wie z.B. Allergien, mehr als solche, die das nicht tun, wie z.B. Krebs?

Nicht-psychedelische psychoplastogene Psychedelika

Die Entdeckung von Psychoplastogenen und deren potenziellem Nutzen bei psychiatrischen Erkrankungen hat dieser Diskussion eine neue, faszinierende Facette eröffnet. Es ergibt sich die Möglichkeit, dass keine subjektive Erfahrung notwendig ist, damit Psychedelika ihre therapeutische Wirkung entfalten können.

Nicht-psychedelische Dosen von Psychedelika wie DMT, Psilocybin und Ketamin erhöhen die Neurogenese – das Wachstum neuer Neuronen im Gehirn. Sie erhöhen auch die Neuroplastizität – die Anzahl und Komplexität der Verbindungen zwischen den Neuronen. Bei Tieren wirken im Labor modifizierte Versionen von DMT und Ibogain zwar psychoplastogen, aber nicht psychedelisch. Diese nicht-psychedelischen Psychoplastogene zeigen auch in Tiermodellen mit Wirbellosen bei Angst, Depression und Sucht Wirksamkeit.

Beim Menschen besteht ebenfalls ein Zusammenhang zwischen psychoplastogenen und antidepressiven Wirkungen. Verlust von Gehirnzellen und verringerte Konnektivität treten bei bestimmten psychiatrischen Erkrankungen auf. Es ist daher begründet anzunehmen, dass die Stimulierung der Neurogenese und der Neuroplastizität bei diesen Störungen von Vorteil wäre.

Ich habe bereits darauf hingewiesen, dass die langfristige Einnahme von Ayahuasca beim Menschen die Dicke bestimmter Bereiche der Großhirnrinde erhöht. Auch beim Menschen treten die antidepressiven Wirkungen von Psychedelika innerhalb von 60 bis 90 Minuten auf, in derselben Zeitspanne, in der wir in Tiermodellen eine Zunahme der Neuroplastizität beobachten. Darüber hinaus halten diese Wirkungen über einen längeren Zeitraum an – einige Wochen bis zu einem Monat – und entsprechen beim Menschen möglicherweise dem Afterglow oder der «kritischen Periode», in der nach dem Drogenkonsum ein milderer, aber echter Nutzen weiter anhält. Diese kritische Periode ist auch eine Zeit, in der die Wirkungen der Psychotherapie besonders eindrucksvoll sein können, d.h. eine Zeit der erhöhten Suggestibilität.

Die Entwicklung von nicht-psychedelischen Psychoplastogenen hat die Verbindung zwischen psychoplastogenen und psychedelischen Eigenschaften aufgehoben. Während ein ausreichend intensiver psychischer Zustand die Aktivierung der psychoplastogenen Reaktion widerspiegeln kann, kann dieselbe Reaktion auch ohne eine psychedelische Erfahrung auftreten.

Therapeutische Reaktionen auf Psychoplastogene erfordern keine psychedelische Erfahrung, zumindest bei niederen Tieren. Wäre dies auch beim Menschen der Fall, würde die therapeutische Reaktion außerhalb des Bewusstseins stattfinden.[2] Das Gleiche gilt für die Placebo-Reaktion – wir sind uns ihrer Wirkung nicht bewusst. Sind die beiden Phänomene miteinander verbunden? Das heißt, liegen psychoplastogene Effekte den Placebo-Effekten zugrunde? Wenn ja, könnte dies durch eine erhöhte Suggestibilität und Hypnotisierbarkeit geschehen, Mechanismen, die zur Placebo-Reaktion beitragen. Dies ist eine Schlüsselfrage, und wir können sie experimentell beantworten. Das heißt, erhöhen nicht-psychedelische Psychoplastogene die Suggestibilität?

Wie Placebos sind psychedelische oder nicht-psychedelische psychoplastogene Wirkungen unspezifisch. Beide bedürfen einer Richtung, und diese Richtung beinhaltet Set und Setting. Die neuen Verbindungen zwischen den Nervenzellen sind nicht zufällig, sondern werden die biopsychosozialen Umstände widerspiegeln, unter denen sie stattfinden.

So würden sich beispielsweise die neuen, komplexeren Verbindungen, die sich beim Anschauen von gewalttätiger Pornografie entwickeln, anders entwickeln als die, die beim Meditieren im Wald entstehen.

Auch ohne psychedelische Wirkungen werden Psychotherapie und andere Methoden zur Lenkung der psychoplastogenen Eigenschaften dieser Substanzen höchstwahrscheinlich mehr Nutzen bringen als ihre alleinige Verschreibung. Es wird spannend sein festzustellen, ob eine Psychotherapie in Kombination mit psychedelischen Psychoplastogenen wirksamer ist als eine Psychotherapie in Kombination mit nicht-psychedelischen Dosierungen und/oder Pharmaka. Wenn nicht, dann könnten sich nicht-psychedelische Psychoplastogene einfach als gewöhnliche Antidepressiva erweisen – allein wirksam, aber wahrscheinlich nicht so wirksam wie in Kombination mit einer Psychotherapie.

2 Wenn diese Substanzen einen veränderten Zustand herbeiführen, wäre dieser Zustand nicht psychedelisch.

Zumindest werden nicht-psychedelische Präparate von der Öffentlichkeit eher in ihrer praktischen Anwendung akzeptiert als solche, die einen stark veränderten Zustand erfordern.

Beim Einsatz von Psychoplastogenen bei rein neurologischen Erkrankungen wie Demenz oder Schlaganfall sind ähnliche Überlegungen zur Optimierung des Settings ebenfalls wichtig. Die Regeneration geschädigter Hirnareale ist am effektivsten in Kombination mit Physiotherapie und anderen rehabilitativen Verfahren, die diese Regeneration optimal steuern.

Aber was ist mit denjenigen, die eine psychedelische Wirkung erleben wollen? Diese Situation befindet sich am anderen Ende des Spektrums, dessen Gegenpol die Verwendung nicht-psychedelischer Psychopharmaka bei neurologischen Erkrankungen ist. Vergnügen, Erholung und Verbesserung des ästhetischen Erlebens sind berechtigte Gründe für die Einnahme einer psychedelischen Droge – und die beliebtesten Gründe dafür.

In der Mitte dieses Spektrums, in psychiatrischen und Wellness-Einrichtungen, ist das Gleichgewicht zwischen psychedelischen und nicht-psychedelischen psychoplastogenen Wirkungen am wichtigsten.Hier glaube ich, dass wir feststellen werden, dass nicht-psychedelische Psychoplastogene für sich genommen wirksam sein können, aber dies gilt umso mehr, wenn sie mit Psychotherapie, Meditation und anderen Methoden kombiniert werden, die sich die Erwartungshaltung und Suggestibilität zunutze machen.

Wenn ja, was dann? Was sind die praktischen Konsequenzen dieses Vorschlags – dass Psychedelika die Placebo-Reaktion durch ihre psychoplastogenen Effekte verstärken? Diese Hypothese stellt eine funktionelle Verbindung zwischen der Rolle von Set und Setting und der Biologie her. Sie objektiviert die subjektive Realität, wie Set und Setting das Ergebnis einer jeden individuellen Drogenerfahrung bestimmen. Die Beziehung zwischen Geist und Körper wird immer unstrittiger.

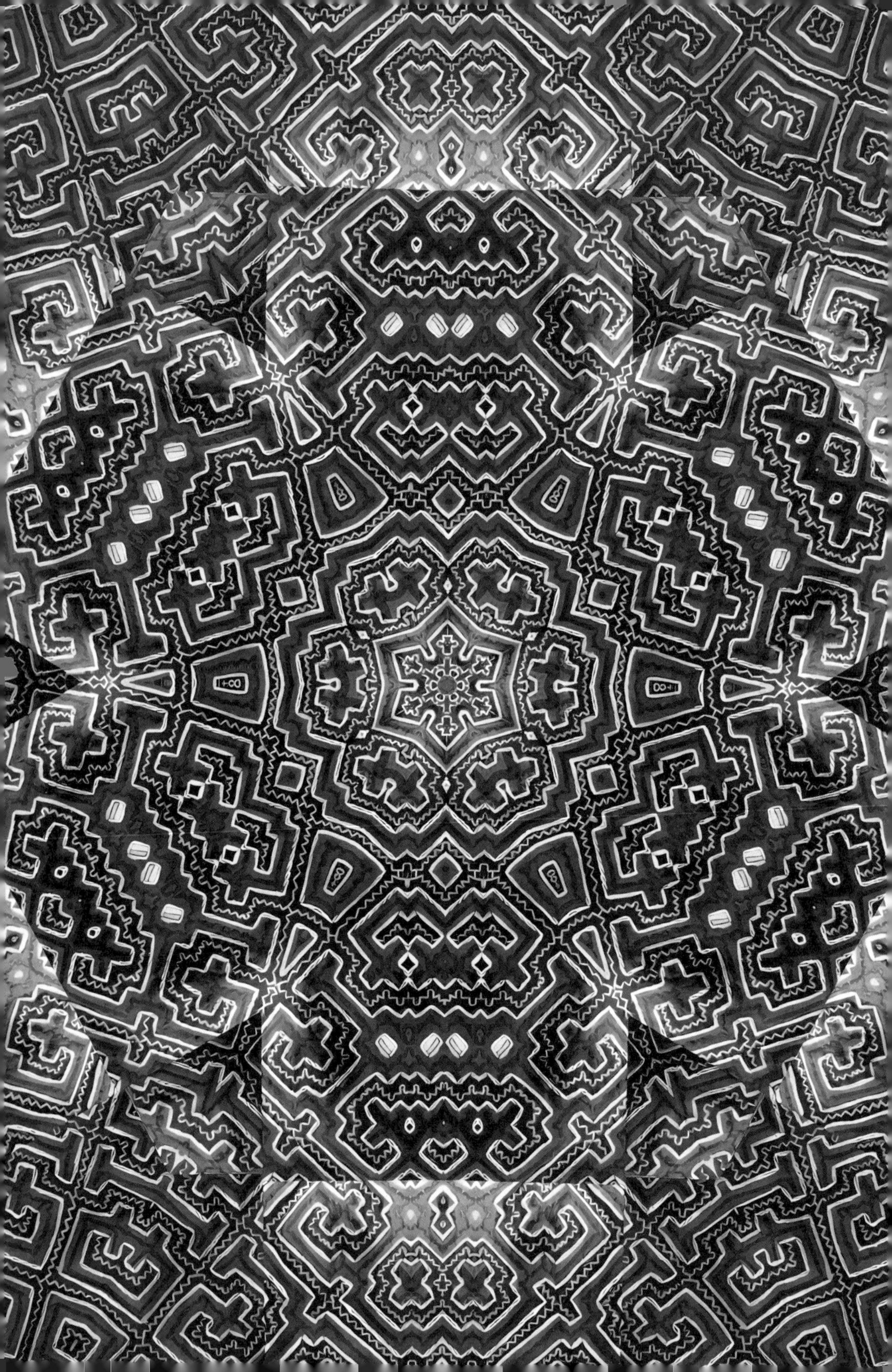

TEIL 3
Psychedelische Drogen

KAPITEL 7 Klassische Psychedelika

An diese Verbindungen denken die meisten von uns, wenn wir den Begriff «psychedelische Droge» hören. Über sie wissen wir am meisten, und sie haben die längste Verwendungsgeschichte sowohl in indigenen Kulturen als auch im modernen Westen. Zu ihnen gehören natürliche Substanzen, die im Pflanzen- und Tierreich vorkommen: Meskalin in Peyote- und San-Pedro-Kakteen, Psilocybin in Zauberpilzen (Magic Mushrooms), DMT in einer Vielzahl von Pflanzen und Tieren, Ibogain in der Ibogapflanze *Tabernanthe iboga* und 5-Methoxy-DMT im Sekret der Coloradokröte *Incilius alvarius.* LSD ist halbsynthetisch, es ist ein Derivat eines natürlich vorkommenden Pilzes, der auf heimischem Getreide wächst.

Meskalin, Peyote und San Pedro

Die indigene Nutzung des meskalinhaltigen Peyote-Kaktus reicht weiter in die Geschichte zurück als jede andere botanische psychedelische Droge. Die Entdeckung von Meskalin und seinen psychoaktiven Wirkungen kennzeichnet den Beginn des wissenschaftlichen Interesses der westlichen Welt an psychedelischen Drogen.

Geschichte

Meskalinhaltige Peyote- und San-Pedro-Kakteen haben seit Jahrtausenden in sozialen, heilenden und religiösen Bereichen der indigenen Völker der westlichen Hemisphäre eine Rolle gespielt. Zu den traditionellen Namen für den Peyote-Kaktus gehören *Hikuri* und *Hikuli.* Indigene Völker, die wir mit der Verwendung von Peyote identifizieren, sind die Huichol und Tarahumara in Mexiko. Der botanische Name von Peyote ist *Lophophora williamsii.*

Die Verwendung von Peyote war bei den Azteken und in präaztekischen Ritualen bedeutend, die möglicherweise 5000 Jahre zurückreichen. Die Verwendung von San Pedro konzentrierte sich auf und um das heutige Peru und ist möglicherweise über 3000 Jahre alt. Es gibt mehrere Arten von psychoaktiven San-Pedro-Kakteen, die alle zur Gattung *Trichocereus* (alternativ: *Echinopsis*) gehören. Verbreitete Arten sind *T. pachanoi* und *T. peruvianus.* Zu den traditionellen Namen gehören *huachuma* und *wachuma.*

Der indigene Gebrauch von Peyote kam nach Norden und wurde in den späten 1800er Jahren mit dem Christentum verquickt, was zur Gründung der Native American Church (NAC) führte. Sie ist die größte Religion der amerikanischen Ureinwohner, hat fast eine Viertelmillion Anhänger und erstreckt sich bis in die kanadischen Prärien von Saskatchewan. Andere religiöse Gruppen der amerikanischen Ureinwohner, die Peyote verwenden, sind frei von christlichem Einfluss.

Der deutsche Pharmakologe Louis Lewin beschrieb die psychedelischen Wirkungen von Peyote erstmals in den 1880er Jahren. Er erörtert Peyote in seinem 1924 erschienenen Buch *Phantastica.* Meskalin wurde in den Anfängen der psychedelischen Forschung in den 1920er Jahren verwendet. In diesen Studien wurde Meskalin eingesetzt, um eine «Modellpsychose» zu erzeugen. Therapeuten verwendeten es auch als psychotherapeutisches Hilfsmittel. Andere Forschungen befassten sich mit dem, was wir heute als «psychophysiologische» Studien bezeichnen würden, z.B. mit der Katalogisierung der Arten von visuellen Phänomenen, die die Droge bei gesunden Freiwilligen hervorrief. Darüber hinaus führte das Interesse der kanadischen Forscher an Modellpsychosen zu biochemischen Theorien der Schizophrenie, von denen einige auch heute noch in die Forschung einfließen.

Die lange Wirkungsdauer von Meskalin – bis zu zwölf Stunden – war in der klinischen Forschung ungünstig, und Übelkeit und Erbrechen waren keine Seltenheit. Daher erlangte es nie ganz die wissenschaftliche und populäre Aufmerksamkeit, die LSD später bekam. Dessen stärkere Potenz und sein Erscheinen zu Beginn der modernen Psychopharmakologie wirkten sich zu seinem Vorteil aus und verdrängten das Meskalin vorübergehend aus dem wissenschaftlichen Diskurs über die Psychedelika. Da die indigene Nutzung von Psychedelika jedoch zunehmend an Bedeutung gewinnt, ist das kommerzielle, gesellschaftliche und akademische Interesse an Meskalin heute so groß wie seit vielen Jahren nicht mehr.

Aldous Huxleys Buch *The Doors of Perception* (*Die Pforten der Wahrnehmung*) aus dem Jahr 1954 ist eine eindrucksvolle poetische Beschreibung der ästhetischen, spirituellen und intellektuellen Wirkungen von Meskalin, die dieser hochgebildete Philosoph erlebt hatte. Vielleicht mehr als jedes andere Buch hat dieses das Interesse an Psychedelika bei Künstlern, Akademikern und der Jugendkultur geweckt.

Botanik

Peyote ist ein langsam wachsender, stachelloser, knopfförmiger Kaktus, der 15 bis 20 Jahre braucht, bis er reif ist. Sein ursprünglicher Lebensraum ist der Norden Mexikos und der Südwesten von Texas, wo er heute wegen übermäßiger Aufsammlung zu den gefährdeten Arten gehört. Der Kaktus kann einen Durchmesser von bis zu 15 (20) Zentimeter und eine Höhe von bis zu 8 Zentimeter erreichen. San Pedro hingegen ist ein schnell wachsender säulenförmiger Kaktus, der eine Höhe von bis zu sechs Metern erreichen kann. San Pedro ist in Mittel- und Südamerika weit verbreitet und lässt sich leicht kultivieren.

Chemie/Pharmakologie

Arthur Heffter, ein deutscher Chemiker, isolierte in den 1890er Jahren Meskalin aus dem Peyote-Kaktus und identifizierte es als dessen wichtigste psychoaktive Komponente. Der Wiener Chemiker Ernst Späth synthetisierte Meskalin 1919. Meskalin ist ein Phenylethylamin. Daher ist es einzigartig unter den klassischen Substanzen, von denen die übrigen Tryptamine sind.[1] Seine Pharmakologie ist jedoch ähnlich – es wirkt in erster Linie auf postsynaptische Serotoninrezeptoren, insbesondere auf den 5-HT2A-Rezeptor.

1 Zu den anderen Phenethylaminen gehören u.a. MDMA, MDA, MDEA und die nicht-psychedelischen Amphetamine und Methamphetamine.

Der US-amerikanische psychedelische Chemiker Alexander T. Shulgin verwendete Meskalin als Ausgangspunkt für Hunderte von neuartigen Phenethylaminen mit mehr oder weniger psychedelischen Eigenschaften. Dazu gehören DOM, DOET, DOB, DOI und 2C-B, von denen einige in der Forschung und/oder im psychedelischen Untergrund verwendet wurden oder werden.

Dosis und Art der Verabreichung

Eine psychedelische orale Dosis – der bevorzugte Verabreichungsweg – von reinem Meskalin liegt zwischen 300 und 600 mg.

Peyote wird frisch oder getrocknet konsumiert. Getrocknete Peyote-Knöpfe (Buttons) kann man entweder essen, als Kaktuspulver zubereiten oder einen Peyote-Tee trinken. Je nach Meskalinkonzentration im getrockneten Peyote benötigt man zwischen 30 und 150 g Knöpfe, d.h. vier bis zwölf durchschnittlich große Knöpfe. Für San Pedro beträgt die übliche Dosis an frischem Kaktus etwa 30 cm eines Stücks mit einem Durchmesser von 5 bis 8 cm. Die grüne Schale von San Pedro enthält mehr Meskalin als andere Teile der Pflanze. Man kann die getrocknete Schale pulverisieren oder einen gemischten Brei aus der ganzen Pflanze kochen.[2] Sowohl bei San Pedro als auch bei Peyote kann die Meskalinkonzentration sehr unterschiedlich sein, sodass für eine wirksame Dosis mehr oder weniger Pflanzenmaterial erforderlich sein kann.

Wirkungen und Nebenwirkungen

Die Wirkungen von reinem oralen Meskalin setzen innerhalb von 30 bis 60 Minuten ein, während der Wirkungseintritt bei Kakteen sogar noch länger dauern kann, nämlich zwei bis vier Stunden. Daher muss man darauf achten, dass man nicht zu früh zusätzliches Pflanzenmaterial einnimmt, um sicher zu sein, dass es unbedenklich ist. Die Wirkung kann bis zu 12 (14) Stunden anhalten. Meskalin kann von Natur aus unangenehmere gastrointestinale Nebenwirkungen haben als andere klassische Psychedelika. Darüber hinaus sind meskalinhaltige Kakteen recht bitter und enthalten andere Verbindungen

2 Um Übelkeit und Erbrechen durch den Brei zu vermeiden, verabreichen manche Menschen ihn als Einlauf. Eine andere passable Methode ist es, die Gesamtdosis auf mehrere Einnahmen zu verteilen, indem z.B. alle 20 Minuten eine Portion getrunken wird.

mit unerwünschten gastrointestinalen Wirkungen. Dies erhöht die Wahrscheinlichkeit von Übelkeit, Erbrechen und gelegentlich auch Durchfall bei Peyote oder San Pedro.

Rechtliches

Der US-amerikanische Controlled Substances Act führt Meskalin als Droge der Kategorie I auf. Es ist damit illegal, es zu verwenden, zu besitzen, zu verteilen, herzustellen oder zu verkaufen. Mit dem American Religious Freedom Restoration Act von 1993 wurde jedoch das Recht indigener religiöser Gruppen bekräftigt, Peyote im Rahmen ihrer Rituale zu verwenden.

Einige Peyote-Kirchen schließen Fremde aus, während andere alle Ethnien zulassen. Darüber hinaus verbieten einige Bundesstaaten die Teilnahme von Fremden an Zeremonien der Native American Church (NAC). Unter diesen Vorbehalten ist der religiöse Gebrauch von Peyote durch die NAC in den USA legal. In einigen Bundesstaaten ist der «religiöse Gebrauch» von Peyote auch außerhalb der NAC erlaubt. Der Besitz der Peyote-Pflanze ist in den USA nicht illegal, wenn man nicht beabsichtigt, sie für psychedelische Wirkungen zu verwenden. Ausnahmen gibt es in anderen Ländern, beispielsweise in Frankreich und Brasilien, wo die Pflanze selbst illegal ist. Da der Peyote-Kaktus vom Aussterben bedroht ist, ist das Sammeln der Pflanze verboten, außer zur traditionellen Verwendung von indigenen Gruppen.

San Pedro ist für gärtnerische Zwecke legal, nicht aber für die Verwendung als Psychedelikum. Dennoch gibt es Länder, in denen San Pedro verboten ist, zum Beispiel in der Schweiz. Das Sammeln von San Pedro in der freien Natur ist nicht illegal.

LSD

Die Entdeckung und der weit verbreitete Konsum von LSD (Lysergsäurediethylamid oder «Acid») setzte in den 1950er und 1960er Jahren starke wissenschaftliche und gesellschaftliche Kräfte frei. Wissenschaftlich, weil die Droge die Legitimität und Berechtigung der neuen Disziplin der Psychopharmakologie fest etablierte – wie die Gehirnchemie das subjektive Erleben, sowohl das normale als auch das abnorme, beeinflusst. Gesellschaftlich, weil sie die Intensität der gegenkulturellen Impulse verstärkte, die im Westen nach dem Zweiten Weltkrieg latent vorhanden waren. Diese Impulse fanden ihren Ausdruck in massiven Protestbewegungen gegen eine Vielzahl gesellschaftlicher Missstände.

Geschichte

Mutterkorn und andere Pilze, die auf domestizierten Getreiden und anderen Gräsern wachsen, produzieren psychoaktive LSD-ähnliche Verbindungen wie Lysergsäureamid (LSA oder Ergin). Diese Verbindung kommt auch in den Samen verschiedener Windenarten vor, darunter die hawaiianische Baby-Holzrose (*Argyreia nervosa*) und bestimmte Trichterwinden (*Ipomoea* spp.; «Morning Glory»). Die Verwendung von LSA-haltigen Pflanzen reicht Tausende von Jahren bis in die Antike zurück, sowohl auf dem amerikanischen Kontinent als auch in Griechenland. Die Azteken nutzten die Samen der Ololiuqui-Rebe (*Ipomoea corymbosa*) für religiöse und schamanische Zwecke, und ihre Verwendung in Mesoamerika dauert an. Die Teilnehmer an den griechischen Eleusinischen Mysterien tranken in Ritualen, die 400 n. Chr. endeten, ein mutterkornhaltiges Getränk namens Kykeon.

LSD kommt in der Natur nicht vor. Albert Hofmann synthetisierte es 1938 während seiner Tätigkeit bei Sandoz Pharmaceuticals. Es gehörte zu einer Reihe von Präparaten, die er entwickelte, um die Atmung und das Herz-Kreislauf-System zu stimulieren, ohne dabei Nebenwirkungen wie Uteruskontraktionen zu verursachen. Fünf Jahre später entdeckte er versehentlich seine psychedelischen Wirkungen, wahrscheinlich, weil er es über die Haut aufnahm. Diese Entdeckung löste eine Flut von grundlegenden und klinischen wissenschaftlichen Forschungen aus, die bis heute andauern.

Die bemerkenswerte Potenz von LSD, das bereits im Bereich von einem Millionstelgramm oral wirksam ist, hat die wissenschaftliche und öffentliche Vorstellungskraft in weitaus stärkerem Maße in Anspruch genommen als das weniger starke und nebenwirkungsanfälligere Meskalin. Darüber hinaus leitete die Ähnlichkeit der Pharmakologie und Chemie von LSD mit der des kürzlich entdeckten Serotonins – dem ersten bekannten Neurotransmitter – die neue Wissenschaft der Psychopharmakologie ein: Wie Drogen den Geist beeinflussen.

Während der ersten Welle des Interesses an Psychedelika untersuchten Wissenschaftler die Wirkungen von LSD in einer atemberaubenden wissenschaftlichen Landschaft. Dazu gehörte seine Verwendung zur Behandlung – mit oder ohne zusätzliche Einzel- oder Gruppenpsychotherapie – von Depressionen, Autismus, Alkohol- und Heroinabhängigkeit, Schizophrenie, Verzweiflung am Lebensende, Soziopathie und Schmerzen. Darüber hinaus wurde in Studien untersucht, inwieweit es das Einfühlungsvermögen von Ärzten, die psychotische Patienten behandeln, verbessern kann. Schließlich führte seine Fähigkeit, Einblicke in das Serotoninsystem zu gewähren, zur Entwicklung von zwei neuen Klassen psychopharmakologischer Wirkstoffe: die SSRI-Antidepressiva und die Antipsychotika der zweiten Generation wie Risperidon und Olanzapin.

Chemie/Pharmakologie

Die Pharmakologie von LSD ist typisch für die anderen klassischen Psychedelika; es ist in erster Linie über die Aktivierung von 5-HT2A-Rezeptoren wirksam. Dopamin trägt möglicherweise stärker zu den Wirkungen von LSD bei als bei anderen klassischen Verbindungen, insbesondere in späteren Phasen des Rauschzustands.

Wissenschaftler haben diverse interessante LSD-Derivate synthetisiert. MLD-41 und ALD-52 sind psychedelisch wirksam, BOL-148 hingegen nicht. Die letztgenannte Verbindung könnte eine wirksame Behandlung für Clusterkopfschmerzen sein – ein lähmendes und schwer zu behandelndes Schmerzsyndrom.

Dosis und Art der Verabreichung

LSD wird fast immer oral eingenommen, oft in Form von kleinen Quadraten mit LSD-durchtränktem Löschpapier (Blotter). Die minimal spürbare Dosis liegt bei 20 bis 25 µg (Mikrogramm). Eine volle psychedelische Dosis liegt zwischen 100 und 500 µg, je nach Sensibilität/Empfänglichkeit des Einzelnen. Die Wirkung von oral eingenommenem LSD setzt innerhalb von 15 bis 45 Minuten ein, erreicht ihren Höhepunkt nach drei bis sechs Stunden und kann bis zu zwölf Stunden oder länger anhalten.

Die Toleranz gegenüber LSD tritt wie bei den anderen klassischen Drogen auf. Das heißt, nach zwei bis vier Tagen täglicher Einnahme sind die subjektiven Wirkungen minimal. Nach einem vergleichbaren Zeitraum der Abstinenz kehrt die normale Sensitivität zurück.

Wirkungen und Nebenwirkungen

Wie ich in Kapitel 3 erörtert habe, ist LSD physikalisch ungiftig und macht nicht süchtig. Allerdings kann die psychologische Toxizität bei Menschen, die sich nicht um Set und Setting kümmern, erheblich sein.

Aufgrund der hohen Morbidität des unbeaufsichtigten Konsums in den 1960er Jahren wurde die Dosierung von LSD auf der Straße schrittweise von 250 bis 300 µg auf 80 µg und weniger gesenkt, was zu deutlich weniger unerwünschten Wirkungen führte. Darüber hinaus haben fortgeschrittenere und sicherheitsorientierte Ansätze bei der Einnahme von LSD und anderen Psychedelika die Anzahl und Schwere der unerwünschten Wirkungen verringert. Auf praktische Sicherheitsfragen werde ich in Kapitel 11 ausführlich eingehen.

Rechtliches

Wie jede andere Droge war auch LSD für die Verabschiedung des Controlled Substances Act von 1970 verantwortlich. Es ist in Schedule I gelistet, der restriktivsten gesetzlichen Kategorie, und vergleichbare Rechtsvorschriften auf der ganzen Welt verbieten es in ähnlicher Weise.

Psilocybin

Psilocybin ist das Psychedelikum, das in der Forschungsgemeinschaft am häufigsten verwendet wird, und steht an der Spitze der Bewegungen zur Entkriminalisierung und Legalisierung, die sich für einen besseren Zugang zu psychedelischen Substanzen einsetzen.
Darüber hinaus führt sein Vorkommen in der natürlichen Welt zu größeren Erkenntnissen über das «Bewusstsein der Natur» und über die Verwendung dieser Substanzen durch indigene Kulturen.

Geschichte

Psilocybin kommt in «Magic Mushrooms» (Zauberpilzen) vor, die weltweit verzehrt werden und reicht weit in die Vorgeschichte zurück. Felsmalereien in Spanien und Algerien deuten darauf hin, dass die Verwendung von Psilocybin-Arten in der Alten Welt bis 8000 v. Chr. zurückreichen könnte.

Der amerikanische Kontinent ist jedoch der Ort, an dem psychedelische Pilze den größten Eindruck hinterlassen haben. In Lateinamerika werden sie von den Ureinwohnern seit Jahrtausenden ununterbrochen für Heilzwecke und in schamanischen und spirituellen Settings verwendet. Archäologische Beweise deuten darauf hin, dass die Maya zwischen 500 v.Chr. und 900 n.Chr. in Mexiko und Mittelamerika Zauberpilze verwendeten. Das aztekische Wort für psychedelische Pilze ist *teonanacatl* – «Pilze der Götter» oder «göttliche Pilze». Nach der Eroberung der Azteken durch die Spanier in den 1500er Jahren wurden die rituellen Pilzzeremonien unter den mexikanischen Mazateken und Zapoteken im Untergrund fortgesetzt.

Die Wassons – der Bankier R. Gordon und seine Frau Valentina, eine Kinderärztin – entdeckten in den 1950er Jahren psychedelische Pilzzeremonien wieder. Ein sehr populärer Artikel im *Life* Magazin beschrieb ihre Erfahrungen mit einer indigenen mexikanischen Heilerin, María Sabina.

Psilocybin wurde in der Folgezeit in der Psychiatrie und in der psychopharmakologischen Forschung verwendet, erreichte aber während der ersten Welle der psychedelischen Begeisterung nie die große Popularität von LSD. Die Forscher verfügten bereits über LSD und sahen keinen Vorteil darin, ihre Aufmerksamkeit von LSD abzuwenden. Außerdem erleichterten die mikroskopisch kleinen LSD-Mengen, die für eine umfassende Erfahrung erforderlich waren, die Synthese und den Vertrieb enormer Mengen von LSD im Untergrund. Schließlich gab es keine einfachen Möglichkeiten, Psilocybin-Pilze zu züchten, wie es sie heute gibt.

In den 1960er Jahren untersuchten Timothy Leary und seine Kollegen in Harvard Psilocybin. Learys anfängliche Arbeit mit dieser Substanz trug dazu bei, das entscheidende Konzept von Set und Setting zu etablieren. Im Concord-Gefängnisexperiment verabreichte er Gefangenen Psilocybin in einer Gruppenpsychotherapie, in der Hoffnung, die Rückfallquoten der Gefangenen nach ihrer Entlassung zu verringern. Die ersten Ergebnisse waren zwar ermutigend, doch eine erneute Analyse dieser Daten und eine längerfristige Nachbeobachtung zeigten weniger beeindruckende Auswirkungen.

Ebenfalls in den 1960er Jahren verabreichte Walter Pahnke, ein Psychiater in Harvard, im Rahmen des «Karfreitagsexperiments» in der Marsh Chapel des Boston College Psilocybin an Theologiestudenten. Er wies nach, dass Theologiestudenten, die Psilocybin erhielten, mit größerer Wahrscheinlichkeit ein religiöses Hochgefühl erlebten als diejenigen, die ein Placebo erhielten.

Wir haben Psilocybin in unseren Studien an der Universität von New Mexico in den 1990er Jahren verabreicht und damit dessen Sicherheitsprofil wieder etabliert. Anschließende Forschungen an der Universität von Arizona zeigten einen potenziellen Nutzen bei Patienten mit Zwangsstörungen. Einige Jahre später begannen die Forscher der Johns Hopkins University mit der Verabreichung von Psilocybin an gesunde Freiwillige im Rahmen ihrer klinischen Studien zu Spiritualität.

Da Psilocybin in der Natur vorkommt, übt es eine größere Anziehungskraft aus als das synthetische LSD. Es ist auch einfach, psilocybinhaltige Pilze aus Sporen zu züchten, die online erhältlich und in den meisten Ländern legal sind. In mehreren populären Handbüchern werden Do-it-yourself-Verfahren beschrieben, die nur ein Minimum an Ausrüstung und Laborwissen erfordern.

Kürzlich hat die FDA der psilocybingestützten Psychotherapie bei behandlungsresistenten Depressionen den «Breakthrough-Status» zuerkannt.[3]

3 Diese Ausweisung beschleunigt die Entwicklung und Prüfung einer Substanz zur Behandlung einer schweren Krankheit, für die vorläufige klinische Beweise für die Überlegenheit des Medikaments gegenüber den derzeitigen Behandlungen vorliegen.

Andere Forschungsstudien deuten auf eine vielversprechende Wirkung bei der Behandlung von Patienten mit Alkohol- und Tabakabhängigkeit sowie Angstzuständen/Verzweiflung am Lebensende hin.

Botanik

Psilocybinhaltige Pilze kommen auf der ganzen Welt vor, mindestens zweihundert Arten sind bisher bekannt. Die häufigste Gattung ist *Psilocybe*. Bekannte Arten sind *P. cubensis*, *P. semilanceata*, *P. cyanescens* und *P. azurescens*. Die meisten Arten gibt es in Mexiko, aber sie wachsen auch wild – meist in feuchten subtropischen Wäldern – auf der ganzen Welt.

Viele Psilocybin-Pilzarten zeigen nach leichtem Druck eine Blaufärbung, aber nicht alle. Typische Konzentrationen von Psilocybin in getrockneten Pilzen liegen zwischen 0,5 und 1 Prozent der Trockenmasse. Die Pilzkappen enthalten mehr Psilocybin als die Stiele.

Chemie/Pharmakologie

Die chemische Struktur von Psilocybin ist der von DMT sehr ähnlich. Es handelt sich um 4-Phosphoryloxy-DMT (4-PO-DMT), also ein DMT-Molekül mit einem kleinen molekularen Zusatz. Der Körper wandelt das nicht-psychoaktive Psilocybin rasch in das psychoaktive Psilocin um, indem er das Phosphat entfernt, was 4-Hydroxy-DMT (4-HO-DMT) ergibt. Mit anderen Worten: Psilocybin ist eine «Pro-Drug» für Psilocin, das selbst inaktiv ist. Die Pharmakologie von Psilocybin ist ähnlich wie bei den anderen klassischen Substanzen – es wirkt in erster Linie auf den Serotonin-2A-Rezeptor, wobei der 5-HT1A-Subtyp ebenfalls eine Rolle zu spielen scheint.

Psilocybin ist der Ausgangspunkt für zwei synthetische psychedelische Substanzen: CEY-19 (Ethocybin) und CZ-74. Bei ersterer handelt es sich um 4-Phosphoryloxy-Diethyltryptamin (4-PO-DET), bei letzterer um 4-Hydroxy-Diethyltryptamin (4-HO-DET).

Die CEY-Verbindung ist inaktiv und dient als Pro-Drug für die CZ-Verbindung, so wie Psilocybin als Pro-Drug für Psilocin dient. Beide sind oral aktiv und wirken kürzer als Psilocybin/Psilocin.

Dosis und Art der Verabreichung

Die orale Einnahme ist die häufigste Form der Psilocybin-Einnahme. Niedrige orale Dosen von reinem Psilocybin liegen bei 5 mg oder weniger, volle Dosen bei 25 bis 30 mg. Beim Verzehr von getrockneten Pilzen liegen die niedrigen Dosen zwischen 0,25 und 1 g, eine mittlere Dosis bei 1 bis 2,5 g und eine hohe Dosis bei 2,5 bis 5 g. Die Sensitivität kann jedoch variieren. Es gibt viele Rezepte für Psilocybin-Tee. Andere Substanzen wie Kakao und Honig können die Absorption von Psilocybin aus Pilzen verbessern, aber mir sind keine wissenschaftlichen Daten darüber bekannt. Wir haben mehreren Probanden mehr als 50 mg auf sichere Weise verabreicht, während Dosen über 80 mg bei zwei Freiwilligen zu Verwirrung und Hyperthermie führten.

Wirkungen und Nebenwirkungen

Die Wirkung von oralem Psilocybin setzt innerhalb von 15 bis 45 Minuten ein, erreicht ihren Höhepunkt nach ein bis zwei Stunden und ist nach sechs bis acht Stunden weitgehend verschwunden. Abgesehen vom zeitlichen Verlauf ähnelt die Psilocybin-Erfahrung qualitativ betrachtet der Erfahrung der anderen klassischen Substanzen LSD und Meskalin. Eine Toleranzentwicklung gegenüber den psychologischen Wirkungen von Psilocybin tritt nach mehreren Tagen täglicher Einnahme auf, die Sensitivität kehrt nach einer vergleichbaren Zeit der Abstinenz zurück. Eine Kreuztoleranz tritt bei LSD und Meskalin auf, nicht aber bei DMT. Das heißt, dass jemand, der tolerant gegenüber LSD oder Meskalin ist, eine verminderte Reaktion auf Psilocybin zeigen wird, und jemand, der tolerant gegenüber Psilocybin ist, wird eine verminderte Reaktion auf LSD oder Meskalin zeigen. Jemand, der tolerant gegenüber Psilocybin ist, wird jedoch immer noch voll auf DMT ansprechen.

Rechtliches

Psilocybin und Psilocin sind Drogen der Kategorie I. Pilze, als «Boten» einer verbotenen Substanz, sind ebenfalls illegal, aber nicht in jedem Land. So werden beispielsweise in Amsterdamer Cafés und Coffeeshops psilocybinhaltige Lebensmittel angeboten, und in Jamaika sind Psilocybin-Pilz-Retreats «nicht illegal». Pilzsporen sind, da sie kein Psilocybin enthalten, in den meisten Ländern legal, aber in einigen Staaten sind sie verboten. Ich rate zur Vorsicht, wenn Sie die Einnahme von Psilocybin in «legalen Psilocybin-Pilz-Kirchen» in Erwägung ziehen, die sich auf den Schutz der «Religionsfreiheit» berufen.

Psilocybinhaltige Pilze stehen an der Spitze der Bewegungen zur Entkriminalisierung und Legalisierung von Psychedelika. Oregon hat «Psilocybin-Produkte» legalisiert und ist dabei, auf staatlicher Ebene Regulierungs- und Genehmigungsbehörden für die Herstellung, den Vertrieb und die Verabreichung einzurichten. Diese gesetzgebenden Aktivitäten stützen sich auf vorläufige Daten, die auf eine Wirksamkeit der psilocybingestützten Psychotherapie bei behandlungsresistenten Depressionen und anderen Erkrankungen hinweisen. Das Nutzen-Risiko-Verhältnis eines erweiterten Zugangs bleibt jedoch ungewiss.

DMT und Ayahuasca

Dimethyltryptamin (DMT) ist das einfachste der klassischen Tryptamin-Psychedelika, nicht viel größer als Blutzucker oder Glukose. Es ist von großer Bedeutung, da es im Gehirn von Säugetieren vorkommt. Darüber hinaus erfreut sich das lateinamerikanische DMT-haltige Gebräu Ayahuasca weltweit zunehmender Beliebtheit. Dieses Interesse hat zu einer Zunahme des «Ayahuasca-Tourismus» in Lateinamerika, zu legalen Ayahuasca-Kirchen im Westen, zu «Wellness»-Zentren im Untergrund und zu akademischen Forschungen zu seinem psychotherapeutischen Potenzial geführt.

Geschichte und Botanik

Die lateinamerikanischen Ureinwohner konsumieren psychedelische Schnupftabake und Gebräue, die DMT enthalten, seit Tausenden von Jahren.[4] Ayahuasca ist eine Kombination aus zwei Pflanzen. Die am häufigsten vorkommende DMT-haltige Pflanze ist *Psychotria viridis*. Da DMT oral inaktiv ist, muss das Enzym gehemmt werden, das es im Darm abbaut – die Moaminoxidase oder MAO. Durch ein bemerkenswertes pharmakologisches

4 DMT ist nicht das einzige psychedelische Tryptamin im Schnupftabak und kann sogar fehlen. Zwei weitere Tryptamine sind ebenfalls von Bedeutung: Bufotenin und 5-Methoxy-DMT.

Kunststück entdeckten indigene Völker in Lateinamerika die Wirksamkeit der Kombination der DMT-haltigen Pflanze mit einer Pflanze, die MAO hemmt – *Banisteriopsis caapi*. Die Syrische Steppenraute – *Peganum harmala* –, die in Nordamerika wächst, enthält auch die MAO-hemmenden Verbindungen, die für die orale DMT-Aktivität notwendig sind. Selbst pharmazeutische MAO-hemmende Medikamente, die zur Behandlung von Depressionen eingesetzt werden, hemmen den DMT-Abbau im Darm, was zu «Pharmahuasca» führt. Während DMT-haltige und MAO-hemmende Pflanzen normalerweise die Grundlage von Ayahuasca bilden, kann es vorkommen, dass das Gebräu gar kein DMT enthält. Viele andere Pflanzen, zum Beispiel Tabak, spielen je nach der beabsichtigten Wirkung eine Rolle.

Ayahuasca hat verschiedene Namen, je nach dem Setting, in dem es konsumiert wird, zum Beispiel *caapi, daime, hoasca, vegetal und yagé*. Ayahuasca ist ein Quechua-Wort und bedeutet «Ranke der Seele» oder «Rebe der Toten». Dies weist auf sein Vermögen hin, Zugang zu normalerweise unsichtbaren und immateriellen Welten zu verschaffen.

Anthropologen und Botaniker aus dem Westen erfuhren erstmals Mitte des 18. Jahrhunderts von der Existenz und den Eigenschaften von Ayahuasca, angefangen mit Richard Spruce. Die Feldstudien von Richard Evans Schultes in den 1950er Jahren weckten das Interesse an Ayahuasca, insbesondere in der aufkommenden psychedelischen Subkultur.

Richard Manske synthetisierte DMT erstmals in den 1930er Jahren in Kanada als eines einer Reihe neuartiger Tryptamine, untersuchte es aber nicht.

Lateinamerikanische und US-amerikanische Chemiker isolierten DMT schließlich aus psychedelischen Pflanzen. Stephen Szára, ein ungarischer Psychiater und Chemiker, der hinter dem Eisernen Vorhang kein LSD von Sandoz beziehen konnte, entdeckte die psychedelischen Eigenschaften von DMT in einer Reihe von Selbstversuchen. Da er bei immer höheren oralen Dosen keine Wirkung feststellte, beschloss er, es zu injizieren, und entdeckte so seine psychoaktive Wirkung.

DMT blieb eine Zeit lang eine psychedelische Nischendroge: kurz wirkend, intensiv und nur nach Injektion aktiv. Nach der Entdeckung von DMT im Urin, in der Rückenmarksflüssigkeit und im Blut von Säugetieren – einschließlich vom Menschen – stieg das Interesse jedoch erheblich.

Die Rolle von DMT bei endogenen – d.h. natürlich vorkommenden – Psychosen war während der ersten Welle von Humanstudien ein wichtiges Forschungsgebiet. Die Wissenschaftler wollten herausfinden, ob sich DMT-Spiegel, Bildung, Abbau oder Sensitivität beispielsweise zwischen schizophrenen Patienten und gesunden Menschen unterschieden. Die Beweise für eine Rolle von endogenem DMT und natürlich auftretenden Psychosen waren zu dem Zeitpunkt, als die CSA die Forschung an psychedelischen Drogen beim Menschen einschränkte, nicht eindeutig. Obwohl in den 1970er Jahren gefordert wurde, die DMT-Psychose-Theorie «anständig zu begraben», ist dieser Bereich nach wie vor von Interesse für Wissenschaftler, insbesondere in Europa.

Die Erneuerung der US-amerikanischen klinischen Forschung zu psychedelischen Drogen begann mit unserem fünfjährigen DMT-Projekt an der Universität von New Mexico, das 1990 startete.

Chemie/Pharmakologie

Bei Pflanzen und Tieren ist Tryptophan der erste Schritt in der DMT-Synthese. Pflanzen produzieren ihr eigenes Tryptophan – eine Aminosäure –, aber Säugetiere müssen es über die Nahrung aufnehmen. Ein Enzym wandelt Tryptophan in Tryptamin um, und ein anderes fügt dem Tryptamin zwei Methylgruppen hinzu, was zu Di-Methyl-Tryptamin (Dimethyltryptamin) führt. Jahrelang glaubten die Wissenschaftler, dass DMT in der Lunge produziert wird, aber neuere Daten deuten auf eine Synthese im Gehirn hin, während die Lunge nur wenig oder gar nichts produziert. Die Theorie der Synthese von DMT in der Zirbeldrüse, die ich 2001 in meinem Buch vorgeschlagen habe, ist nach wie vor nicht wissenschaftlich belegt worden. In einer Studie aus dem Jahr 2013 wurde DMT in der Zirbeldrüse lebender Nagetiere nachgewiesen, aber eine Studie aus dem Jahr 2019 deutet darauf hin, dass dieses DMT eher aus dem Gehirn stammt.

Wichtiger als die Frage, ob die Zirbeldrüse DMT herstellt, sind die Daten, die zeigen, dass das Gehirn von Säugetieren dieses Psychedelikum in ähnlichen Konzentrationen herstellt wie bekannte Neurotransmitter wie Serotonin und Dopamin. Dies deutet auf die Existenz eines DMT-Neurotransmittersystems hin. Außerdem steigt der DMT-Spiegel im sterbenden Nagetiergehirn an, insbesondere im visuellen Kortex. Dies unterstützt die Idee, dass ein erhöhter Gehalt an endogenem DMT zu den visuellen Elementen des Nahtod-Zustands beiträgt.

Die Laborsynthese von DMT ist relativ einfach, aber die benötigten Chemikalien stehen auf der «Watch List» der DEA. Daher ist die häufigste Art der DMT-Gewinnung die Extraktion aus DMT-reichem Pflanzenmaterial, häufig aus der Wurzelrinde von *Mimosa tenuiflora* (Syn. *Mimosa hostilis*).

Die Pharmakologie von DMT ist ähnlich wie die anderer klassischer Verbindungen. Die Serotonin-1A- und Sigma-1-Rezeptoren spielen ebenfalls eine Rolle. Ein nicht-psychedelisches Analogon von DMT – iso-DMT – wirkt psychoplastogen. DET (N,N-Diethyltryptamin) und DPT (N,N-Dipropyltryptamin) sind zwei kurz wirksame Tryptamine, die während der ersten Welle der Humanforschung verwendet wurden. Beide sind zwar durch Injektion wirksam, haben aber den zusätzlichen Vorteil, dass sie oral eine Wirkdauer von etwa zwei Stunden haben.

Die wichtigsten MAO-hemmenden Substanzen in Ayahuasca gehören zur Familie der Beta-Carboline. Dazu gehören Harmin, Harmalin und Tetrahydroharmin. Diese Verbindungen besitzen an sich psychoaktive Eigenschaften und tragen wahrscheinlich zu den gastrointestinalen Nebenwirkungen des Gebräus bei. Jedoch besteht ihr Hauptbeitrag in erster Linie darin, dass DMT oral aktiv werden kann. Die orale Einnahme von DMT etwa 20 Minuten nach der Einnahme von reinem Harmin oder Harmalin führt zu einer oral aktiven DMT-Erfahrung.

Eine psychologische Toleranz gegenüber einer wiederholten, häufigen Verabreichung von DMT tritt nicht auf. Wir haben keine Abnahme der psychologischen Wirkungen festgestellt, nachdem wir viermal an einem Vormittag alle 30 Minuten eine volle Dosis verabreicht hatten. DMT weist auch keine Kreuztoleranz mit anderen klassischen Substanzen auf. Das heißt, eine gegenüber LSD oder Psilocybin tolerante Person wird immer noch normal auf eine volle Dosis DMT reagieren.

Ein Abstecher in die DMT-Endo-Matrix

Eines der auffälligsten Merkmale der vollständigen psychedelischen Erfahrung ist, wie real sie sich anfühlt – «realer als real». Bedeutet dies, dass sie realer als real ist, oder dass sie sich nur so anfühlt? Das Vorhandensein von DMT im Gehirn von Säugetieren und die Möglichkeit eines DMT-Neurotransmittersystems weisen auf eine biologische Grundlage für unseren Realitätssinn hin.

Ich habe in Kapitel 4 – Wie Psychedelika wirken: Das Gehirn – erwähnt, dass wir die Rolle eines Neurotransmitters entdecken, indem wir die Veränderungen beobachten, die durch Substanzen hervorgerufen werden, die die Aktivität dieses Neurotransmitters modulieren. Im Fall von Serotonin haben wir durch die Wirkungen von SSRIs gelernt, dass dieser Neurotransmitter an der Impulskontrolle und der Stimmung beteiligt ist. Ebenso wissen wir jetzt durch die Wirkung von Dopamin-modifizierenden Substanzen wie Amphetamin, dass Dopamin Tatkraft und Belohnung reguliert. Das Kennzeichen der DMT-Wirkung hingegen ist das Gefühl, dass das, was man erlebt, realer als real ist, dass man von der Wahrheit überzeugt ist, d.h. von dem, was Dr. Freedman «Portentousness»[5] nannte. Daher ist es möglich, sich vorzustellen, dass DMT unseren Realitätssinn reguliert.

Es ist verlockend, darüber zu spekulieren, dass der DMT-Level, der jede Erfahrung begleitet – ob innerlich oder äußerlich –, entscheidend für deren Bedeutung für uns ist. Ist das, was wir sind – unsere Selbstwahrnehmung, unsere Ziele, Wahrheiten und Werte – einfach eine Ansammlung von DMT-verstärkten Ereignissen, die mehr oder weniger zusammenhängend zusammenkommen? Wenn ja, warum erhöhen bestimmte Erfahrungen die DMT-Aktivität? Wir können «Stress» nahelegen, aber das ist ein Zirkelschluss. Das heißt, wenn wir Stress als etwas definieren, das die DMT-Funktion erhöht, müssen wir immer noch verstehen, warum bestimmte Erfahrungen «stressig» sind und andere nicht.

Noch fantastischer ist die Vorstellung, dass wir alle in einer DMT-Halluzination leben – einer Halluzination, die durch die Aufrechterhaltung eines normalen DMT-Spiegels im Gehirn reguliert wird. Auch das ist nicht völlig abwegig. Ich sage das, weil es keine Beziehung zwischen dieser Welt

5 «Portentousness» (dt. Erstaunlichkeit, Ungeheuerlichkeit) meint die Fähigkeit des Geistes, mehr zu sehen, als er erzählen kann, mehr zu erleben, als er erklären kann, an mehr zu glauben und von mehr beeindruckt zu sein, als er rational rechtfertigen kann, Grenzenlosigkeit und «grenzenlose» Ereignisse zu erleben, vom Banalen bis zum Tiefgründigen (Freedman, D.X., 1968, On the use and abuse of LSD. Arch Gen Psychiatry 18: 330–347.).

und der DMT-Welt gibt. Die DMT-Erfahrung ersetzt die laufende Alltagserfahrung vollständig. Es gibt die DMT-Welt und es gibt diese Welt. Die beiden scheinen Seite an Seite zu existieren. Ob Sie mit der einen oder der anderen interagieren, hängt von der DMT-Konzentration im Gehirn ab. Einer unserer Probanden, der über mehrere Monate hinweg vielfache DMT-Dosen erhalten hatte, beschrieb, wie es schien, als würde die DMT-Welt in ihrer eigenen Zeit fortschreiten. Anstatt während der Studiensitzungen in genau dieselbe «Welt» einzutreten, war es, als würde er sie besuchen, nachdem auch dort ein oder zwei Wochen verstrichen waren.

Was regelt dann normalerweise den DMT-Spiegel in unserem Gehirn? Und wenn der «alltägliche» Gehalt an endogenem DMT für die Aufrechterhaltung der alltäglichen Realität verantwortlich ist, wie können wir dann feststellen, ob wir einfach in einer DMT-Simulation leben?

Zum jetzigen Zeitpunkt haben wir keine Möglichkeit, das zu beantworten. Bis wir die DMT-Synthese abschalten und sehen können, was von unserer Realität übrigbleibt, ist das alles, was wir haben. In der Zwischenzeit arbeiten Ursache und Wirkung, wir scheinen einen freien Willen zu haben, dies oder jenes zu entscheiden, also schlage ich vor, dass wir unser Leben so weiterführen, wie wir es immer getan haben.

Dosis und Art der Verabreichung

DMT ist oral inaktiv und muss daher entweder geraucht, geschnupft oder gespritzt werden. Das Rauchen ist die gängigste Methode, bei der DMT als Freebase verdampft und dann inhaliert wird. DMT-Vape-Pens (Verdampfer wie E-Zigaretten) bieten ein weniger raues Raucherlebnis. Wenn es geraucht oder injiziert wird, setzen die Wirkungen innerhalb weniger Herzschläge ein, erreichen nach zwei bis zehn Minuten ihren Höhepunkt und sind nach 30 bis 40 Minuten kaum noch spürbar. Die Wirkungen von Ayahuasca setzen nach etwa 30 bis 60 Minuten ein, erreichen ihren Höhepunkt nach zwei bis drei Stunden und klingen in den nächsten drei bis vier Stunden ab. Verdampfte DMT-Freebase ist bei 35 bis 55 mg aktiv. Manchmal wird DMT mit 5-Methoxy-DMT verwechselt, das zehnmal so stark ist; daher muss man darauf achten, dass man die letztere Substanz nicht überdosiert, weil man glaubt, es sei das weniger starke DMT.

Die DMT-Menge in Ayahuasca variiert je nach spezifischem Gebräu erheblich. Eine niedrige psychoaktive Dosis von DMT in Ayahuasca beträgt etwa 30 mg, eine mittlere Dosis 50 mg und eine hohe Dosis 70 mg und mehr. Andere Studien haben jedoch von 180 bis 450 mg DMT in einer «Dosis» berichtet. Darüber hinaus kann Ayahuasca mehr oder weniger konzentriert sein, was bedeutet, dass eine kleine Menge der Flüssigkeit mehr DMT enthalten kann als ein größeres Volumen eines verdünnten Materials. Da die Schätzungen so stark variieren, ist es sinnvoll, mit einer kleinen Menge Ayahuasca zu beginnen, wenn man mit der Wirkung nicht vertraut ist.

Wirkungen und Nebenwirkungen

Das Erste, was man nach dem Rauchen oder Injizieren von DMT bemerkt, ist ein «Rausch», ein Gefühl der inneren Anspannung und Beschleunigung. Bei gerauchtem DMT verliert man schnell, bei einer angemessenen Dosis Ayahuasca allmählich das Bewusstsein für den Körper und die Ansprechbarkeit für die Außenwelt. Im Gegensatz zum «K-Hole», einer hochdosierten Ketamin-Erfahrung (siehe Seite 133), kann man sich jedoch bewegen, wenn man dazu gezwungen wird. Hat die DMT-Erfahrung erst einmal eingesetzt, ist sie bei offenen und vor allem bei geschlossenen Augen sehr visuell. Schnell wirbelnde, intensiv gesättigte und farbige kaleidoskopische visuelle Muster können sich zu mehr oder weniger erkennbaren Objekten zusammenfügen – zum Beispiel zu humanoiden, insektenartigen, mechanischen oder pflanzlichen «Wesenheiten». DMT scheint häufiger als die anderen klassischen Psychedelika den «Kontakt» mit Wesenheiten herzustellen. Diese «Wesenheiten» sind sich unserer bewusst, und es finden gemeinsame Interaktionen statt. Sie können gutartig oder bösartig sein, und sie kommunizieren oft verbal mit uns – meist telepathisch von «Geist zu Geist», anstatt eine akustische Stimme zu hören.

Gerauchtes DMT führt zu einem starken Anstieg des Blutdrucks und der Herzfrequenz, und Menschen mit Herzerkrankungen sollten diese Art der Einnahme vermeiden. Ayahuasca erhöht ebenfalls den Blutdruck und die Herzfrequenz, allerdings nicht so stark. Außerdem kann die Übelkeit, die durch das Gebräu hervorgerufen wird, zu einem Rückgang von Herzfrequenz und Blutdruck führen.

Ein anderer Name für Ayahuasca ist «The Purge» (Entschlackung), und Erbrechen und Durchfall sind selbst bei regelmäßigem Konsum häufig.

Studien mit Langzeit-Ayahuasca-Konsumenten – meist im Rahmen religiöser Ayahuasca-Organisationen – liefern beruhigende Daten über die langfristigen Auswirkungen einer regelmäßigen Einnahme – drei bis fünfmal pro Monat über Jahrzehnte hinweg. Die allgemeine medizinische und psychiatrische Gesundheit und das Wohlbefinden sind gleich oder besser als bei vergleichbaren Kontrollpersonen. Es gibt keine Anzeichen für eine Schädigung des Gehirns; tatsächlich sind die neuropsychologischen Testergebnisse oft besser als die der Vergleichsgruppen.

Ich habe bereits eine Studie erwähnt, die bei Langzeitkonsumenten eine erhöhte Dicke bestimmter Teile der Großhirnrinde nachgewiesen hat, was mit einem psychoplastogenen Effekt übereinstimmt.

Wie Psilocybin zeigt auch Ayahuasca bei Patienten mit Depressionen und Angstzuständen eine schnelle Wirkung. DMT wird inzwischen auch als Antidepressivum eingesetzt, und weitere Studien untersuchen seinen potenziellen Nutzen bei der Behandlung von akuten Schlaganfällen und der Beschleunigung der funktionellen Erholung nach einem Schlaganfall.

Rechtliches

Reines DMT ist in den USA eine Droge der Kategorie I. Allerdings ist die Verwendung von Ayahuasca in der USA durch zwei in Brasilien ansässige Kirchen legal. Der Oberste Gerichtshof der USA entschied 2006 einstimmig, die religiöse Verwendung von Ayahuasca für eine dieser Kirchen, die UDV,[6] zu schützen. Einige Jahre später gewährten Bundesgerichte in ähnlicher Weise eine Ausnahme für den Ayahuasca-Konsum in einer anderen Kirche, der Santo Daime.[7]

6 Auf Portugiesisch: União do Vegetal – «Die Vereinigung der Pflanzen».

7 «Heiliger Daime». Daime bedeutet auf Portugiesisch «Gib mir».

«Die Kröte» – 5-Methoxy-DMT (5-MeO-DMT)

Die Substanz 5-Methoxy-DMT kommt in vielen lateinamerikanischen psychoaktiven Pflanzen vor, insbesondere in denen, die in psychedelischen Schnupftabaken verwendet werden. Zwei davon sind *Anadenanthera colubrina* und *A. peregrina. Cebil* und *Vilca* sind indigene Bezeichnungen für Schnupftabak, der aus der erstgenannten Pflanze gewonnen wird, und *Yopo* und *Parica* für Schnupftabak, der aus der letzteren Pflanze gewonnen wird. Darüber hinaus produziert die Kröte der Sonora-Wüste/des Colorado River in ihren Ohrspeicheldrüsen ein Gift, das reich an 5-MeO-DMT ist. Bis vor kurzem wurde diese Kröte *Bufo alvarius* genannt, aber durch Änderungen in der Klassifizierung wird sie jetzt als *Incilius alvarius* bezeichnet. Da sich alte Gewohnheiten nur schwer ablegen lassen, werde ich die Kröte weiterhin als «Bufo» bezeichnen. Sowohl psychedelischer Schnupftabak als auch Krötengift sind reich an Bufotenin (5-HO-DMT).

Geschichte

Obwohl archäologische Beweise auf die Verwendung von Krötengift in der mesoamerikanischen Kultur seit über 3000 Jahren hindeuten, ist dies weniger sicher als die Bedeutung von psychedelischen Schnupftabaken in diesen Kulturen. Traditionelle lateinamerikanische Heiler verwenden weiterhin Krötengift, aber das Ausmaß der indigenen Verwendung ist unbekannt.

Jahrelang war 5-MeO-DMT eine unbekannte Substanz. Die zunehmende Verwendung hat dazu geführt, dass die Substanz an Interesse gewinnt – dies erhöht aber auch die damit verbundenen Gefahren für die Kröte. Die Laborsynthese von 5-MeO-DMT ist nicht schwierig und bietet eine zuverlässige Alternative zum «Krötenmelken». Dies ist vergleichbar mit der übermäßigen Aberntung von meskalinhaltigem Peyote und einer entsprechenden Tendenz zur Verwendung von synthetischem Meskalin.

Japanische Chemiker synthetisierten 5-MeO-DMT in den 1930er Jahren, und Abhandlungen aus den 1950er Jahren beschrieben sein Vorkommen in der Haut von *Bufo*. Die moderne Ära von 5-MeO-DMT und der Kröte begann jedoch erst 1983, als Albert Most seine Broschüre *Bufo alvarius: The Psychedelic Toad of the Sonoran Desert* veröffentlichte. Neun Jahre später veröffentlichten

Wade Davis und Andrew Weil im Anschluss an Mosts Erkenntnisse eine Arbeit, in der sie die Auswirkungen der Selbstverabreichung des gerauchten Sekrets beschrieben.

Bufotenin kommt sowohl in Krötengift als auch in psychedelischen Schnupftabaken vor. Klinische Forschungen mit dieser Substanz fanden in den 1950er Jahren statt. Nach intravenöser Injektion waren die psychedelischen Wirkungen fragwürdig, während die kardiovaskulären Nebenwirkungen erheblich waren. Neuere Daten deuten darauf hin, dass die psychedelischen Wirkungen beim Rauchen oder Schnupfen geringer sind als bei einer Injektion.

Chemie/Pharmakologie

Im Gegensatz zu anderen klassischen Tryptamin-Psychedelika ist 5-MeO-DMT stärker aktiv an den Serotonin-1A-Rezeptoren als an den Serotonin-2A-Rezeptoren. Sowohl Bufotenin als auch 5-MeO-DMT sind bei Menschen und anderen Säugetieren endogene (körpereigene) Substanzen. Allerdings sind die Einzelheiten und der spezifische Ort ihrer Synthese nicht so gut bekannt wie bei DMT. 5-MeO-DMT wirkt, wie andere Tryptamin-Psychedelika, psychoplastogen.

Das Ohrspeicheldrüsensekret von *Bufo* kann neben anderen Verbindungen mit unterschiedlicher Psychoaktivität und Toxizität 5 bis 15 Prozent 5-MeO-DMT in der Trockenmasse enthalten. Geht man von 10 Prozent 5-MeO-DMT in der Trockenmasse aus, so würden 100 mg Sekret eine Dosis von 10 mg 5-MeO-DMT ergeben.

Wir wissen weniger über die Toleranz bei wiederholter, eng aufeinanderfolgender Verabreichung von 5-MeO-DMT als bei DMT. Bei Tieren tritt eine Toleranz gegenüber einigen Wirkungen der Droge auf, während dies bei anderen pharmakologischen Effekten nicht der Fall ist. Ein Bericht über Katzen deutet auf eine Sensibilisierung hin, d.h. eine stärkere Reaktion auf dieselbe Dosis bei wiederholter Verabreichung.

Dosis und Verabreichungswege

Die Menschen rauchen das Krötensekret, und bei reinem 5-MeO-DMT wird die Freebase geraucht oder ein wasserlösliches Salz geschnupft. Die geschnupfte reine Droge ist in einer Dosierung von 3 bis 5 mg aktiv, wobei eine volle Dosis zwischen 10 und 20 mg liegt. Vaporisiertes und inhaliertes 5-MeO-DMT ist in einer Dosis von 1 bis 2 mg aktiv, eine durchschnittliche Dosis liegt bei 5 bis 10 mg und eine hohe Dosis bei 10 bis 20 mg. Man beachte, dass diese Dosen etwa fünf bis zehnmal niedriger sind als die von DMT, und man muss darauf achten, zwischen den beiden zu unterscheiden, um keine Überdosis der stärkeren Substanz zu nehmen. Es ist nicht ungewöhnlich, dass Menschen denken, dass das, was sie rauchen, DMT ist, obwohl es eigentlich 5-MeO-DMT ist.

Der zeitliche Verlauf von reinem 5-MeO-DMT ist ähnlich wie bei DMT. Die gerauchte Droge wirkt innerhalb weniger Herzschläge, erreicht nach zwei bis sechs Minuten ihren Höhepunkt und klingt nach 30 bis 45 Minuten wieder ab. 5-MeO-DMT-Vape-Pens bieten eine leichter zu kontrollierende Anwendung als DMT-haltige Pens. Geschnupftes 5-MeO-DMT wirkt innerhalb weniger Minuten, erreicht seinen Höhepunkt nach 10 bis 20 Minuten und klingt innerhalb einer Stunde wieder ab.

Die einzige mir bekannte klinische Laborstudie zu 5-MeO-DMT, bei der die Substanz vaporisiert und inhaliert wurde, zeigte keine Auswirkungen auf den Blutdruck oder die Herzfrequenz. Dies ist überraschend, da ich erwarten würde, dass in den meisten Fällen allein die psychologische Reaktion diese Parameter erhöhen würde. Ohne zusätzliche Forschungsdaten scheint es ratsam, 5-MeO-DMT nicht zu verwenden, wenn man an einer Herzerkrankung leidet. Es gibt keine kontrollierten klinischen Studien zur Anwendung von 5-MeO-DMT bei psychiatrischen Störungen.

Wirkungen/Nebenwirkungen

Die subjektiven Wirkungen von 5-MeO-DMT unterscheiden sich in der Regel von DMT. Der DMT-Zustand ist voll von Inhalten – insbesondere von Visionen – und der Erhaltung der eigenen Persönlichkeit, mit der man mit diesen Inhalten interagiert. Außerdem bleiben Zeit und Raum bestehen, wenn auch in stark veränderter Form. Demgegenüber ist die 5-MeO-DMT-Erfahrung typischerweise «Ego-auflösend», geprägt vom Aufgehen im «weißen Licht» und ohne normale Erfahrungen von Zeit und Raum. Diese Erfahrung der Auflösung der eigenen Selbstwahrnehmung und der Verschmelzung mit der gesamten Existenz ist zwar bei einigen erwünscht, kann aber für andere traumatisch sein, insbesondere bei einer versehentlichen Überdosis und schlechter Vorbereitung. Völlige Amnesie nach der Erfahrung ist nicht selten, während derer man schreien, um sich schlagen, singen oder tanzen kann. Deshalb ist es besonders wichtig, beim Konsum dieser Substanz einen nüchternen «Sitter» zu haben.

Die «Ich-Auflösung» könnte für das häufigere Auftreten von Flashbacks nach 5-MeO-DMT-Konsum verantwortlich sein. In einer Studie wurde berichtet, dass fast 70 Prozent der 5-MeO-DMT-Raucher über diese «Reaktivierungen» oder Flashbacks berichteten. Manche empfinden solche Symptome – das ungebetene Wiederauftreten bestimmter Elemente einer früheren psychedelischen Erfahrung – als angenehm. Für andere sind sie jedoch sehr unangenehm und äußern sich in heftigen Panikattacken, manchmal mitten in der Nacht. Sie können sich nur langsam auflösen und schwer zu behandeln sein. Während einige vorschlagen, sofort wieder «aufs Pferd zu steigen», d.h. die Substanz erneut zu rauchen, kann ich dies nicht empfehlen.

Rechtliches

Die reine Droge 5-MeO-DMT ist in den USA eine Substanz der Kategorie I. Die Landesgesetze zum Besitz von *Bufo* und/oder seiner Sekrete sind unterschiedlich, aber fast alle betrachten es als illegal, die Kröte und/oder ihr Sekret mit der Absicht zu sammeln, die Substanz als Psychedelikum zu verwenden. Darüber hinaus ist der Transport der Kröte über Staatsgrenzen hinweg illegal. Mehrere Staaten haben die Kröte aufgrund der zunehmenden Beliebtheit ihres Sekrets als gefährdet oder bedroht eingestuft.

Ibogain

Ibogain ist ein psychedelisches Tryptamin mit einer komplexeren chemischen Struktur und Pharmakologie als die klassischen Tryptamine wie Psilocybin und DMT. Außerdem besitzt es einzigartige suchthemmende Eigenschaften. Ibogain ist das primäre psychoaktive Alkaloid in mehreren Arten von *Tabernanthe*-Sträuchern und Bäumen in Zentralafrika. Die bekannteste dieser Arten ist *Tabernanthe iboga*.

Geschichte

Möglicherweise haben die Pygmäen die psychoaktive Wirkung von Iboga zuerst entdeckt. Der Bwiti-Kult in Gabun verwendet die Pflanze derzeit in seinen religiösen Zeremonien. Die erste Initiationserfahrung dauert manchmal tagelang, beinhaltet sehr hohe Dosen der Wurzelrinde und kann in seltenen Fällen zum Tod führen. Wenn die Einweihung erfolgreich verläuft, «öffnet sich der Geist». Nach Abschluss der Bwiti-Initiation nehmen die Gefolgsmänner bei regelmäßigen Zeremonien kleinere Dosen ein.

Botaniker beschrieben Iboga erstmals in den späten 1890er Jahren. Chemiker isolierten Ibogain in den frühen 1900er Jahren, aber die Synthese von Ibogain erfolgte erst in den 1960er Jahren. Die Franzosen, die Gabun kolonisiert hatten, brachten einen Iboga-Extrakt auf den Markt, der von Anfang bis Mitte des 19. Jahrhunderts als Stimulans verwendet wurde. Die Dosierungen reichten von 8 bis 30 mg.

In den 1960er Jahren nahm der Heroinsüchtige Howard Lotsof Ibogain wegen seiner psychedelischen Wirkung ein und entdeckte glücklicherweise, dass Ibogain Entzugserscheinungen und das anschließende Craving nach der Droge deutlich reduzieren, manchmal sogar ganz beseitigen kann. Ein ausgedehntes Untergrundnetzwerk von Ibogain-Therapeuten begann, Ibogain zur Behandlung von Abhängigkeiten einzusetzen, das betraf Kokain, Amphetamin und Methamphetamin, Alkohol, Opiate und Tabak. Anfang der 1990er Jahre begannen an der Universität von Miami Studien mit niedrigen Dosen von Ibogain. Die FDA beendete diese Forschung jedoch, nachdem Bedenken wegen der kardiovaskulären und neurologischen Toxizität der Droge aufkamen. Dennoch gibt es derzeit in mehreren Ländern Ibogain-Kliniken, die im

Internet viel Werbung machen. Tausende von Patienten haben Ibogain zur Behandlung von Opioidabhängigkeit oder anderen Abhängigkeitserkrankungen erhalten, aber es gibt noch keine angemessenen, gut kontrollierten klinischen Studien. Diese Studien, die nicht dem Goldstandard entsprechen, sind jedoch einheitlich positiv und deuten auf ein schnelles Abklingen der Entzugssymptome, ein geringeres Craving und eine längere Abstinenz hin.

Chemie/Pharmakologie

Ibogain und Noribogain – sein primärer psychoaktiver Metabolit – sind pharmakologisch komplex. Sie interagieren nicht nur mit dem Serotonin-2A-Subtyp und dem Serotonin-1A-Subtyp, sondern auch mit anderen Rezeptoren.

Der K-Opioid-Rezeptor ist wichtig für den Wirkmechanismus von Ibogain, und es ist interessant, dass Salvinorin A, das ich in Kapitel 10 bespreche, ebenfalls stark mit diesem Rezeptor interagiert. Ibogain und Noribogain verändern auch die Aktivität von μ-Opioid-Rezeptoren (an die traditionelle Opiate wie Morphin binden), Serotonin-Wiederaufnahmemechanismen und den NMDA-Rezeptor. Letzterer ist der primäre Wirkort von Ketamin.

Ibogain reduziert bei Labortieren die Selbstverabreichung von Opiaten und die Entzugserscheinungen. Es blockiert auch die Selbstverabreichung von Alkohol, Kokain und Nikotin. Die psychoplastogenen Wirkungen von Ibogain umfassen, wie die der klassischen Substanzen, die Wachstumsfaktoren des Gehirns. Ein nicht-psychedelisches Analogon von Ibogain, Tabernanthalog (TBG), wirkt ebenfalls psychoplastogen und hat sich in Tiermodellen für Depressionen, Angstzustände und Suchtverhalten als wirksam erwiesen.

Die Verweildauer von Ibogain im Blut ist deutlich kürzer als die von Noribogain – zwei bis sechs Stunden im Vergleich zu 24 bis 30 Stunden. Da die kardiovaskulären Wirkungen von Ibogain in den späten Stadien der Wirkungskurve auftreten, ist es wahrscheinlich, dass der Metabolit für das Herz toxischer ist als die Ausgangsverbindung.

Frühe Berichte über die Neurotoxizität von Ibogain bei Affen, insbesondere im Kleinhirn – einem Hirnbereich in der Nähe des Hinterkopfes, der für koordinierte Bewegungen zuständig ist –, haben bei den Bundesbehörden

Alarm ausgelöst.[8] Diese Daten sowie Berichte über ibogainbedingte Todesfälle in unkontrollierten Settings veranlassten die FDA, frühe klinische Studien mit der Substanz zu beenden. Spätere Forschungen haben keine Neurotoxizität gezeigt, und es ist wahrscheinlich, dass sehr hohe Dosen der Droge und/oder Unterschiede in der Sorte zu diesen ursprünglichen Daten beigetragen haben.

Dosis und Art der Verabreichung

Menschen nehmen Ibogain oral ein. Veröffentlichte Berichte über Ibogain-Studien am Menschen sind aufgrund großer Schwankungen der Ibogain-Konzentrationen in der Ibogawurzelrinde von Unsicherheit bezüglich der Dosis geprägt. So findet man beispielsweise Arbeiten, die Konzentrationen von 0,6-11 Prozent, 7 Prozent, 8-30 Prozent und 74 Prozent beschreiben. Daher ist es viel einfacher, die Dosis anhand von reinem synthetischem Ibogain zu berechnen.

In der Klinik erhalten opiat- und/oder kokainabhängige Patienten zwischen 5 und 30 mg/kg Körpergewicht reines Ibogain. Eine hohe Dosis liegt im Bereich von 12 mg/kg KG und darüber. In einigen Settings erhalten die Patienten kleinere, allmählich ansteigende Dosen von Ibogain über mehrere Tage verteilt. Dies führt Berichten zufolge zu weniger Nebenwirkungen.

Wirkungen/Nebenwirkungen

Die Wirkung setzt relativ langsam ein, zwischen einer und drei Stunden, und die Effekte können bis zu 24 Stunden andauern. In den ersten sechs Stunden herrscht ein typischer psychedelischer Zustand vor, der mit hohen Ibogain-Konzentrationen im Blut einhergeht. Die Ibogain-Konzentration fällt schnell ab und die Noribogain-Konzentration steigt dann an. Noribogain verbleibt mindestens weitere 12 bis 24 Stunden im Blut. Die Wirkungen der letztgenannten Verbindung sind wahrscheinlich für die schwächeren Entzugserscheinungen und das geringere Craving verantwortlich, die auf den frühen psychedelischen Teil der Erfahrung folgen. Alle Wirkungen klingen nur langsam ab, und es tritt ein langanhaltender Afterglow auf, der oft wochenlang anhält. Ibogain verursacht Ataxie – Unruhe beim Gehen. Dies kann auf die

8 Interessanterweise steuert das Kleinhirn auch wiederkehrende Verhaltensweisen, was für die suchthemmende Wirkung von Bedeutung sein könnte.

zerebellare Wirkung zurückzuführen sein. Es ist ratsam, für die Dauer der Erfahrung sitzen oder liegen zu bleiben. Wenn Sie aufstehen, um z.B. auf die Toilette zu gehen, sollten Sie sich von jemandem helfen lassen. Übelkeit und Erbrechen können häufiger auftreten als bei anderen klassischen Substanzen.

Die kardiovaskulären Wirkungen von Ibogain – die wahrscheinlich mit denen von Noribogain verwandt sind – sind auf die Verlängerung des QT-Intervalls zurückzuführen, eines elektrischen Prozesses, der den Herzrhythmus reguliert. Ein abnormales QT-Intervall kann zu einer gefährlich niedrigen Herzfrequenz, Herzrhythmusstörungen und zum Tod führen. Es ist wahrscheinlich, dass niedrige Kalium- und Magnesiumspiegel zur kardialen Toxizität von Ibogain beitragen, was auf die Notwendigkeit einer sorgfältigen medizinischen Untersuchung und Überwachung bei der Verwendung von Ibogain in Entgiftungsprotokollen hinweist. Es ist daher nicht überraschend, dass alle ibogainbedingten Todesfälle in nicht-medizinischen Settings aufgetreten sind.

Todesfälle

Wir wissen von etwa drei Dutzend ibogainbedingten Todesfällen. Die bislang größte Studie mit 200 Patienten unter sorgfältiger ärztlicher Aufsicht berichtete weder von schwerwiegenden unerwünschten Wirkungen noch von Todesfällen. In den Fällen, in denen es zum Tod kam, war höchstwahrscheinlich eine Reihe von komplizierenden Faktoren im Spiel: Eine fragwürdige Reinheit der Droge, sehr hohe Dosen, schlechter Gesundheitszustand der Patienten und das Vorhandensein von Substanzen, die den Ibogain-Stoffwechsel beeinträchtigen oder für sich allein zu Herzrhythmus-Anomalien führen. Darüber hinaus ist der Metabolismus von Ibogain in der allgemeinen Bevölkerung unterschiedlich, und einige Personen verstoffwechseln es viel langsamer als andere, was zu einem gefährlichen Anstieg der Konzentration der Ausgangsverbindung und/oder des Metaboliten führt.

Rechtliches

Ibogain, aber nicht die Ibogapflanze, ist in den USA und anderen Ländern in der Kategorie I eingestuft. Ibogain-Kliniken operieren in einer rechtlichen «Grauzone», zum Beispiel in Mexiko, Kanada und Europa. Die Ausfuhr der Pflanze aus Gabun ist illegal.

KAPITEL 8 MDMA

MDMA steht für 3,4-Methylendioxy-N-Methylamphetamin. Die Begriffe «Empathogen» und «Entaktogen» weisen auf die einzigartige Konstellation der psychischen Wirkungen hin. Diese unterscheiden sich von den klassischen Substanzen dadurch, dass die Wahrnehmungsveränderungen und die Störung der normalen Selbstwahrnehmung bei MDMA deutlich weniger ausgeprägt sind als seine emotionalen Charakteristika.

MDMA gehört zu den Phenylethylaminen, einer Familie von Substanzen, zu der sowohl das psychedelische Meskalin als auch die nicht-psychedelischen Amphetamine gehören. Sein weitverbreiteter Name ist «Ecstasy». «Molly» bezieht sich ebenfalls auf MDMA, ist aber ein Begriff, der auch für Substanzen verwendet werden kann, die zusätzliche Nicht-MDMA-Verbindungen oder gar kein MDMA enthalten.[1]

Das deutsche Pharmaunternehmen Merck synthetisierte MDMA in den 1910er Jahren als Mittel zur Stillung abnormaler Blutungen, aber es wurde nie klinisch eingesetzt. Es schlummerte, bis Alexander Shulgin es in den 1970er Jahren erneut synthetisierte und seine psychischen Wirkungen beschrieb. Shulgin teilte es mit dem psychedelischen Psychologen Leo Zeff. Bald darauf begann Leo Zeff, MDMA als Hilfsmittel in der Einzel- und Gruppenpsychotherapie einzusetzen, und bildete viele Therapeuten in seiner Anwendung aus. Später in den 1970er Jahren wurde MDMA zu einer beliebten Partydroge in städtischen Zentren und als Hilfsmittel für die Psychotherapie im psychedelischen Untergrund.

Der zunehmende Konsum und die neurotoxischen Wirkungen von MDMA veranlassten die DEA Mitte der 1980er Jahre, es auf die Schnelle als Droge der Kategorie I einzustufen. Versuche, diese Entscheidung durch ein Netzwerk von Wissenschaftlern, Akademikern und Therapeuten, die MDMA verwendeten, rückgängig zu machen, erregte großes Medieninteresse. Dies führte zu einem massiven Anstieg der Beliebtheit der Droge, ohne dass dies Auswirkungen auf ihre dauerhafte Einstufung in die Kategorie I hatte.

Die FDA hat MDMA den Breakthrough-Status bei der Behandlung von

1 Zum Beispiel Ketamin, «Badesalze», Amphetamine, Piperazine (TFMPP), Koffein, Opiate, Ephedrin und LSD.

posttraumatischen Belastungsstörungen eingeräumt. Darüber hinaus deuten vorläufige Berichte auf eine Wirksamkeit bei sozialen Phobien bei Erwachsenen mit Autismus-Spektrum-Störungen sowie bei Alkoholabhängigkeit hin.

Psychopharmakologie

Die akuten Wirkungen von MDMA resultieren aus der Freisetzung von Dopamin, Serotonin und Noradrenalin aus präsynaptischen Nervenzellen und einer verringerten Wiederaufnahme dieser Neurotransmitter. Der durch MDMA verursachte Anstieg des prosozialen Hormons Oxytocin könnte ebenfalls zu seinen einzigartigen psychischen Eigenschaften beitragen. Die Auswirkungen auf die Amygdala, ein Hirnzentrum, das beteiligt ist an Prozessen, die mit Angst zu tun haben, können die Fähigkeit von MDMA veranschaulichen, den Umgang mit negativen Emotionen zu erleichtern. So reagiert die Amygdala unter dem Einfluss von MDMA weniger stark auf bedrohliche Bilder und stärker auf positive Bilder. Dies könnte erklären, warum MDMA das erneute Durchleben und die Verarbeitung von angstbesetzten Erinnerungen (Traumata) mit weniger Angst ermöglicht. Darüber hinaus verringert MDMA die Wahrnehmung von Bedrohungen und/oder erhöht die Bedeutung von Belohnungen und sozialen Interaktionen.

Dosis und Verabreichungsformen

Die meisten Menschen nehmen MDMA oral ein. Freizeitkonsumenten können es auch schnupfen, was zu einem schnelleren Wirkungseintritt, einem intensiveren Peak und einer kürzeren Dauer führt. Die typische orale Dosis liegt zwischen 80 und 150 mg (1 bis 1,5 mg pro kg Körpergewicht). Häufig wird 60 bis 150 Minuten nach der ersten Dosis ein «Booster» eingenommen, in der Regel die Hälfte der ursprünglichen Dosis. Dadurch wird der veränderte Zustand verlängert und ein allmählicheres Abklingen der Wirkungen erreicht. Die Reaktionen auf die orale Verabreichung setzen nach etwa 30 bis 40 Minuten ein, erreichen nach 90 Minuten bis drei Stunden ihren Höhepunkt und sind meist nach fünf bis sechs Stunden vorbei, können aber bei Verwendung eines Boosters bis zu acht Stunden anhalten.

Es ist wichtig, den Booster weder in der Therapie noch in nicht-medizinischen Situationen weiter zu nehmen, denn hier beginnen die Nebenwirkungen die angenehmen Wirkungen zu überwiegen.

Wirkungen/Nebenwirkungen

Die Eigenschaften von MDMA sind in erster Linie emotional und körperlich. Man kann sich offener, euphorischer, sexuell und/oder geistig erregt, akzeptierend, furchtlos, gelockert und klar im Kopf fühlen. Es kommt zu einer Verstärkung der Empfindungen und dem Wunsch, diese durch Tanzen, Sprechen oder Berühren zu intensivieren. Die Menschen erleben eine erhöhte Kontaktfreudigkeit und Nähe zu anderen sowie ein größeres Selbstvertrauen, zwischenmenschliche Wärme und Einfühlungsvermögen.

Die visuellen Effekte sind gering. Es kann zu einer Aufhellung der Lichter und einem Funkeln in der Luft kommen. Dies ist zum Teil darauf zurückzuführen, dass MDMA den Pupillendurchmesser vergrößert. Manche Menschen verwenden kleinere Dosen als Hilfsmittel zum Lernen, Gestalten oder Meditieren, ähnlich wie die Verwendung von Amphetaminen oder Methylphenidat (Ritalin, Medikinet).

Wie bei anderen Psychedelika sind die Wirkungen von Set und Setting abhängig. Während Einzel- oder Kleingruppensettings Entspannung und verbesserte Kommunikation fördern können, kann es bei größeren Tanzveranstaltungen zu erhöhter Aktivität und einem selbstvergessenen Zustand kommen.

Konsumenten nehmen andere Substanzen zusammen mit MDMA ein. Die Kombination von MDMA mit LSD – das so genannte «Candy-Flipping» – verringert die Angst, die von LSD ausgehen kann, ohne die anderen Wirkungen zu beeinträchtigen. Zu den anderen Drogen gehören Ketamin, Pilze und 2C-B (ein Phenethylamin, das psychedelischer wirkt als MDMA, aber weniger psychedelisch als Meskalin). Zu den häufigen akuten Nebenwirkungen typischer Dosen gehören doppeltes und verschwommenes Sehen aufgrund erweiterter Pupillen und/oder Nystagmus – unkontrolliertes schnelles Hin- und Herbewegen der Augen. Darüber hinaus kann es zu Unruhe, Zähneknirschen, erhöhter Temperatur, Muskelkrämpfen, Schüttelfrost, schneller Herzfrequenz, erhöhtem Blutdruck, Übelkeit/Erbrechen, Schlaflosigkeit, Erektionsstörungen und Schwitzen kommen. Zu Todesfällen kann es durch Hyperthermie aufgrund von Überhitzung und Dehydrierung kommen, insbesondere in einem heißen, überfüllten Club. Wenn nur Wasser getrunken wird, ohne die Elektrolyte zu ersetzen, kann es zu einem verminderten Natriumspiegel kommen, der zu Krampfanfällen führen kann.

An den nächsten Tagen nach der Einnahme von MDMA beschreiben einige, dass sie sich traurig, reizbar, impulsiv, wütend, unfähig, Freude zu empfinden, deprimiert oder ängstlich fühlen. Sie können Konzentrationsschwierigkeiten, Schlafstörungen, Denkschwierigkeiten, verminderten Appetit haben und der Sexualtrieb und/oder die Sexualfunktion können herabgesetzt sein. Dies liegt jedoch zumeist an einer zu hohen Dosierung.

Toleranz und Abhängigkeit

Mir sind keine klinischen Forschungsstudien bekannt, in denen die Toleranz gegenüber MDMA beim Menschen untersucht wurde. Daher sind wir auf Daten angewiesen, die Forscher «vor Ort» sammeln, wo sie wenig Kontrolle über entscheidende Faktoren wie die Reinheit und die Dosis von dem MDMA haben, das die Menschen einnehmen. Dennoch deuten diese unkontrollierten Daten darauf hin, dass bei regelmäßigem und starkem Konsum eine Toleranz gegenüber den psychischen Wirkungen von MDMA auftritt. Das bedeutet, dass man im Laufe der Zeit höhere Dosen einnehmen muss, um die gleichen angenehmen psychischen Wirkungen zu erzielen. Während die psychischen Wirkungen bei regelmäßigem Konsum nachlassen, bleiben die Auswirkungen auf das Herz-Kreislauf-System und die Temperatur gleich, was das Risiko erhöht, dass bei immer höheren Dosen medizinische Probleme auftreten. Darüber hinaus wird in anekdotischen Berichten häufig angemerkt, dass man nach dem ersten MDMA-Konsum nie wieder dieselbe Wirkung verspürt, selbst bei begrenztem, seltenem Konsum.

Es ist unklar, ob die MDMA-«Abhängigkeit» mit einem ausgeprägten körperlichen Entzugssyndrom wie bei Opiaten und Alkohol einhergeht. Bei Freizeitkonsumenten tritt jedoch ein psychischer Entzug auf, und je stärker der Konsum ist, desto mehr Symptome treten in Erscheinung. Dazu gehören

Craving, Müdigkeit, verminderter Appetit und gedrückte Stimmung, sexuelle Funktionsstörungen, Depressionen und Konzentrationsschwäche.

Eine einzigartige potenzielle schädliche Wirkung von MDMA ist das «Serotonin-Syndrom». Es entsteht durch einen toxischen Spiegel von MDMA-angeregtem Serotonin in der Synapse. Leichte Symptome sind Ruhelosigkeit, Zittern, Schüttelfrost, Durchfall, erhöhter Blutdruck und Herzfrequenz sowie Rastlosigkeit. In schweren Fällen kommt es zu erhöhter Körpertemperatur, Muskelsteifheit, Verwirrung, Krampfanfällen und Koma. Einige Fälle enden tödlich. In klinischen Studien sind keine Fälle mit Serotonin-Syndrom aufgetreten. Es kann vielmehr auftreten, wenn Menschen MDMA in Kombination mit anderen serotonergen Substanzen einnehmen. Dazu gehören Amphetamine, Opioide (insbesondere Tramadol), Kokain, SSRI- und SNRI[2]-Antidepressiva, Antihistaminika, atypische Antipsychotika, verschreibungspflichtige MAO-Hemmer und das Antibiotikum Linezolid.

Neurotoxizität

Die neurotoxischen oder hirnschädigenden Wirkungen von MDMA sind seit Mitte der 1980er Jahre bekannt. Viele Befürworter des MDMA-Konsums, insbesondere als zusätzliche Behandlung zur Psychotherapie, spielen diese Wirkungen herunter. Sie verweisen auf Patienten, die «nicht toxische» Dosen einnehmen, auf inkonsistente Ergebnisse aus Studien zur Bildgebung des Gehirns, auf unreines, gestrecktes oder falsifiziertes MDMA sowie darauf, dass selbst, wenn diese Auffälligkeiten existieren, sich diese nach längerer Abstinenz wieder normalisieren. Weiterhin verweisen sie auf Unterschiede zwischen der Sensitivität von Menschen und Tieren gegenüber der Droge und auf unkontrollierte Settings für den Gebrauch. Nichtsdestotrotz ist die Neurotoxizität von MDMA kein triviales Thema und eine wichtige Überlegung bei der Entscheidung, ob, in welchem Setting, in welcher Menge und wie oft MDMA eingenommen werden soll.

Berücksichtigen Sie bei dieser Entscheidung den Gedanken des Nutzen-Risiko-Verhältnisses. Wie groß ist der potenzielle Nutzen im Verhältnis zu

2 Serotonin-Noradrenalin-Wiederaufnahmehemmer. Die bekanntesten sind Duloxetin und Venlafaxin.

den potenziellen Risiken? In Fällen von schwerer PTBS, bei denen keine anderen Behandlungen geholfen haben und bei denen es Hinweise darauf gibt, dass zwei oder drei MDMA-Sitzungen plus Psychotherapie einen erheblichen Nutzen bringen, ist dieses Verhältnis günstig. Andererseits birgt ein intensiver Freizeitkonsum jedes Wochenende in Kombination mit Alkohol und anderen Drogen in einer überhitzten Umgebung – einer Bar, einer Hausparty oder einem Nachtclub – mehr Risiken als Nutzen. Dazwischen liegt der regelmäßige, aber seltene Konsum – etwa monatlich oder mehrmals im Jahr – für kreative, psychotherapeutische, partnerschaftliche oder spirituelle Zwecke.

Die langfristige Neurotoxizität hängt mit denselben Mechanismen zusammen, die für die akuten psychischen Wirkungen verantwortlich sind. Das heißt, nach einer zu hohen oder zu häufigen MDMA-induzierten Neurotransmitterfreisetzung und Hemmung der Wiederaufnahme sterben die entsprechenden Nervenenden ab. Ein häufiger Befund ist die langfristige Beeinträchtigung der Serotoninsynthese und wiederaufnahme, was auf eine Schädigung der serotoninhaltigen Neuronen zurückzuführen sein könnte. Die Daten für Dopamin und Noradrenalin sind weniger konsistent. Die Umwandlung von oral verabreichtem MDMA in MDA (3,4-Methylendioxyamphetamin) könnte in erster Linie für diese neurotoxischen Wirkungen verantwortlich sein. Wenn MDMA direkt in das Gehirn injiziert wird – wodurch die MDA-Produktion umgangen wird –, ist die Neurotoxizität geringer.[3] Sowohl die neurologischen/bildgebenden als auch die klinischen Defizite können sich bei langfristiger Abstinenz verbessern.

Da wir über Neurotoxizität gesprochen haben, möchte ich auf die Frage eingehen, ob MDMA den Konsumenten «Rückenmarksflüssigkeit entzieht». MDMA verringert die Menge der Rückenmarksflüssigkeit im Nervensystem nicht. Vielmehr war der Grund dafür eine Spinalpunktion (auch: Lumbalpunktion), die Wissenschaftler bei Probanden durchführten, um den Gehalt an verschiedenen Neurotransmittern zu messen. Und die Menge der Flüssigkeit, um die es ging, war winzig.

---

3 Die Entwicklung von MDMA-ähnlichen Verbindungen, die sich nicht in MDA umwandeln, könnte ein besseres Sicherheitsprofil als MDMA aufweisen.

Rechtliches

MDMA ist in den USA eine Droge der Kategorie I.

Zusammenfassung

Bei keiner anderen Droge gehe ich in diesem Handbuch so ausführlich auf die unerwünschten Wirkungen ein wie bei MDMA. Die Trennlinie zwischen der «richtigen Menge» und «zu viel» an MDMA ist nicht genau bestimmbar. Meine Schlussfolgerungen zu MDMA lauten wie folgt: Für diejenigen, die sich für psychedelische Drogen interessieren, aber befürchten, mit klassischen Substanzen zu intensive, desorientierende oder destabilisierende Erfahrungen zu machen, kann MDMA als milderer Einstieg in diese veränderten Zustände dienen. Darüber hinaus könnte MDMA einzigartige therapeutische Eigenschaften haben. Ich frage mich jedoch, ob kleine Dosen klassischer Substanzen nicht ebenso wirksam sein könnten. Bei unserer Arbeit mit DMT haben wir zum Beispiel festgestellt, dass die Menge an Vasopressin im Blut nach der Verabreichung der Droge auf extrem hohe Werte anstieg. Vasopressin ist eng mit Oxytocin verwandt, dem prosozialen Hormon, das möglicherweise das Einfühlungsvermögen und die emotionale Nähe vermittelt, die aus MDMA resultieren. Leider haben die Forscher die psychischen Wirkungen von MDMA und niedrigen Dosen nicht-neurotoxischer klassischer Substanzen nicht systematisch verglichen. Wären niedrige Dosen klassischer Drogen ähnlich wirksam, gäbe es bei ihrem Konsum keine Bedenken hinsichtlich der Neurotoxizität. Es ist wahrscheinlich sicher, reines MDMA in kleinen bis mäßigen Dosen ein paar Mal im Leben zu nehmen, vielleicht sogar nur einmal. Ein regelmäßiger, häufiger und starker Konsum kann jedoch nur zu Problemen führen.

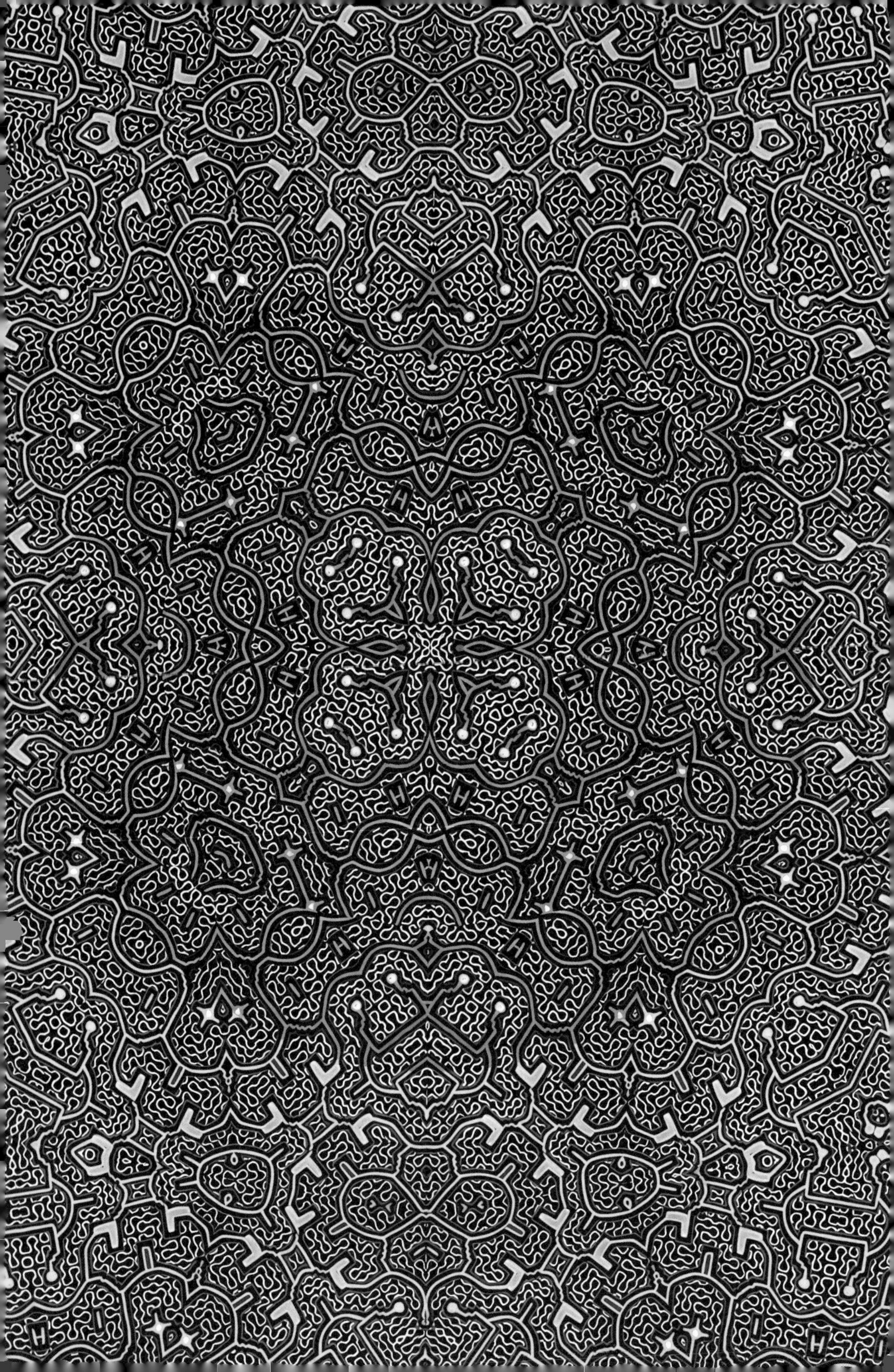

KAPITEL 9 Ketamin

Ketamin ist das erste gesetzlich zugelassene Psychedelikum für den klinischen Einsatz, insbesondere als zusätzliche Pharmakotherapie bei behandlungsresistenten Depressionen. Es handelt sich jedoch nicht um ein klassisches Psychedelikum wie LSD und Psilocybin. Seine subjektiven Wirkungen ähneln denen der klassischen Drogen, aber seine Pharmakologie ist anders, und seine psychischen und physischen Risiken sind größer als die der klassischen Drogen.

Andere Bezeichnungen für Ketamin sind «K», «Special K» sowie die Handelsnamen Ketalar, Ketanest, Ketavet etc. Ketamin ist ursprünglich eine synthetische Droge und gehört zu der Klasse der Arylcyclohexylamine. Im Jahr 2020 fanden Wissenschaftler heraus, dass Ketamin ein antiparasitär wirksamer Pilzwirkstoff ist und im Pilz *Pochonia chlamydosporia* vorkommt.[1] Forscher hatten Ketamin in den 1960er Jahren als Alternative zu PCP entwickelt. PCP, auch Phencyclidin (Szenename: Angel Dust, im Deutschen Engelsstaub) genannt, war ein wirksames Narkosemittel, wurde jedoch schnell zu einer Droge, die missbraucht wurde. Die Chemiker von Parke-Davis (heute Teil von Pfizer) blieben hartnäckig und entdeckten nach geringfügigen molekularen Veränderungen Ketamin.

Als ich in den 1970er Jahren in der Notaufnahme im Sacramento County Hospital arbeitete, sah ich zahlreiche Fälle von PCP-Intoxikationen. Menschen, die unter dem Einfluss von PCP standen, waren verwirrt, paranoid und verfügten aufgrund der schmerzhemmenden Wirkung über übermenschliche Kräfte. Wir wussten, dass jemand auf PCP war, wenn mindestens vier stämmige Polizeibeamte – einer für jede Gliedmaße – nötig waren, um einen Patienten an der Krankentrage zu befestigen. Krämpfe und Herztoxizität führten manchmal zu Koma und Tod.

1 Siehe die entsprechende Monographie in: Rätsch, Christian und Berger, Markus (2022): Enzyklopädie der psychoaktiven Pflanzen Band 2, Aarau: AT Verlag. Originalstudie: Ferreira, S.R., Machado, A.R.T., Furtado, L.F., Gomes, J.H.S., de Almeida, R.M., de Oliveira Mendes, T., Maciel, V.N., Barbosa, F.S., Carvalho, L.M., Bueno, L.L., Bartholomeu, D.C., de Araújo, J.V., Rabelo, E.M.L., de Pádua, R.M., Pimenta, L.P.S. und Fujiwara, R.T. 2020 Ketamine can be produced by Pochonia chlamydosporia: an old molecule and a new anthelmintic?, Parasites Vectors 13(1): 527–535.

Ketamin war viel sicherer als PCP und wurde erstmals im Vietnamkrieg in Kampfsituationen eingesetzt. Ketamin ist in der Anästhesie nützlich, da es weder den Blutdruck noch den Atemantrieb senkt. Ketamin ist nach wie vor ein gängiges Narkosemittel, da es sowohl stark schmerzlindernd als auch immobilisierend wirkt. Dies sind wertvolle Eigenschaften für die Arbeit mit Kindern und auf Verbrennungsstationen. Diese Charakteristika machen es auch zu einem beliebten Anästhetikum in der Tiermedizin. Wie Opiate ist es auch für die Behandlung akuter und chronischer Schmerzen geeignet, aber weniger missbrauchsanfällig.

In subanästhetischen Dosen verursacht Ketamin «Emergenzphänomene», die den subjektiven Wirkungen der klassischen Psychedelika ähneln. Seine Verwendung in der Psychiatrie begann im Jahr 2000, als Forscher aus Yale die schnelle antidepressive Wirkung psychedelischer Ketamindosen entdeckten. Die Forschung zu den antidepressiven Eigenschaften von Ketamin wird fortgesetzt.

Pharmakologie

Ketamin und sein wichtigster Metabolit HNK (Hydroxynorketamin) entfalten ihre Wirkung durch die Blockierung von N-Methyl-D-Aspartat (NMDA)-Rezeptoren. Diese Rezeptoren sind ein Hauptziel des Neurotransmitters Glutamat. Dies unterscheidet sich von den klassischen Psychedelika, bei denen Serotonin die Hauptrolle spielt. Ketamin und HNK stimulieren auch die Neuroplastizität und Neurogenese. Darüber hinaus spielt der mTOR-Weg («mechanistic target of rapamycin», mechanistisches Ziel von Rapamycin)[2] bei der antidepressiven Wirkung von Ketamin eine wichtige Rolle, ebenso wie der Sigma-1-Rezeptor.

Die Daten zu den Auswirkungen von Ketamin auf die funktionelle Konnektivität sind inkonsistent, entsprechen aber im Allgemeinen denen, die wir bei den klassischen Substanzen beobachten.

2 Das Enzym mTOR reguliert eine Vielzahl von zellulären Prozessen und Strukturen, darunter auch die Insulinwirkung.

Dazu gehören eine erhöhte Hirnentropie, eine erhöhte globale Konnektivität, eine verringerte Top-down- und eine erhöhte Bottom-up-Aktivität.

Die psychoplastogenen Wirkungen von Ketamin setzen in Tiermodellen schnell ein, innerhalb von 60 bis 90 Minuten nach der Exposition. Diese Wirkungen halten zwar mehr als zwei Wochen, sind aber nicht so langanhaltend wie die der klassischen Psychedelika.

Die Überschneidung zwischen den Symptomen von Schizophrenie und dem subanästhetischen «psychedelischen» Zustand von Ketamin hat zu Studien geführt, die denen ähneln, die das Verhältnis zwischen klassischen Psychedelika und Psychosen untersucht haben. Bei gesunden Probanden ruft Ketamin die «Negativsymptomatik» von Schizophrenie hervor, z.B. Lethargie, verminderte emotionale Funktionen (emotionale Verflachung) und verminderte Sprachfähigkeit. Klassische Psychedelika hingegen rufen die «Positivsymptomatik» wie Paranoia, Wahnvorstellungen und Pseudohalluzinationen hervor. Die Verabreichung von Ketamin an schizophrene Patienten verschlimmert sowohl die Positiv- als auch die Negativsymptomatik. Diese Art von Forschung könnte zu neuen Behandlungsmethoden für Psychosen führen, die auf die Rezeptormechanismen abzielen, die den durch Ketamin ausgelösten veränderten Zustand vermitteln. Dies ist vergleichbar mit der Art und Weise, wie die Beziehung zwischen LSD und Psychose uns geholfen hat, neue antipsychotische Medikamente zu entwickeln. Das heißt, dass Medikamente, die die LSD-Wirkung blockieren, bei Psychosen antipsychotisch wirksam sind. In ähnlicher Weise könnte sich die Entwicklung von Medikamenten, die die «psychotomimetischen» Wirkungen von Ketamin blockieren, als klinisch nützlich erweisen.

Dosis und Verabreichungsformen

Ketamin wird auf verschiedenen Wegen verabreicht. Oral, sublingual, intramuskulär, nasal und intravenös sind die gängigsten medizinischen Verabreichungsformen. Schnupfen und intramuskuläre Injektion sind die gängigsten nicht-medizinischen Verabreichungsformen von Freizeitkonsumenten.

Die Wirkungen von nasalem Ketamin – entweder durch Schnupfen von getrocknetem Pulver im Freizeitgebrauch oder durch Nasensprays für den medizinischen Gebrauch – setzen innerhalb von drei bis fünf Minuten ein und halten etwa 30 bis 60 Minuten an. Ketamin-Pulver für den Freizeitgebrauch («bumps») enthält zwischen 30 und 100 mg, und die Dosen von Spravato[3] zur antidepressiven Behandlung betragen entweder 56 oder 84 mg.

Die intramuskuläre Ketamindosis bei Depressionen liegt zwischen 0,5 und 2 mg/kg. Die Wirkungen setzen innerhalb von drei bis fünf Minuten ein und halten etwa eine Stunde an. Bei der intravenösen Verabreichung von Ketamin zur Behandlung von Depressionen wird das Medikament als Infusion über einen Zeitraum von 40 Minuten verabreicht, wobei ähnliche Dosen verwendet werden. Die Wirkungen setzen innerhalb von 30 Sekunden ein und halten etwa zehn Minuten nach Ende der Infusion an. Die oralen Ketamindosen, die eine mittelgradig intensive psychedelische Wirkung hervorrufen, reichen von 100 bis 300 mg. «Psycholytische» Ketamindosen für die Einzel- oder Paarpsychotherapie reichen von 50 bis 150 mg sublingual oder oral. Lutschtabletten scheinen den geschluckten Präparaten überlegen zu sein. Die Wirkung setzt nach etwa fünf Minuten ein und hält etwa ein bis zwei Stunden an. Die rektale Verabreichung eines Ketaminzäpfchens ist gelegentlich erforderlich, um Übelkeit und Erbrechen zu verringern und/oder wenn die Patienten Schluckbeschwerden haben. Bei der Behandlung von Depressionen tragen die Patienten in der Regel eine Augenbinde und hören Musik, die vom Arzt ausgewählt wird.

Meistens wird von Behandlungsmodellen gesprochen, bei denen Dosen und Verabreichungswege verwendet werden, die zumindest einen mäßig veränderten Zustand hervorrufen. Einige Kliniker verwenden jedoch minimale oder nicht-psychoaktive orale oder sublinguale Dosen von Ketamin zur Behandlung von Depressionen und/oder Schmerzen. Die Behandlung kann täglich oder einfach nach Bedarf erfolgen.

3 Spravato ist ein *Isomer* von Ketamin und erfordert eine besondere Zulassung für die Verschreibung und Verabreichung. Ein Isomer ist entweder die «rechte» oder die «linke» Version eines Moleküls, wie die rechte und die linke Hand des Menschen. Manchmal ist das eine Isomer wirksamer als das andere oder hat weniger Nebenwirkungen. In anderen Fällen vermarkten die Arzneimittelhersteller nur ein Isomer zu Patentzwecken. Spravato ist das S- («linke») Isomer: «Esketamin».

In psychotherapeutischen Kontexten können Kliniker eine Auffrischungsdosis verabreichen – oral, sublingual oder intramuskulär –, die der Hälfte der ursprünglichen Dosis entspricht, wenn die Wirkung nachlässt. Dies entspricht dem MDMA-Boosting, entweder in einem psychotherapeutischen – oder einem Freizeitkontext.

Subjektive Wirkungen

Niedrige Ketamindosen wirken wie Alkohol oder Beruhigungsmittel – undeutliches Sprechen, Entspannung und Abbau von Ängsten, Vergnügen und Euphorie, ein verträumtes Gefühl, Schwindel, Koordinationsstörungen und Gleichgewichtsstörungen. Die angenehmen Wirkungen von niedrig dosiertem Ketamin – die manche mit MDMA vergleichen – tragen zu seiner Beliebtheit als Clubdroge bei. Manche Leute verwenden niedrige Dosen, um in alltäglichen Situationen zurechtzukommen – beim Einkaufen, bei gewöhnlichen sozialen Kontakten und in der Schule – wie ein Benzodiazepin-Mittel gegen Angst. Kreativität und Problemlösungsvermögen können sich verbessern.

In psychedelischen Dosen erlebt man Veränderungen in der Beschaffenheit des Körpers – als ob er aus Holz oder Plastik bestünde –, verdrehte Körperteile oder Formen und ein Gefühl der Schwerelosigkeit, des Floatens oder des Schwebens. Visionen, ekstatische Gefühle, neue Einsichten und auditive Verzerrungen sind bei psychedelischen Dosen häufig.

Hohe Dosen von Ketamin können dazu führen, dass man in das K-Hole kommt. Stellen Sie sich vor, dass Sie unter Vollnarkose stehen – unfähig, sich zu bewegen oder die Augen zu öffnen, aber dennoch bei Bewusstsein sind. Es ist ein Zustand der stummen Unbeweglichkeit, der Dissoziation und der sensorischen Entkopplung. Es kann sich so anfühlen, als ob man mit seiner Umgebung verschmilzt, von der Realität abgekoppelt ist und keine Selbstwahrnehmung hat. Die Welt erscheint tief im eigenen Bewusstsein, voll von visuellen und auditiven Inhalten. Man kann das weiße Licht betreten. Energie- und Farbbälle stellen Menschen oder «Wesenheiten» dar und man kann sich in den Tiefen des Weltraums wiederfinden. Manche Menschen finden das K-Hole außerordentlich ansprechend, während es für andere, die nicht darauf vorbereitet sind, eine schreckliche Tortur ist.

Studien legen nahe, dass das K-Hole einer natürlichen Nahtoderfahrung ähnelt. Es gibt ein anfängliches Summen oder Klingeln, eine Reise durch einen dunklen Tunnel mit hoher Geschwindigkeit in Richtung eines hellen Lichts, die Überzeugung, tot zu sein, und Telepathie mit geistigen Wesenheiten.

Therapeutischer Gebrauch

Dutzende von Forschungsstudien haben gezeigt, dass Ketamin die Stimmung von Patienten mit Depressionen, die auf herkömmliche Antidepressiva oder andere Therapien nicht gut angesprochen haben, rasch verbessert. Dies ist vergleichbar mit dem, was wir bei klassischen psychedelischen Behandlungen mit Psilocybin und Ayahuasca beobachten. Dennoch handelt es sich nicht um ein Wundermittel und Berichte über zunehmende Depressionen, Suizidgedanken und fragwürdige Wirksamkeit sind durchaus dagegen einzuwenden. Darüber hinaus gibt es eine umfangreiche Literatur, die eine Behandlung mit Ketamin bei akuten und/oder chronischen Schmerzen unterstützt, auch bei Personen, die entweder nicht mehr auf Opiate ansprechen oder eine Opiatabhängigkeit entwickelt haben. Vorläufige Daten deuten auf einen potenziellen Nutzen bei Patienten mit Alkoholabhängigkeit und Bulimie hin. Ketamin verbessert zwar die Depression bei Patienten mit PTBS, ist aber bezüglich der Kernsymptomen der PTBS möglicherweise unwirksam. Ketamin reduziert rasch Suizidimpulse und wird zu diesem Zweck in Notaufnahmen eingesetzt. Einige Strafverfolgungsbehörden setzen Ketamin ein, um widerspenstige Häftlinge «chemisch zu bändigen».

Wie viel und welche Art von Psychotherapie bei Depressionen und anderen psychiatrischen Erkrankungen parallel zur Ketaminverabreichung durchgeführt werden soll, ist eine offene Frage. Eines der ansprechenden Elemente der modernen «Ketamintherapie» ist die Überlegung, wie biologische Wirkungen Vorrang vor psychologischen Wirkungen haben können. Dies steht im Gegensatz zur Debatte über die klassischen Wirkstoffe, bei denen es sich eher um eine «psychedelisch unterstützte Psychotherapie» als um eine einfache «biologische» Behandlung handelt. Dennoch gibt es sowohl in der Forschung als auch in nicht-akademischen Settings Hinweise darauf, dass eine Psychotherapie in Kombination mit Ketamin wirksamer ist als Ketamin allein und weniger unerwünschte Wirkungen hat.

Das von Spravato entwickelte Programm zur nasalen Verabreichung von Ketamin sieht vor, dass das Medikament einen Monat lang zweimal wöchentlich verabreicht wird, danach einen Monat lang wöchentlich, und danach eine Langzeitbehandlung alle ein bis zwei Wochen. Die typischen Abstände zwischen den Ketaminbehandlungen außerhalb des Spravato-Programms liegen zwischen einer und fünf Wochen.

Ketamin-Kliniken werden in Großstädten immer häufiger, geführt von Krankenschwestern und pflegern, Anästhesisten, Psychiatern bzw. Hausärzten. In einigen Kliniken wird auch Psychotherapie angeboten, in anderen nicht. Während der COVID-Pandemie haben die Kliniken Ketamin-Lutschtabletten auf Bestellung verschickt, und wenn eine Therapie vorgesehen ist, kann diese auch aus der Ferne erfolgen.

Spravato ist teuer, aber immer mehr Krankenversicherungen erstatten die Behandlung. Ketamin-Generika sind preiswert und Apotheken können das Ketamin-Spray zu deutlich geringeren Kosten herstellen als sie für Spravato aufzuwenden sind. Darüber hinaus muss man kein registrierter Spravato-Anbieter sein, um Ketamin-Generika über eine Apotheke zu verschreiben, die Arzneimittel selbst herstellt.

Nachteilige Wirkungen

Ketamin weist eine Reihe von akuten und langfristigen Nebenwirkungen auf, die bei den klassischen Substanzen nicht auftreten. Es ist anfälliger für Missbrauch und körperliche Nebenwirkungen.

Physisch

Höhere Dosen von Ketamin erhöhen den Blutdruck und die Herzfrequenz und können bei Vorliegen einer Herzerkrankung die kardialen Symptome verschlimmern. Ketamin erhöht auch den Augeninnendruck und kann bei Menschen mit Glaukom Probleme verursachen. Andere unerwünschte Wirkungen sind nicht ungewöhnlich, insbesondere bei Freizeitkonsum. Dazu gehören Schwindel, Speichelfluss, Übelkeit, Erbrechen und Doppeltsehen infolge von Nystagmus. Ein vermindertes Körpergefühl kann gefährlich sein, wenn es wichtig ist, Schmerzen wahrzunehmen. Todesfälle, die direkt auf Ketamin zurückzuführen sind, sind selten. Es kann jedoch zu Todesfällen aufgrund von Unfällen kommen, z.B. wenn man in einer Badewanne liegt und den Kopf nicht aus dem Wasser heben kann. Ein Freund starb unter diesen Umständen. Wenn man sich erbricht und den Kopf nicht zur Seite drehen kann, besteht außerdem die Gefahr, dass man das Erbrochene einatmet, aspiriert und daran erstickt.

Zu den längerfristigen unerwünschten Wirkungen des Freizeitkonsums gehören Harnprobleme, insbesondere Blasenentzündungen, sowie Magen-Darm-Krämpfe. Die Auswirkungen auf die Harnblase können auch bei Spravato auftreten. Neurotoxizität tritt bei höheren Dosen auf, Neuroprotektion und andere positive Wirkungen bei niedrigeren Dosen. Es scheint, dass Ketamin für das sich entwickelnde Gehirn neurotoxischer ist als für das erwachsene Gehirn.

Psychisch

Amnesie und Vergesslichkeit können bei langfristigem starken Freizeitkonsum auftreten, ebenso Paranoia und Stimmungsschwankungen. Unerwünschte psychische Wirkungen von bewusstseinsverändernden Ketamindosen in einem medizinischen Setting sind selten, können aber zu verstärkten Suizidgedanken und zur Verschlimmerung von Depressionen führen. Es ist zu beachten, dass diese unerwünschten Wirkungen auch bei der Behandlung mit herkömmlichen Antidepressiva sowie mit Psilocybin auftreten können.

Eine Ketaminabhängigkeit im Rahmen des Freizeitkonsums ist keine Seltenheit. Die Toleranz gegenüber den psychischen Effekten kann sechs bis siebenmal höhere Dosen erfordern als zu Beginn, und es kann vorkommen, dass regelmäßige Konsumenten die Droge so lange nehmen, bis sie aufgebraucht ist. Berühmte Fälle von unkontrolliertem Ketaminkonsum sind der Psychiater John Lilly – bekannt für seine Arbeit an der Kommunikation zwischen Delphinen und Menschen und an Isolationstanks – und Marcia Moore – Autorin von *Journeys into the Bright World*. Der körperliche Entzug ist weniger gut erforscht als der psychische.

Ketamin kann mit Kokain oder MDMA gemischt werden oder diese vollständig ersetzen. Mischungen von Ketamin mit anderen Drogen können besonders gefährlich sein. So führt beispielsweise die Kombination von Stimulanzien/Kokain mit Ketamin zu erhöhter Aktivität, allerdings bei schlechter motorischer Kontrolle, und die Kombination mit Alkohol würde die sedierenden und andere enthemmenden Wirkungen verstärken. Aufgrund seiner immobilisierenden Wirkung wird Ketamin manchmal als Vergewaltigungsdroge eingesetzt.

Rechtliches

Ketamin ist in den USA eine Droge der Liste III und unterliegt nur der Verschreibungspflicht. Allerdings ist es illegal, Ketamin für nicht-medizinische Zwecke zu besitzen, zu verkaufen oder weiterzugeben.

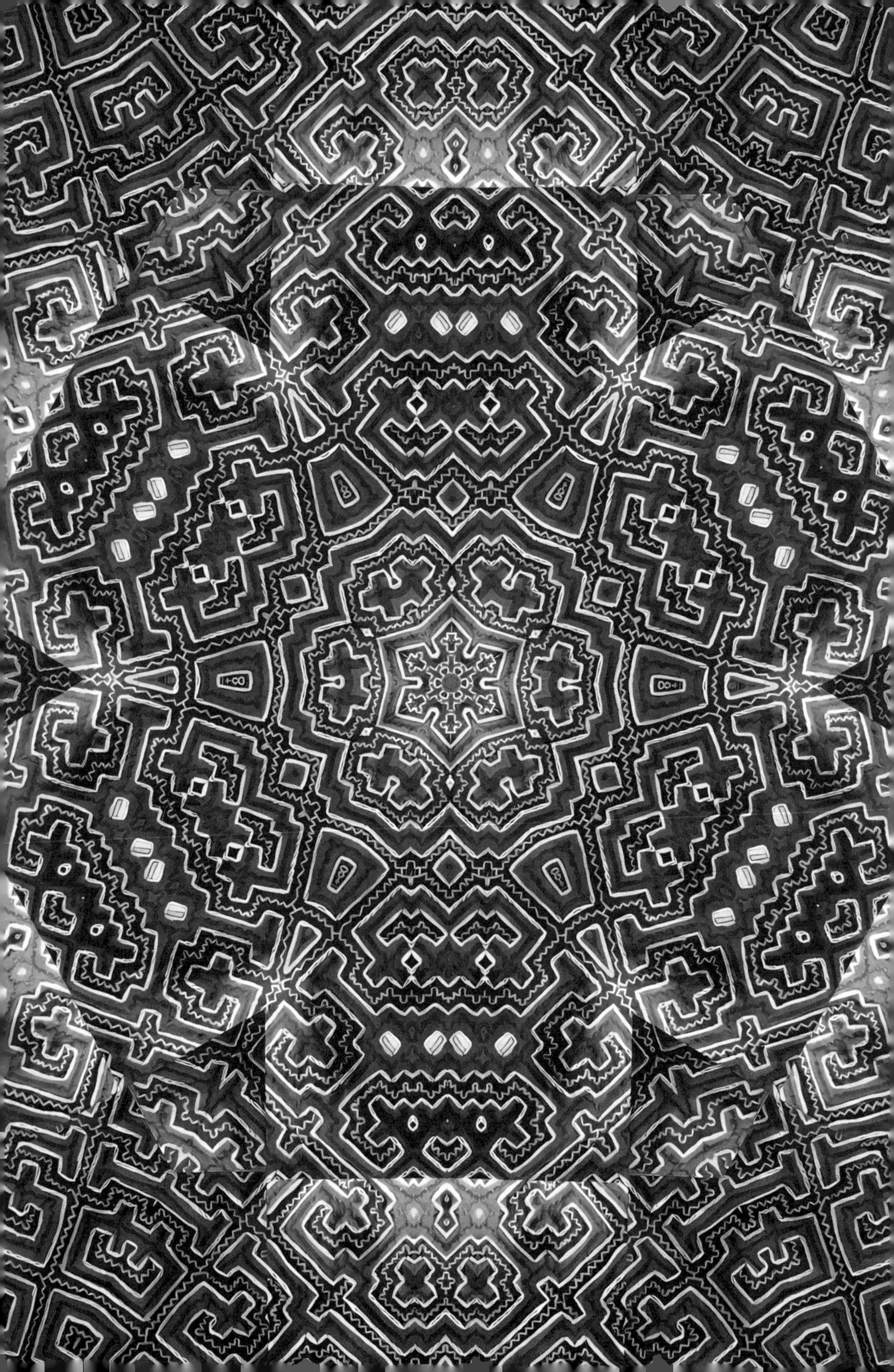

KAPITEL 10 Salvia divinorum/Salvinorin A

Salvinorin A ist die wichtigste psychoaktive Verbindung in *Salvia divinorum*. Diese unscheinbare Pflanze trägt verschiedene Namen, darunter Wahrsagesalbei, Aztekensalbei, ska pastora (Salbei/Minze der Hirtin), yerba de la pastora (Kraut der Hirtin) und Maria pastora (Maria, die Hirtin). Es ist ein geruchloses Mitglied der Minzfamilie und wächst in den Bergen von Oaxaca, Mexiko. Indigene Mazatec-Schamanen verwenden es für religiöse Zwecke und zur Heilung, insbesondere bei Darmproblemen wie Durchfall und entzündlichen Erkrankungen.

Geschichte

Es ist ungewiss, wie weit die Verwendung von *Salvia divinorum* in der Geschichte zurückreicht. Jean Basset Johnson beschrieb in den späten 1930er Jahren die Rolle der Pflanze in der mazatekischen Gesellschaft. Alfredo Ortega und Leander Valdes III isolierten Anfang der 1980er Jahre unabhängig voneinander Salvinorin A, dem Valdes seinen Namen gab. In den 1990er Jahren wies Daniel Siebert die psychoaktive Wirkung von vaporisiertem reinem Salvinorin A nach.

Chemie/Pharmakologie

Salvinorin A enthält kein Stickstoffatom; es ist also kein Alkaloid. Stattdessen ist es ein Terpen (genauer: ein Neoclerodan-Diterpen), eine Stoffklasse, die in der Welt der Düfte, Geschmäcker und Farben von Bedeutung sind. Reines Salvinorin A ist jedoch geruch-, geschmack- und farblos. Salvinorin A ist auch insofern einzigartig unter den Substanzen in diesem Handbuch, als dass seine Wirkung in erster Linie auf die Stimulierung des *K*-Opioid-Rezeptors zurückzuführen ist.[1]

1 Ibogain ist zwar auch am *K*-Rezeptor aktiv, doch ist dies nur einer von mehreren Mechanismen, über die es seine Wirkung entfaltet.

Es zeigt keine erkennbare Aktivität an Serotonin- und Noradrenalinrezeptoren. Neuere Daten deuten auf eine Rolle bei den Dopamin- und Cannabinoidrezeptoren[2] hin. Die Ergebnisse einer kleinen Anzahl bildgebender Studien sind ähnlich wie bei den klassischen Substanzen.

Dosis und Verabreichungsformen

Salvinorin A ist das stärkste natürlich vorkommende Psychedelikum, das schon in Dosen, die nicht viel höher sind als die von LSD, psychische Wirkungen hervorruft. Vaporisiertes Salvinorin A ist von 125 bis 1.000 µg aktiv.[3] Diese Dosen sind so gering, dass man eine teure Präzisionswaage benötigt, um sie genau zu messen.

Andere Verabreichungsformen sind das Rauchen von getrockneten Blättern, die sublinguale Einnahme eines *Salvia-divinorum*-Extrakts und das Kauen von frischen oder getrockneten Blättern, wobei die Aufnahme ebenfalls sublingual erfolgt. Man kann auch jedes andere rauchbare Pflanzenmaterial mit Extrakt anreichern. Bei der sublingualen Einnahme des Extrakts oder der mit Extrakt angereicherten Blätter ist es ratsam, mit einer sehr niedrigen Dosis zu beginnen.

Die Methode des Kauens und der sublingualen Aufnahme erfordert 10 bis 30 frische oder getrocknete Blätter. Man kaut sie sehr langsam, behält sie 30 bis 60 Minuten im Mund und spuckt dann das verbrauchte Pflanzenmaterial aus. Man kann auch einen Tee zubereiten, indem man 20 bis 80 frische Blätter in Wasser auszieht.

---

2 Zum Beispiel THC (Tetrahydrocannabinol) und CBD (Cannabidiol).

3 LSD ist bei 50 bis 400 µg aktiv.

Wirkungen/Nebenwirkungen

Die Wirkungen der Tinktur setzen innerhalb von 10 bis 15 Minuten ein, erreichen schnell ihren Höhepunkt und sind meist innerhalb einer Stunde vorbei.

Bei oralem Konsum (Kauen) tritt die volle Wirkung innerhalb einer halben Stunde ein und hält für weitere 30 bis 60 Minuten an.

Die Wirkungen von gerauchtem Salvinorin A setzen fast sofort ein, erreichen nach 2 bis 5 Minuten ihren Höhepunkt und sind meist nach 45 Minuten vorbei. Die nachklingenden und desorientierenden Wirkungen können jedoch länger andauern. Höhere Dosen führen zum Verlust des Bewusstseins für äußere Sinneswahrnehmungen, zu Amnesie und zu Schwierigkeiten bei der Unterscheidung zwischen Drogenwirkung und äußerer Realität. Bei niedrigeren Dosen – und bei sublingualer sowie oraler Einnahme – können ein dunkler Raum und/oder geschlossene Augen erforderlich sein, um visuelle Effekte wahrzunehmen, die in einem gut beleuchteten Raum oder bei offenen Augen zu subtil sein können.

Veränderungen des Körperbildes sind häufig – Verschmelzung mit Objekten in der Umgebung durch körperliche Empfindungen wie Dehnung, Ausbreitung und Auflösung. Es kann sein, dass man nicht in der Lage ist, zu kommunizieren und sich zu bewegen. Es kann zu einem Eintritt in eine halluzinatorische Welt kommen, in der man Entitäten und Wesenheiten begegnet.

Es ist unter Umständen nicht möglich, die Wirkungen der Droge von dem zu unterscheiden, was in der realen Welt geschieht, und eine Person, die unter dem Einfluss der Droge steht, kann versuchen, physisch mit halluzinierten Objekten zu interagieren. Daher könnte man Salvinorin A als ein«echtes Psychotomimetikum» betrachten, bei dem die Fähigkeit verschwindet, Halluzinationen als solche zu erkennen. Es ist sehr ratsam, dass ein starker und nüchterner Sitter zur Verfügung steht, um zu verhindern, dass die berauschte Person sich selbst verletzt.

Dieser Verlust der Unterscheidung von Halluzinationen zur sogenannten Realität unterscheidet sich von DMT und Ketamin, die ebenfalls Zugang zu einer dissoziierten Welt bieten, bei denen man sich jedoch dessen bewusst bleibt, dass es die DMT-/Ketamin-Welt und die reale Welt gibt. Bei Salvinorin A hingegen kann man vergessen, dass man eine Droge genommen hat.

Oder wenn man sich daran erinnert, glaubt man, dass die Droge die physische Realität verändert hat. Dieser Zusammenbruch der normalen Grenzen zwischen der Realität und der halluzinatorischen Welt von Salvinorin A ist wahrscheinlich der Grund dafür, dass viele Menschen die Droge nie mehr als einmal nehmen wollen. Andererseits finden einige die Erfahrung mit Salvinorin A einzigartig ansprechend.

Wenn es geraucht wird, hat Salvinorin A keinen Einfluss auf die Herzfrequenz und den Blutdruck.

Nachteilige Wirkungen

Die starke Dissoziation und der Verlust der Fähigkeit, zwischen den Wirkungen der Droge und der objektiven Realität zu unterscheiden, die bei hohen Dosen von Salvinorin A nicht selten sind, können häufiger als bei anderen Psychedelika zu Flashbacks führen.

Ich habe keine Daten gefunden, die darauf hinweisen, dass Salvinorin A neurotoxisch ist oder Schäden an anderen Organen verursacht.

Rechtliches

Das US-Bundesrecht stellt Salvinorin A und *Salvia divinorum* nicht unter Strafe. Mehrere Bundesstaaten haben jedoch den Besitz der Pflanze und/oder von Extrakten als gesetzeswidrig erklärt.

TEIL 4
Praktische Leitlinien

KAPITEL 11 Richtig trippen

Viele von uns bezeichnen eine psychedelische Drogenerfahrung als «Trip» oder «Reise». Wie bei jeder Reise gilt: Je exotischer, ungewohnter und potenziell herausfordernder das Ziel ist, desto mehr müssen wir tun, um sicher zu sein, dass wir bereit sind. Daher halte ich es für wichtig, Richtlinien bereitzustellen, die dazu beitragen, die Erfahrung positiv zu gestalten und das Risiko von negativen Folgen zu verringern.

Die drei Säulen einer jeden psychedelischen Drogenerfahrung sind Setting, Set und Dosis. Ich glaube, dass das Set – unser psychischer, physischer und spiritueller Zustand sowie unsere Absicht – die wichtigste dieser Säulen ist.

Leo Zeff – auch bekannt als «the secret chief» – war ein Psychologe aus der Bay Area, der 1988 starb. Über mehrere Jahrzehnte betreute er Tausende von psychedelischen Drogenerfahrungen. Zu seinem Instrumentarium gehörten MDMA, LSD, Psilocybin, Ibogain, MDA und Ketamin, aber auch Augenbinden, bequeme Matten und eine breite Palette von Musik. Ich hatte das Glück, Leo Mitte der 1980er Jahre als Mentor zu haben.

Eine von Leos wichtigen Erkenntnissen war, dass allein die Entscheidung, eine psychedelische Droge zu nehmen, bedeutet, dass «der Trip bereits begonnen hat». Unser Leben ist nun unter den «Einfluss» der Droge geraten, und wir haben begonnen, darüber nachzudenken. Wie wird der Trip sein? Wie soll ich mich vorbereiten? Was ist das beste Setting? Und wie wird mein Leben danach aussehen?

Die folgenden Vorschläge beziehen sich auf volle psychedelische Dosen dieser Substanzen. Die Wirkungen kleinerer Dosen, wie ich sie im nächsten Kapitel beschreiben werde, sind nicht vollständig psychedelisch und erfordern normalerweise nicht so viel Vorbereitung. Wenn Sie jedoch unsicher sind, wie sich jegliche Dosis eines Psychedelikums auf Sie auswirkt, sind diese Maßnahmen für Erfahrungen mit höheren Dosen relevant.

Diese Anleitungen sind auch hilfreich, wenn Sie Ihre «Mikrodosen» auf höhere Dosen steigern und darauf vorbereitet sein wollen, wenn die Wirkungen unerwartet stark sind.

Langfristige Vorbereitung

Dies ist die Phase, die am wenigsten spezifisch psychedelisch ist; stattdessen hat sie mit der allgemeinen Richtung zu tun, die Ihr Leben nimmt. Orientieren Sie sich an der Freude aus der Welt um Sie herum – Essen, Reisen und Unterhaltung? Stehen spirituelle Fragen im Vordergrund? Möchten Sie wissen, ob es eine höhere Macht, Gott oder Engel gibt? Fragen Sie sich nach gewöhnlich unsichtbaren Welten, von denen Sie glauben, dass es sie gibt, die Sie aber nicht aus erster Hand erfahren haben?

Schöpferischer Drang – künstlerisch oder wissenschaftlich – kann Ihre Ambitionen im Leben antreiben. Ist psychologisches oder emotionales Wissen Ihr höchstes Ziel – zu verstehen und zu ändern, wie Sie fühlen, denken und sich verhalten? Unabhängig davon, warum sich jemand für die Einnahme eines Psychedelikums entscheidet, sollte bedacht werden, dass diese Substanzen nicht ohne Grund «psychedelisch» genannt werden. Sie können den Geist manifestieren und den Geist offenbaren. Zur Vorbereitung ist es daher am besten, sich mit dem eigenen Geist vertraut zu machen, ganz gleich, welche Absicht man hat.

Auf jeder Reise können Sie Erfahrungen machen, die Selbsterkenntnis erfordern, um erfolgreich zu navigieren. Dies ist eine innere Reise, nicht eine, für die man einfach nur einen Reisepass und ein Flugticket braucht. Zwei weitreichende, bewährte und zuverlässige Ansätze zur Selbsterkenntnis sind die Psychotherapie und die spirituelle Praxis. Beide Ansätze erfordern Energie, Konzentration und die Bereitschaft, sich selbst zu untersuchen und zu verändern. Die Unterschiede zwischen den beiden Ansätzen sind nicht so deutlich, wie man vielleicht annehmen könnte.

Das sehen wir zum Beispiel bei anonymen Programmen wie den Anonymen Alkoholikern, bei denen die Betonung einer «Höheren Macht» problemlos mit traditionellen gruppen- und einzelpsychotherapeutischen Verfahren kombiniert wird.[1] Die Zahl der heutigen Religionen mit mindestens Hunderten von Millionen Anhängern und einer jahrtausendealten Tradition ist gering: Judentum, Christentum und Islam in der westlichen sowie Buddhismus und Hinduismus in der östlichen Hemisphäre. Sie unterscheiden sich in ihren Glaubensvorstellungen, die wiederum bestimmen, wie sie versuchen, unser Leben zu verbessern. Der Buddhismus zum Beispiel lehrt, dass unsere spirituelle Entwicklung ganz in unseren eigenen Händen liegt, da es keine äußeren Gottheiten gibt. Daher liegt der Schwerpunkt ihrer Meditationspraktiken auf der Entwicklung der Selbsterkenntnis, um geistige Zustände herbeizuführen, die zum Ziel der Erleuchtung führen. In den Gott-orientierten westlichen Religionen hingegen schaut man über sich selbst hinaus. Man erlangt Erlösung und Glückseligkeit, indem man zu einer äußeren Gottheit betet und im Dienste dieser Gottheit arbeitet. Es ist jedoch sowohl im Westen als auch im Osten wichtig, eine Gemeinschaft von zuverlässigen, einfühlsamen und ermutigenden Gleichgesinnten und Lehrern zu finden und mit ihnen zu arbeiten. Machen Sie Ihre Hausaufgaben und meiden Sie Sekten und andere potenziell missbräuchliche und gefährliche Settings. Viele religiöse Einrichtungen, selbst die etabliertesten, tun sich schwer damit, diejenigen, die ihre Hilfe suchen, nicht auszunutzen.

Die Ziele der traditionellen Psychotherapie sind bescheidener und beziehen sich auf Fragen des täglichen Lebens.[2] Der psychotherapeutische Prozess beginnt mit dem Eingeständnis von emotionalem oder psychischem Schmerz, schwierigen Beziehungen oder dem Nichtausschöpfen unseres Potenzials. Meistens findet diese Arbeit in einem Einzelsetting statt, kann aber auch eine Gruppentherapie beinhalten.

---

1 Die Beziehung zwischen anonymen Programmen und Arzneimitteln kann komplex sein. Einige Gruppen raten dazu, jegliche «Psychopharmaka» vollständig zu vermeiden, während Einige Gruppen raten dazu, jegliche «Psychopharmaka» vollständig zu vermeiden, während andere flexibler sind. Und vergessen wir nicht, wie positiv Bill Wilson, der Mitbegründer der Anonymen Alkoholiker, LSD nach seinen eigenen Erfahrungen damit in den 1950er Jahren beurteilte.

2 Ein guter Psychotherapeut wird die Grenzen seiner eigenen Kompetenzen erkennen und Sie an einen spirituellen Lehrer verweisen, wenn religiöse/spirituelle Ziele immer wichtiger werden. Gleichzeitig wird ein guter spiritueller Lehrer zu gegebener Zeit eine Psychotherapie empfehlen, wenn psychische Probleme das spirituelle Wachstum behindern.

Sie bedient sich der verbalen Kommunikation oder der «Gesprächstherapie», um Zugang zu Gefühlen, Erinnerungen und Gedanken zu bekommen, die wir normalerweise vermeiden und derer wir nicht bewusst sind. Indem wir sie beleuchten, kontrollieren sie uns weniger.

Kurzfristige Vorbereitung

Während die langfristige Arbeit die eines ganzen Lebens ist, sind die Vorschläge, die ich jetzt darstelle, eher spezifisch psychedelisch. Sie folgen auf Ihre Entscheidung, einen Trip mit einer dieser Substanzen zu unternehmen. Diese Vorbereitungen können sich über zwei bis vier Wochen vor Ihrem Trip erstrecken und enden erst, wenn Sie die psychedelische Droge eingenommen haben und der Trip beginnt.

Ich kann nicht genug betonen, wie wichtig Bildung ist. Genau genommen ist das der ganze Sinn dieses Handbuchs! Einige mögen gegen diese Empfehlung einwenden, dass ein theoretisches Studium der psychedelischen Erfahrung einen zu großen Einfluss auf das Geschehen haben wird. Das ist unvernünftig. Es ist besser, vorbereitet zu sein als unvorbereitet. Vorbereitung verringert das Risiko, überrascht zu werden, und erhöht die Wahrscheinlichkeit, dass man das, was einem beim Trippen begegnet, erkennt, effektiv damit arbeitet und davon profitiert.

Auch wenn die Erfahrungen jedes Einzelnen anders sind, so gibt es doch weitgehend ähnliche Merkmale, die bei bestimmten Drogen fast bei jedem zu beobachten sind – von 5-Methoxy-DMT bis Ibogain. Wenn wir uns bilden, können wir ein allgemeines Gefühl dafür bekommen, wohin wir gehen: für die «Geografie», das «Klima», sogar die «Einwohner» und ihre Bräuche und Kommunikationsformen. Wer möchte schon eine so exotische Landschaft betreten, ohne zu wissen, was ihn erwartet? Sie sollten zum Beispiel wissen, dass eine hohe Dosis DMT dazu führen kann, dass Sie das Bewusstsein für Ihren Körper verlieren – aber das bedeutet nicht, dass Sie tot sind. Dieses Vorwissen wird Ihre Ängste lindern, wenn dieser «Verlust des Körpers» eintritt. Eine vollkommene psychedelische Erfahrung ist oft anders als alles andere, mit dem man je konfrontiert wurde, und Sie sind es sich selbst schuldig, darauf vorbereitet zu sein.

Bücher und andere Medien über diese faszinierenden Drogen sind weiter verbreitet als je zuvor – sie umfassen sowohl akademisches als auch populärwissenschaftliches Material, aber auch Berichte aus erster Hand. Halten Sie nach anderen Personen mit Triperfahrung Ausschau, hören Sie sich Vorträge an, nehmen Sie an Online-Diskussionsgruppen teil.

All das wird Ihnen helfen, sich vorzubereiten, besser zu wissen, was Sie erwartet, Ihre Reise erfolgreich zu bewältigen und Ihre Reise in Ihr tägliches Leben zu integrieren. Es gibt auch eine umfangreiche Literatur über andere veränderte Bewusstseinszustände, die ähnliche Merkmale wie die psychedelischen Zustände aufweisen. Dazu gehören Nahtoderfahrungen und außerkörperliche Erfahrungen, Meditation und Gebet, Erleuchtung und Prophezeiungen sowie Entführungen durch Außerirdische. Die Vertrautheit mit diesen Zuständen, die ähnlich den psychedelischen sind – wie andere sie interpretiert und mit ihnen gearbeitet haben –, kann Ihnen helfen, sich dem zu nähern, zu verstehen und anzuwenden, was mit Ihnen passiert, wenn Sie einen Trip unternehmen.

Wenn Sie in Therapie sind und/oder einen spirituellen Lehrer haben, teilen Sie Ihrem Therapeuten oder Lehrer Ihre Entscheidung mit, eine psychedelische Reise zu unternehmen. Seien Sie jedoch nicht überrascht, wenn sie mit Missbilligung oder Entmutigung reagieren. Diese Reaktionen können auftreten, weil Ihr Therapeut oder Lehrer nichts über psychedelische Drogen weiß, unangenehme Erfahrungen damit gemacht hat oder gut durchdachte Argumente hat, warum psychedelische Drogen nicht ratsam sind. In jedem Fall sollten sie Ihre Entscheidung respektieren, ihr mit Neugier und Einfühlungsvermögen begegnen und Dinge offen mit Ihnen diskutieren. Wenn Sie auf unnachgiebigen Widerstand stoßen, können Sie auf Ihre Reise verzichten, einen anderen Lehrer/Therapeuten suchen oder Ihre Erfahrungen für sich behalten. Die letzte Option könnte bedeuten, dass Sie nicht die ganze Wahrheit sagen, was nicht gerade ideal ist

Gesundheit

Denken Sie daran, dass psychedelische Drogen Chemikalien sind. Sie verändern unsere Körperchemie, insbesondere die des Gehirns. Halten Sie die Dinge einfach und sicher, indem Sie besonders darauf achten, Ihren allgemeinen Gesundheitszustand zu optimieren, einschließlich Medikamente und Drogenkonsum. Stellen Sie sicher, dass Sie alle potenziellen Änderungen in Ihrer Medikation – und gegebenenfalls Ihre Pläne bezüglich der Einnahme von Psychedelika – mit Ihren Ärzten abstimmen, insbesondere mit denen, die Ihnen Medikamente verschreiben. Wenn Sie sich in einem schlechten Gesundheitszustand befinden, beginnen Sie bitte mit sehr niedrigen Dosen eines Psychedelikums.

Psychopharmaka können auf unvorhersehbare Weise mit Psychedelika interagieren – sie können die Wirkung verstärken, abschwächen oder auf andere Weise Ihre Reaktion auf die Pharmaka verändern. Wenn Sie die Einnahme von Psychopharmaka erfolgreich beenden können, ist es am besten, ein oder zwei Monate zu warten und zu sehen, wie Sie ohne sie zurechtkommen. Dies gilt auch für übermäßigen Substanzkonsum, einschließlich Tabak, Vapen, Alkohol, Koffein, Cannabis und Kokain.

Auch Erkrankungen, die Sie mit Medikamenten behandeln, können die Sache erschweren. So kann sich zum Beispiel Bluthochdruck während der Reise verschlimmern und/oder Blutdruckmedikamente vertragen sich möglicherweise nicht mit psychedelischen Substanzen. Nur wenn Änderungen des Lebensstils bei Krankheiten wie Fettleibigkeit, Bluthochdruck oder Typ-2-Diabetes genauso gut wirken wie Medikamente, können Sie diese durch Lebensstiländerungen ersetzen und eine psychedelische Reise sicherer antreten.

Entscheidung über die Dosis

Wie viel von einem Psychedelikum Sie einnehmen, hängt von Set und Setting ab – von Ihrem mentalen, spirituellen und körperlichen Zustand, davon, warum Sie trippen, und unter welchen Umständen. Zusätzlich zu den medizinisch-biologischen Faktoren, die ich gerade angesprochen habe, spielt auch Ihre bisherige Erfahrung mit Psychedelika eine Rolle. Je mehr Erfahrung Sie mit Trips haben, desto besser können Sie mit positiven und negativen Wirkungen umgehen. Wenn Sie bereit sind, die Auswirkungen höherer Dosen zu erforschen, vergessen Sie nicht, dass es nicht möglich ist, das Ergebnis jeglicher Drogenerfahrung vorherzusagen, insbesondere bei höheren Dosen.

Absicht klären

«Warum will ich eine psychedelische Droge nehmen?», «Was erhoffe ich mir von meinem Trip?», «Was möchte ich vermeiden?» Die Antwort auf diese Fragen ist ausschlaggebend dafür, wo und mit wem wir einen Trip unternehmen und welche Dosis wir einnehmen. Hier sind einige Kategorien von Erfahrungen, die die meisten Menschen suchen, wenn sie eine psychedelische Reise unternehmen.

Neue, ungewöhnliche und spannende Erfahrungen

Sind Sie neugierig und auf der Suche nach etwas Neuem? Sind Sie begierig darauf, durch Raum und Zeit zu reisen, alternativen Realitäten zu begegnen, die sich realer als real anfühlen, und sogar deren Bewohner zu treffen? Diese Art von Reisen erfordert eine hohe Dosis.

Problemlösung

Haben Sie Probleme, die Sie lösen möchten und die Sie in Ihrem normalen Bewusstseinszustand nicht erfolgreich lösen konnten? Vielleicht möchten Sie neue Erkenntnisse darüber gewinnen, wie Sie mit kreativen, beruflichen, psychischen und/oder zwischenmenschlichen Hindernissen umgehen können. Die mentalen Funktionen, die bei der Problemlösung zum Einsatz kommen, unterscheiden sich von denen, die beim Reisen durch Zeit und Raum von Relevanz sind. Für diese Art von Arbeit müssen Sie die Fähigkeit zu denken beibehalten, auch wenn Ihre Gedankenprozesse eine neue Kraft und Perspektive annehmen können. Sie wollen sich nach dem Trip auch an die Lösungen erinnern, die Sie gefunden haben. Daher lockern niedrigere bis mittlere Dosen die sensorischen, psychischen und kreativen Einschränkungen, ermöglichen es Ihnen aber dennoch zu funktionieren.

Geistiges Wachstum

Ziehen Sie in diesem Fall die gesamte Bandbreite an Dosen in Betracht, je nach der Art der Erfahrung, die Sie suchen. Niedrige Dosen können zum Beispiel das Verständnis spiritueller Texte fördern, mittlere Dosen können das Gebet oder die Meditation verbessern und höhere Dosen können Sie möglicherweise in die höchsten Sphären katapultieren. Auch wenn wir heute häufig vom mystischen Einheitszustand hören, ist dies nicht die einzige Art von spiritueller Erfahrung, die möglich ist. Psychedelika können für die interaktive-relationale Erfahrung, die ich zuvor beschrieben habe, mindestens ebenso nützlich sein.

Gier, Hass und Wahn

Nicht jeder nimmt Psychedelika für edle Zwecke. Diese drei «großen Gifte» des Buddhismus – Überzeugungen und die daraus resultierenden Handlungen, die zu unserem eigenen Leiden und dem anderer führen – könnten auch Sie motivieren. Haben Sie dunklere Absichten? Gibt es jemanden oder eine Gruppe, die Sie verletzen, missbrauchen oder mit der Sie Geld verdienen möchten? Richten sich diese dunklen Motive gegen Sie selbst, d.h. spielen Sie missbräuchliche frühere oder gegenwärtige Beziehungen nur nach, um Ihr Selbstmitleid zu steigern und Ihr negatives Selbstbild zu bestätigen? Befinden Sie sich zum Beispiel in einer missbräuchlichen Beziehung und wollen sich in Ihren gewalttätigen Partner einfühlen, ihn «verstehen»? In diesem Fall könnte das gesündere Motiv darin bestehen, sich zu entschließen, den Partner zu verlassen, anstatt seinem Peiniger näher zu kommen.

Es gibt wahrscheinlich viele Gründe, sich dafür zu entscheiden, eine psychedelische Droge zu nehmen. Nicht alle sind dem Psychedelika-Konsumenten bewusst, und einige können miteinander in Konflikt stehen. Das bedeutet, dass jede Erfahrung ganz anders ausfallen kann, als Sie es geplant haben. Eine sehnlichst erwartete mystische Erfahrung kann stattdessen zu einer Erfahrung werden, die sich mit Karrierefragen beschäftigt.

Eine erhoffte Reise durch den inneren/äußeren Raum könnte sich als ganz bodenständig herausstellen und eine Antwort auf ein gesundheitliches Problem liefern. Und natürlich kann sich der gewünschte entspannte und fröhliche Trip als schmerzhaft schwierig herausstellen.

Last-Minute-Pläne

Kümmern Sie sich vor Ihrem Trip um so viele offene Fragen wie möglich. Erzählen Sie den Menschen, die Ihnen nahestehen, von Ihrer Entscheidung und bitten Sie sie um Rat und Unterstützung. Klären Sie so weit wie möglich die Situation zwischen Ihnen und allen, mit denen Sie einen Konflikt haben könnten. Und vergessen Sie nicht den Papierkram, an den Sie lieber nicht denken möchten. Auch wenn die Aktualisierung Ihres Testaments morbide erscheint, so kann sie doch einen Teil Ihrer Ängste lindern, wenn Sie Ihren Körper nicht mehr wahrnehmen und sich fragen, ob Sie gestorben sind. Drucken Sie eine Kopie der Grundregeln aus und befolgen Sie sie während der Sitzung, da es schwierig sein kann, sich im psychedelischen Zustand an sie zu erinnern. Zum Beispiel: «Nimm keine höheren Dosen oder zusätzliche Drogen als ursprünglich geplant», «Fahre heute kein Auto», «Viel Wasser trinken.» Halten Sie den Namen und die Telefonnummer einer Person bereit, die weiß, dass Sie auf dem Trip sind, falls Sie in Panik geraten.

Entscheiden Sie, ob Sie Ihr Handy anlassen wollen. Vor allem bei höheren Dosen gilt: Je weniger Störungen, desto besser. Bei niedrigeren Dosen sollten Sie vielleicht ausprobieren, ob Sie während des Trips mit anderen über Ihr Telefon kommunizieren können, um im Notfall handlungsfähig zu sein.

Setting

Dieser Abschnitt befasst sich mit Trips im Einzelsetting. Später in diesem Kapitel wende ich mich dem Gruppensetting zu, das ja eine Ansammlung von Einzeltrips ist.

Im Freien

Psychedelika können die Wertschätzung für die Natur erheblich steigern; zum Beispiel sehen wir zum ersten Mal die Verbundenheit der gesamten natürlichen Welt, einschließlich unseres eigenen Platzes in ihr. Vielleicht verschmelzen wir ekstatisch mit dem Boden oder verschmelzen mit einem majestätischen großen Baum. Ein Setting im Freien ist jedoch weniger vorhersehbar als die meisten in Innenräumen.

Plötzliche Wetterumschwünge, Insekten, ungebetene Menschen oder Tiere und fehlende Ausstattung (Toilette, fließendes Wasser, Kühlschrank etc.) sind allesamt potenziell erschwerende Faktoren. Daher ist es ratsam, einen Trip im Freien mit einer nüchternen Begleitperson zu unternehmen. Sie kann helfen, unvorhergesehene Umstände zu bewältigen. Und wenn Sie niemanden haben, der nüchtern ist, rate ich von hohen Dosen im Freien ab.

In einer städtischen Umgebung zu trippen kann auch viele neue und interessante ästhetische Erfahrungen bieten sowie ein tieferes Verständnis der menschlichen Natur vermitteln. Man stelle sich nur mal Sightseeing am Times Square in New York City auf LSD oder Pilzen vor oder das Umherschlendern in einem riesigen Einkaufszentrum in der Vorstadt nach der Einnahme von MDMA. Niedrige oder mittlere Dosen erlauben es, auf die meisten Situationen, denen Sie in diesen Umgebungen begegnen können, angemessen zu reagieren. Dennoch empfehle ich, eine nüchterne Begleitperson mitzunehmen, die hilft, unerwartete, unangenehme oder beängstigende Begegnungen zu meistern.

Innenräume

Innenräume lassen sich leichter vorbereiten und kontrollieren, und sie sind sicherer und berechenbarer als Außenräume. Mit «Innenräumen» meine ich das eigene Zuhause, das Büro eines Therapeuten oder eine klinische Forschungseinrichtung. Größere Innenräume wie ein Gotteshaus oder ein spirituelles Zentrum und vor allem riesige Indoor-Arenen ähneln in der Planung eher städtischen Umgebungen. Ein Innenraum ist auch praktisch, wenn man etwas tun will, anstatt einfach nur eine Erfahrung zu machen. Hier erleichtern niedrige bis mittlere Dosen das Schreiben, Kunstschaffen, Tanzen und Singen oder die Arbeit am Computer.

Obwohl die Schönheit der Natur zwar spektakulär sein kann, können Sie Ihren (persönlichen) Innenraum genauso schön gestalten, eben nur in einer kleineren Dimension. Bereiten Sie Ihre Umgebung sorgfältig vor. Während Sie unter der Einwirkung von Substanzen stehen, werden Sie Gedanken, Gefühle und Empfindungen intensiver und bedeutungsvoller erleben, achten Sie also darauf, dass das, was sich in Ihrem Raum befindet, Ihren Zielen nicht entgegensteht. Während zum Beispiel die Betrachtung einer leblosen Pflanze zu wertvollen Überlegungen über Tod und Sterben führen kann, würden die meisten von uns lieber eine schöne, gesunde Pflanze betrachten.

Sorgen Sie für einen sauberen, luftigen und ruhigen Raum, insbesondere wenn Sie eine hohe Dosis einnehmen und sich nicht ohne weiteres an einen anderen Ort begeben können. Dies ist wichtig, wenn Sie eine sehr hohe Dosis einnehmen, um sich völlig von der Außenwelt loszulösen. Menschen sind jedoch unterschiedlich, und eine weniger gut organisierte Umgebung kann für manche genauso oder sogar angenehmer sein. Sowohl Innen- als auch Außenräume haben ihre Vor- und Nachteile. Ideal ist eine Kombination aus beidem, d.h. ein komfortabler Innenraum mit einfachem Zugang – wenn möglich direkt vor der Haustür – zur natürlichen Schönheit.

Musik

Es ist so einfach und bequem, mit Ohrstöpseln Musik zu hören. Schon bald werden Augmented-Reality-Headsets ebenfalls weit verbreitet sein. Sollten Sie Ihre psychedelische Erfahrung durch diese Geräte ergänzen? Auch hier sollten Sie Set, Setting und die Dosis berücksichtigen. Je unvorhersehbarer die Umgebung ist, desto sinnvoller ist es, beim Trippen nicht zu viel Input zu verarbeiten. Wenn Sie mit einer hohen Dosis in die Technologie eintauchen möchten, sollten Sie sich in geschlossenen Räumen aufhalten, wo unerwartete Unterbrechungen weniger wahrscheinlich sind.

Musik spielt eine wichtige Rolle bei psychedelischen Erfahrungen, weil wir auf sie emotional besonders stark reagieren. Auch Stille kann psychedelische Erfahrungen anders als Musik intensivieren und lenken, und es lohnt sich, sie in jede Session einzubauen. Reine Instrumentalmusik oder Texte in einer Sprache, die Sie nicht verstehen, können eine größere Bandbreite an Emotionen hervorrufen als solche mit Texten in Ihrer Alltagssprache. Spirituelle Musik – östliche, westliche[3] oder indigene Musik – kann ebenfalls eine starke Wirkung auf Sie haben, aber denken Sie in diesem Fall daran, dass diese Musikrichtungen spezifische Informationen über diese Traditionen enthalten. Jede Musik ist ein Produkt einer Kultur und der sie bestimmenden Glaubensvorstellungen.

3 «Westliche Welt», nicht «(Western-) Country Musik».

Bei religiöser Musik sind diese Themen expliziter und werden absichtlich in die Musik eingebaut. Östliche spirituelle Musik entspringt beispielsweise einer ganz anderen Weltanschauung als jüdische oder christliche Musik. Und jüdische und christliche Musik, die sich stark voneinander unterscheiden, rufen Gefühle hervor, die mit den Glaubensvorstellungen der jeweiligen Religion übereinstimmen.

Bereiten Sie vor Ihrer Sitzung eine Playlist vor oder treffen Sie Ihre Auswahl während des Trips, je nach Ihrer Stimmung. Es gibt auch Wiedergabelisten im Internet, die speziell für psychedelische Erfahrungen entwickelt wurden. In jedem Fall sollten Sie nicht das Gefühl haben, dass Sie nicht ändern können, was Sie gerade hören. Sowohl für Einzel- als auch für Gruppensettings gilt die «Eine-Stimme-Veto-Regel». Wenn jemandem die Musik nicht gefällt, werden Sie die Präferenz dieser Person respektieren. Im Falle eines Solo-Trips sind das Sie selbst!

Augenbedeckung

Augenbedeckungen helfen, während des Trips den inneren Fokus zu bewahren. Ich empfehle sie für sehr kurz wirkende Substanzen wie DMT, 5-Methoxy-DMT, Salvinorin A sowie injiziertes oder geschnupftes Ketamin. Andernfalls kann die Außenwelt, selbst wenn sie ruhig und still ist, zu sehr ablenken. Während eines längeren Trips, vor allem bei höheren Dosen, können Zeiträume mit bedeckten Augen die Erfahrung ebenfalls vertiefen.

Visuelle Unterstützung

Während der LSD-Sitzungen, die Leo Zeff betreute, sah er Familienfotos durch, die die Teilnehmer zu diesem Zweck mitgebracht hatten – was er den «Bilder-Trip» nannte. Diese Bilder weckten Gefühle, Erinnerungen und Assoziationen, die für eine psychotherapeutische oder spirituell orientierte Sitzung besonders nützlich sind. Er bat die Teilnehmer auch, irgendwann in den Spiegel zu schauen. Dies aktivierte ebenfalls eine Fülle von Material, das im veränderten Zustand zu verarbeiten war.

Kunstmaterialien können beim Runterkommen besonders nützlich sein, da sie es Ihnen ermöglichen, den Kontakt mit der physischen Welt auf kreative Weise wiederherzustellen.

Gesundheit

Bei kurz wirksamen Substanzen ist vorheriges Fasten ratsam. Wenn dies nicht praktikabel ist, sollten Sie eine kleine Menge Wasser und, wenn Sie Kaffeetrinker sind, ein oder zwei Stunden vorher Ihr Lieblingsgetränk zu sich nehmen – vorzugsweise ohne Zucker und/oder Milch. Bei lang wirkenden Drogen hilft eine leichte Mahlzeit vor der Einnahme, um Heißhungerattacken gegen Ende des Tages zu vermeiden. Interessanterweise empfiehlt die Ayahuasca-Kirche der UDV, vor den Sitzungen zu essen, damit – falls Erbrechen auftritt – dies nicht mit leerem Magen geschieht. Trinken Sie während Ihrer Erfahrung, besonders bei stimulierenden Substanzen wie MDMA oder lang wirkenden Stoffen wie LSD und Ibogain. Sobald die meisten Drogeneffekte abgeklungen sind, sollten Sie trotz Ihres Hungers nicht zu viel essen.

Seien Sie vorsichtig mit anderen bewusstseinsverändernden Substanzen entweder während Ihres Trips oder unmittelbar danach: Alkohol, Kokain, Amphetamine, Cannabis, Tabak oder Koffein. Für erfahrene Marihuanakonsumenten kann ein vernünftiger Gebrauch von Cannabis bei Angstzuständen oder anderen vorübergehenden Schwierigkeiten während einer psychedelischen Erfahrung helfen. Es kann auch als Katalysator dienen, um den nächsten Schritt in der Session zu machen. Das routinemäßige Mischen von Drogen ist jedoch selten eine gute Idee, da Sie das «psychedelische Wasser trüben», indem Sie die Wirkungen einer anderen Droge zu Ihrem bereits veränderten Bewusstsein addieren. Die Kombination von Drogen kann auch aus medizinischer Sicht gefährlich sein, da sie die Körpertemperatur, den Blutdruck und die Herzfrequenz in gefährliche Höhen treiben und/oder einen verwirrten Zustand hervorrufen kann.

Mit anderen trippen

In einem Gruppensetting interagieren Sie nun mit anderen Persönlichkeiten – mit mehreren Sets. Das gilt auch dann, wenn nicht alle anwesenden Personen auf einem Trip sind. Eine Durchführungsmethode für Gruppen besteht darin, dass jede Person ein Einzelerlebnis hat, zumindest, bis die Wirkung der Droge nachlässt. Alle liegen auf dem Boden, mit Kopfhörern/ Ohrstöpseln und einer Augenbedeckung. Wenn die Session zu Ende geht, verlassen diejenigen, die interagieren möchten, den Hauptbereich, um dies zu tun. In der Regel trippen die Menschen jedoch gemeinsam, um ihre Erfahrungen zu teilen. Die Bündelung der Kräfte in der psychedelischen Sitzung, ähnlich wie die erhöhte Energie und Konzentration bei jeder zielgerichteten Gruppenaktivität – in der Kirche, bei Sportveranstaltungen oder bei einem Konzert –, intensiviert und lenkt die Erfahrungen auf eine Art und Weise, die nicht möglich ist, wenn man alleine auf die Reise geht.

Gruppenerfahrungen können alle Arten von Trips beinhalten, die wir besprochen haben: ästhetische und vergnügungsorientierte, problemlösende, spirituelle und psychische. Die Wirkung der psychedelischen Droge verstärkt und verändert die Art und Weise, wie die Gruppe eine dieser Aktivitäten erlebt: Musizieren und Singen, Beten und Meditieren, Arbeit an persönlichen und beruflichen Problemen. Bei der Vorbereitung für eine Gruppenerfahrung ist es daher am besten, die Absicht der Gruppe im voraus klar zu machen. «Warum sind wir hier alle zusammen am Trippen?», ist keine Frage, die man sich stellen sollte, wenn die Drogenwirkungen einsetzen.

In Gruppensettings müssen zusätzliche Details beachtet werden. Wie lässt man die Leute wissen, dass man Hilfe braucht? Welche Art von Hilfe ist verfügbar? Wie gehen Sie mit Problemen im Setting um, z.B. mit Musik, Gerüchen,[4] Beleuchtung und Raumtemperatur? Wird jeder eine psychedelische Erfahrung machen? Wenn ja, nehmen alle die gleiche Substanz und die gleiche Dosis?

Die Teilnehmer sollten vereinbaren, sexuelles und/oder aggressives Verhalten – verbal, emotional oder körperlich – zu unterlassen.

4 Ich empfehle, kein starkes Parfüm oder Eau de Cologne in jeglichem Gruppensetting einzusetzen.

Hier ist eine qualifizierte Betreuung von Drogensessions äußerst wichtig, da Sie möglicherweise nicht erkennen, wann Sie wichtige Grenzen überschritten haben. Denken Sie daran, dass «Nein» immer «Nein» bedeutet, und ein «Ja» kann während der Sitzung zu einem «Nein» werden. Ein «Nein» wird jedoch nie zu einem «Ja» während einer Drogenerfahrung.

Bitten Sie nicht um Gefallen oder nehmen Sie keine Gefälligkeiten an, die über die Sitzung hinausgehen. Sie können um eine Decke bitten, wenn Ihnen kalt ist, oder um ein Glas Wasser, wenn Sie durstig sind, aber über einen Kredit oder ein Geschenk zu verhandeln oder sich auf eine Beziehung einzulassen, ist eine andere Sache. Besprechen Sie solche Dinge, wenn alle nüchtern sind, also frühestens am nächsten Tag.

Bleiben Sie bei der Gruppe, bis vereinbarte Kriterien erfüllt sind, z.B. eine bestimmte Zeitspanne, nach der die Drogenwirkungen weitgehend abgeklungen sind. Das Autofahren ist eine besonders wichtige Angelegenheit. Werden Sie am Ort des Geschehens übernachten und am nächsten Tag nach Hause fahren oder lassen Sie sich von einer nüchternen Person nach Hause fahren, wenn Sie noch unter Drogeneinfluss stehen? Tun Sie alles, um Ihre Sicherheit zu gewährleisten.

Der Austausch innerhalb der Gruppe, sobald die Drogenwirkungen abklingen, insbesondere nach höheren Dosen, ist einer der großen Vorteile des Gruppensettings. Er bietet eine zusätzliche Möglichkeit, wieder zum normalen Bewusstseinszustand zurückzukehren, die Erfahrungen zu interpretieren und den so wichtigen Integrationsprozess zu beginnen.

Paare

Psychedelisch unterstützte Paartherapie oder Ehetherapie ist eine «Gruppenerfahrung», auch wenn sie selten mehr als zwei Personen umfasst. MDMA kann aufgrund seiner starken emotionalen und zwischenmenschlichen Wirkungen für diesen Zweck besonders nützlich sein. Aber auch niedrige oder mittlere Dosen jeder länger wirkenden Droge, ebenso Ketamin, sind in diesem Setting potenziell nützlich. Psychedelika können Ihnen helfen, einfühlsamer zu werden, Ihren emotionalen Selbstschutz zu senken und direkter zu kommunizieren. Mit oder ohne einen Sitzungsleiter – in der Regel eine psychotherapeutisch geschulte Person – kann das Format den soeben besprochenen Gruppenrichtlinien folgen: Zeit für sich allein und Zeit für die gemeinsame Bearbeitung von Beziehungsfragen. Hier ist die Entscheidung, sich sexuell zu engagieren, nuancierter und komplexer. Ich empfehle generell, mit sexuellen Aktivitäten bis zum Ende des Tages zu warten, da das Hauptaugenmerk solcher Sitzungen auf emotionalen und psychischen Aspekten liegen und auf die Verbesserung der Kommunikation ausgerichtet sein sollte. Wenn die Absichten des Paares hingegen in erster Linie ästhetisch, lustvoll und vergnügungsorientiert sind, kann Sex unter Substanzeinfluss besonders neuartig und befriedigend sein.

Der Sitter

Wenn Sie allein oder in einer Gruppe trippen, können Sie sich für die Betreuung oder Führung durch eine andere Person entscheiden. Das ist der «Sitter». Diese Person(en) erfüllt (erfüllen) viele der gleichen Funktionen wie ein Babysitter – sie kümmern sich einfühlsam um Ihre Bedürfnisse und halten Sie gleichzeitig sanft, aber bestimmt in Ihrem Verhalten zurück. Sie kümmern sich auch um Ihre körperlichen Bedürfnisse – sie stellen Ihnen z.B. Wasser und eine Decke zur Verfügung, spenden, wenn nötig, tröstende Berührungen und räumen jede Unordnung auf, die Sie verursacht haben. «Sitting» bezieht sich auch auf eine Meditationshaltung des Sitters, bei der man ein Gefühl der wachen, aber unaufdringlichen Aufmerksamkeit für die Vorgänge in der Umgebung aufrechterhält, und dafür, was notwendig sein kann, wenn die Umstände ein Eingreifen erfordern. Bei kürzer wirkenden Drogen ist dieses fein abgestimmte Aktiv-Passiv-Gleichgewicht besonders nützlich. Bei einer so kurzen und intensiven Erfahrung muss man sich unterstützt fühlen und gleichzeitig frei sein, um ohne Ablenkung dorthin zu gelangen, wohin einen die Droge führt. Bei hohen Dosen von länger wirkenden Substanzen, allein oder in einer Gruppe, sind Sitter ebenfalls wichtig. Es kann zu Verwirrung kommen, entweder bei einem selbst oder in der Gruppe, und vertrauenswürdige Sitter sorgen für die nötige Struktur.

Es gibt Settings, in denen diejenigen, die die Drogensession betreuen, eher aktiv als passiv sind. In schamanischen Settings beispielsweise spielt eine Vielzahl von Aktivitäten eine Rolle: Instrumental- und Vokalmusik sowie körperliche Interventionen wie Handauflegen, Auftragen verschiedener Flüssigkeiten und das Anblasen mit Rauch auf den Körper.

Das Set des Sitters

Es ist zwar wichtig, dass Sie darauf achten, mit wem Sie trippen, doch wer Ihre Erfahrung betreut, ist noch wichtiger. Machen Sie Ihre Hausaufgaben. Stellen Sie Fragen sowohl an Ihren potenziellen Sitter als auch an diejenigen, die mit ihm gearbeitet haben. Welche Ausbildung hat er: psychologisch, spirituell, anderweitig? In der Regel sind es die Sitter, die die psychedelischen Substanzen selbst bereitstellen, also überprüfen Sie deren Quellen. Fragen Sie nach ihren Beweggründen. Geht es ihnen um Altruismus, um Ruhm, Geld oder Einfluss? Hüten Sie sich vor potenziellen Sittern, die sich weigern, die Ihrer Meinung nach wichtigen Fragen zu beantworten. In der Regel tun sie dies, indem sie die Relevanz der Fragen mit ihrem «überlegenen» Wissen und ihrer Erfahrung abtun. Sexueller und finanzieller Missbrauch sind leider keine ungewöhnlichen Beweggründe für manche Sitter. Nehmen Sie sie nicht einfach beim Wort. Suchen Sie im Internet nach zusätzlichen Informationen über Ihre(n) potenziellen Sitter. Sie könnten durchaus feststellen, dass Sie sich anderweitig umsehen sollten.

Viele von uns suchen psychedelische Drogenerfahrungen wegen ihrer spirituellen Auswirkungen. Daher sollten Sie die religiöse oder spirituelle Ausrichtung Ihres Sitters berücksichtigen. Wie stimmen dessen spirituelle Überzeugungen mit Ihren überein? Solche Überlegungen mögen übertrieben vorsichtig erscheinen, können aber für die Art und Weise, wie Ihr Sitter Ihre Session betreut, durchaus relevant sein.

Wenn sie glauben, dass eine Art von Erfahrung einer anderen überlegen ist, werden ihre Vorschläge oder Interventionen während Ihres Trips Sie in einen Zustand lenken, an dem Sie möglicherweise nicht interessiert sind, oder schlimmer noch, den Sie als gegensätzlich zu Ihren Überzeugungen empfinden. Sie fühlen sich vielleicht nicht respektiert oder gar manipuliert oder bekehrt.

Ist Ihr potenzieller Sitter verheiratet und/oder ein Elternteil? Möchten Sie jemanden als Betreuer Ihrer Session haben, dem es an wertvollen Lebenserfahrungen mangelt? Wie ist ihre persönliche Geschichte mit Psychedelika?

Werden sie zur selben Zeit trippen? Ein ähnlicher Bewusstseinszustand kann hilfreich sein, aber fast immer nehmen die Sitter eine niedrigere Dosis als diejenigen, die sie betreuen. Und wenn die Gruppe groß ist, ist es ratsam, dass nicht alle Sitter trippen.

Der Trip

Ganz gleich, wie gut Sie vorbereitet sind, Sie müssen während Ihrer Reise auf alles gefasst sein, insbesondere bei höheren Dosen. Da ein Großteil Ihrer mentalen Welt konditioniert und unbewusst ist, werden Sie vielleicht überrascht sein, was während Ihres Trips auftaucht. Denken Sie auch daran, dass psychedelische Erfahrungen bemerkenswert vielfältig sind, sogar innerhalb einer Session. Sie können während einer einzigen Erfahrung viele verschiedene Zustände erreichen und sich wieder von diesen entfernen. Und es gibt keine Garantie dafür, dass die gleiche Droge in der gleichen Dosis in der nächsten Session die gleichen Wirkungen hervorruft. Hoffentlich hat unsere Vorbereitung – sowohl lang- als auch kurzfristig – dazu geführt, dass Sie Ihre bevorstehende Reise relativ gesund, positiv und mit klarem Blick angehen. Sie wissen, was Sie wollen, und haben die Weichen gestellt, um das Ergebnis entsprechend zu steuern.

Gleichzeitig haben Sie sich bemüht, alles auszuklammern, was zu einer negativen Erfahrung führen könnte.

Bei kürzer wirkenden Substanzen sollten Sie bequem sitzen oder liegen. Wenn Sie sitzen, sollten Sie darauf achten, dass Sie sich hinlegen können, wenn Sie beginnen, Ihr Körpergefühl zu verlieren. Bei länger wirkenden Substanzen können Sie für eine Weile Ihren normalen Tätigkeiten nachgehen – Lesen, Hausarbeit, Musik hören – bis Sie die ersten Anzeichen spüren, dass sich etwas verändert. Setzen oder legen Sie sich dann hin, wenn Sie eine hohe Dosis eingenommen haben, und beobachten Sie die Entwicklung der Wirkungen. Auch wenn Sie eine geringe Dosis eingenommen haben und aktiv bleiben wollen, sollten Sie sich besonders vorsichtig bewegen und Entscheidungen sorgfältig treffen.

Feststecken und vorankommen

Es ist ausschlaggebend, die Bedeutung des Loslassens zu erkennen, wenn es darum geht, die psychedelische Erfahrung vollständig zu erleben. Wenn man diese Fähigkeit besitzt, ist es einfacher, sicher durch den anfänglichen Ansturm einer psychedelischen Drogenwirkung zu kommen – sowohl bei länger wirkenden Substanzen als auch insbesondere bei kürzer wirkenden. Wann immer Sie während Ihrer Sitzung merken, dass Sie sich wehren, festhalten oder gegen den Fluss der Erfahrung ankämpfen, hilft Ihnen das Loslassen. In fast jeder schwierigen Situation verschlimmert das Festhalten nur das Unbehagen.

Eine wichtige Phase ist der Verlust des Körperbewusstseins, der bei kurz wirkenden Tryptaminen, Salvinorin A und Ketamin auftritt. Dies führt beim Einsetzen der Wirkung immer zu einer kurzzeitigen Angst: ein «Ansturm» mit innerem Druck und schneller Beschleunigung, der sich anfühlt, als würde das Bewusstsein aus dem Körper rasen.[5]

Wenn man in der Lage ist, loszulassen, wird der Widerstand gegen die Trennung von Körper und Geist mühelos aufgegeben. Wie kann man also loslassen? Besonders wertvoll ist die Arbeit mit Ihrer Atmung.

Die Atmung ist ein nützliches Mittel, um in einer schwierigen Phase der Drogenerfahrung, zu Beginn oder zu einem anderen Zeitpunkt, die Gelassenheit wiederzufinden. Langsames, rhythmisches, tiefes und bewusstes Atmen wirkt jeglicher angstbedingten Kurzatmigkeit entgegen und führt auch zu einer allgemeinen Beruhigung des Nervensystems, selbst wenn die Atmung normal ist. Machen Sie sich vor Ihrer Session mit diesen Methoden vertraut, damit Sie sie leichter anwenden können, wenn Sie unter Drogeneinfluss stehen. Viele Meditationen nutzen den Atem: Sie zählen die Ein- und Ausatmungen oder achten einfach darauf, wie der Atem durch die Nase ein- und ausströmt.

Die Aufmerksamkeit für unseren Körper kann uns helfen, geerdet zu bleiben, wenn sich psychedelische Effekte überwältigend anfühlen. Entspannen Sie angespannte Muskeln oder Körperregionen, wie z.B. Ihren Bauch.

5 Wenn Sie «sicher» sind, dass Sie gestorben sind, könnte ein Ansatz, den ich mit meinen DMT-Freiwilligen verfolgt habe, hilfreich sein. Ich schlug vor, dass sie auf eine von zwei Arten reagieren könnten: «Oh mein Gott, ich sterbe, holt mich hier raus!» Oder: «Ich scheine gestorben zu sein. Das ist sehr interessant. Was nun?»

Sanfte Yogastellungen können bei körperlichem Unbehagen hilfreich sein. Versuchen Sie, diese Bereiche mit Ihrem Atem zu «massieren», indem Sie Ihre entspannende Aufmerksamkeit auf sie richten.

Um Hilfe bitten

Wenn Sie nicht loslassen können, bitten Sie um Hilfe. Dazu gehören Ihre eigenen und die von anderen zur Verfügung gestellten Ressourcen.

Wenn Sie allein sind, sprechen Sie die Dinge laut durch, hören Sie, wie Ihre Gedanken klingen, wenn Sie sie aussprechen, und schauen Sie, ob Sie ihnen einen Sinn abgewinnen können, ob Sie ihnen tiefer auf den Grund gehen können oder wohin sie führen könnten. Sie können auch versuchen, verwirrende Gedanken aufzuschreiben, um zu sehen, wie sie aussehen, sobald Sie sie wieder loslassen. Trinken Sie Tee, Wasser oder Fruchtsaft. Wickeln Sie sich in eine Decke ein. Ändern Sie die Musik. Öffnen oder schließen Sie ein Fenster oder die Jalousien. Spüren Sie Ihre Gefühle, ohne sich dagegen zu wehren: Wenn Ihnen nach Weinen zumute ist, weinen Sie; wenn Sie lachen wollen, lachen Sie; wenn Ihnen übel ist, unterdrücken Sie das Erbrechen nicht. Bitten Sie Ihre inneren Lehrer, Mentoren, geistigen Führer, Engel oder Gott um Hilfe. In den letztgenannten Fällen führt dies häufig zu einem Gebet, und wenn Sie im Vorfeld bedeutungsvolle Gebete auswendig gelernt haben, können diese sehr wirkungsvoll sein. Einige Formen der Meditation beinhalten auch Gebete, vor allem Visualisierungen verschiedener Gottheiten oder (spirituelle) Führer, ebenso wie das Singen.

Diejenigen, die mit Ihnen im Raum sind, stehen Ihnen ebenfalls zu Diensten, wenn Sie sich gut vorbereitet haben. Erzählen Sie von neuen Einsichten, Hindernissen, Erkenntnissen oder Fragen, aber achten Sie darauf, dass Sie nicht das Reden durch das Fühlen ersetzen. Ein guter Sitter wird Ihnen helfen, diese Unterscheidung zu treffen. Bitten Sie darum, die Hand Ihres Sitters oder Freundes halten zu dürfen, oder bitten Sie um andere, nicht-sexuelle Berührungen. Massagen können während eines psychedelischen Trips sehr hilfreich sein, aber die sexuellen Grenzen müssen klar sein. Besprechen Sie mit Ihrem Sitter vor der Sitzung, wie Sie zu Berührungen stehen.

Längeres, kontrolliertes Hyperventilieren, «holotrope Atemarbeit», kann Ihnen helfen, emotionale oder körperliche Hindernisse zu überwinden, aber wenn Sie mit dieser Technik nicht sehr vertraut sind, empfehle ich Ihnen, sich von jemandem beaufsichtigen zu lassen. Eine andere Technik besteht darin, körperlich gegen Ihren oder Ihre Sitter zu drücken, körperliche Spannung aufzubauen und sie dann an einem bestimmten Punkt wieder loszulassen. Dies kann helfen, Hindernisse zu überwinden, die sonst unüberwindbar scheinen. Dies erfordert jedoch eine gekonnte Anwendung – die Sitter müssen wissen, was sie tun.

Wesenheiten

DMT, Ketamin und Salvinorin A führen häufig zu Begegnungen mit «Wesenheiten», wie auch jedes hochdosierte Psychedelikum. Diese «Wesenheiten» sind fast immer verblüffend, ganz gleich, wie sehr Sie erwarten oder hoffen, ihnen zu begegnen. Sie sind «lebendig», aktiv, verfügen über Intelligenz und Willen und «erwarten» Sie vielleicht sogar. Sie können mit Ihnen kommunizieren – mehr oder weniger effektiv – oder Sie einfach ignorieren, obwohl sie sich Ihrer Anwesenheit bewusst sind.

In Kapitel 4 «Wie Psychedelika wirken: Das Gehirn» stelle ich mein Verständnis von der Natur der Wesenheiten dar. Meine Schlussfolgerung ist allgemeiner Natur und hängt von der Definition des Begriffs «psychedelisch» ab. Das heißt, dass diese Substanzen das bisher Unsichtbare offenbaren oder enthüllen. In Bezug auf die objektive Realität der Wesenheiten schließe ich mich weder der einen noch der anderen Seite an. Sie stellen als «imaginative» Inhalte jeder psychedelischen Erfahrung Informationen dar, die wir mit dem «rationalen Vermögen», unserem «Intellekt», entschlüsseln müssen. In welcher Beziehung stehen wir dann zu den Wesenheiten?

Beurteilen Sie sie so, wie Sie es tun würden, wenn Sie Fremden in einem fremden Land begegnen. Wir kennen weder ihre Kultur, noch ihre Sprache, noch ihre Absichten. Dennoch können wir spüren, ob sie freundlich oder aggressiv, schelmisch oder ernst sind oder ob dies im Moment unklar ist.

Sobald Sie eine gewisse Stabilität in Ihren Interaktionen mit den Wesenheiten erreicht und ihre gutmütige Natur eruiert haben, können Sie sie auf der Suche nach Informationen, Liebe oder Heilung ansprechen. Denken Sie jedoch daran, dass Trips immer fließend sind und Wesenheiten, die zunächst gütig erscheinen, hässlich und aggressiv werden können, während bösartig erscheinende Wesenheiten an Bedrohlichkeit abnehmen können. Seien Sie vorsichtig, wenn Sie mit Wesenheiten interagieren, die bedrohliche Merkmale wie Stacheln und Reißzähne besitzen. Hören Sie sich an, was sie «sagen», aber mit Skepsis. Wenn sie Ihre Ängste zu verstehen scheinen, können sie Ihnen auf Ihrer Reise letzten Endes nützlich sein. Lassen Sie nicht zu, dass Wesenheiten Sie zwingen, Dinge zu akzeptieren oder zu tun, oder dass sie wütend werden, wenn Sie sich weigern. Und verschwören Sie sich auf keinen Fall mit einer Wesenheit, um jemanden zu manipulieren oder zu schädigen.

Der Bad Trip

Kurze schwierige Phasen sind bei den meisten psychedelischen Erfahrungen üblich. Sie gehen entweder schnell von selbst vorbei oder reagieren auf eine der Interventionen, die ich bereits dargestellt habe. Fast jeder, der geistig und körperlich gesund und gut vorbereitet ist, eine angemessene Dosis nimmt und sich in einer unterstützenden Umgebung befindet, sollte mit einem guten Gefühl aus einer psychedelischen Session gehen.

Bei stärkeren oder länger anhaltenden negativen Wirkungen gibt es eine schrittweise Abfolge von Maßnahmen, die weniger bis mehr intervenierend sind. Das «Herunterreden» (talking down) durch jemanden, dem Sie vertrauen, ist die erste Stufe – unterstützendes und einfühlsames Zuhören, Hinterfragen und Klären. Diese Person wird betonen, dass das, was Sie gerade erleben, nur vorübergehend ist. Eine Verringerung der sensorischen und/oder zwischenmenschlichen Stimulation ist wichtig. Nicht-geschlechtlicher Körperkontakt wie Handhalten oder eine sanfte Massage können helfen, die Intensität einer möglichen Krise zu verringern. Bewegen Sie sich, wenn möglich, draußen an der frischen Luft – unter Aufsicht. Ein aufmerksamer Wechsel der Umgebung kann einen Teufelskreis aus Verwirrung oder Angst durchbrechen.

Es gibt eine Handvoll «natürlicher» Gegenmittel für einen Bad Trip. Dazu gehören Milch, Vitamin C, Niacin, Nicotinamid und andere. Keines davon ist durch strenge klinische Forschung belegt, aber es kann einen Versuch wert sein, bevor man zu den «großen Geschützen» greift. Medikamente sind der letzte Ausweg, und ich empfehle nicht, dies zuhause zu versuchen.

Wenn Sie eine medikamentöse Beendigung Ihres Trips in Erwägung ziehen, sollte die Verabreichung durch medizinisches Personal erfolgen. Leichte Beruhigungsmittel sind die erste Wahl – Benzodiazepine wie Valium oder Klonopin. Sedierung ist die häufigste Nebenwirkung, die auch zu niedrigem Blutdruck und Benommenheit führen kann. Letztlich sollte man die Hauptberuhigungsmittel oder «Antipsychotika» wie Chlorpromazin, Haloperidol (Haldol), Olanzapin oder Risperidon in Betracht ziehen. Diese Medikamente wirken nicht nur beruhigend, sondern haben auch eine Reihe unangenehmer Nebenwirkungen wie Krämpfe, Muskelsteifheit und einen starken Blutdruckabfall. Dennoch können sie wirksam sein, wenn nichts anderes hilft.

Leo Zeff scherzte gerne darüber, dass der Sitter das Valium nimmt und nicht der Klient, wenn die negativen Wirkungen zu stark erscheinen. Damit unterstrich er, wie wichtig die Reaktionen derjenigen sind, die jemandem in einer Notlage helfen. Je ruhiger die Menschen in der Umgebung einer Person mit Schwierigkeiten sind, desto ruhiger wird diese Person sein.

Das Forschungssetting

Die Teilnahme an einer Forschungsstudie, sei es als Patient oder als gesunder Freiwilliger, bringt eine einzigartige Kombination aus Set und Setting mit sich. Der wichtigste Unterschied ist die Rolle des Altruismus. Sie nehmen nicht nur für sich selbst teil, sondern auch für die Forschung und größere Gemeinschaften.

Jede Art von Trip, die wir besprochen haben, kann Gegenstand eines wissenschaftlichen Projekts sein. Forscher können sich dorthin begeben, wo Sie ein Psychedelikum einnehmen – sogenannte «Feldforschung», zum Beispiel während einer psychedelischen religiösen Zeremonie. Sie nehmen Ihnen vielleicht Blut ab, führen Interviews durch oder lassen Sie Fragebögen ausfüllen. Oder Sie begeben sich zu den Forschern, um an einer biologischen oder therapeutischen Studie teilzunehmen. Klinische Forschungsteams erwarten von Ihnen, dass Sie etwas von Ihrer Reise mit ihnen teilen – biologische Proben, Gehirnströme, ausgefüllte Fragebögen und/oder ein Interview. Im Gegenzug bieten sie eine sorgfältig überwachte Umgebung, qualifiziertes Personal, von der FDA zugelassene Substanzen und Legalität.

In der Einwilligungserklärung werden Ihre Aufgaben und Rechte sowie das, was sie als Versuchsperson zu erwarten haben, dargelegt. Es sollte auch garantiert werden, dass Sie bei Komplikationen, die sich aus Ihrer Teilnahme an der Studie ergeben, kostenlos behandelt werden und dass Sie die Studie jederzeit ohne Konsequenzen abbrechen können.

Überlegen Sie, ob Sie Ihre erste vollkommen psychedelische Erfahrung in diesem Setting machen werden. In gewisser Hinsicht ist der erste große Trip wie Sex – vielleicht fühlen Sie sich als Studienfreiwilliger wohler, wenn Sie bereits Erfahrungen gemacht haben, die weniger einschränkend sind und weniger sorgfältig beobachtet werden. Andererseits kann die professionelle Unterstützung, die in einem empathischen Forschungssetting zur Verfügung steht, die erste derartige Erfahrung bedeutungsvoller und weniger stressig machen.

In der Forschungsumgebung ist weniger Raum für Flexibilität in Bezug auf Bewegungsfreiheit und Ausstattung wie Musik, Kerzen und Räucherwerk. Während sich ein Krankenhauszimmer zu klinisch anfühlen kann, gibt es die beruhigende Gewissheit, dass bei unvorhergesehenen medizinischen Komplikationen Unterstützung zur Verfügung steht.

Ich empfehle, sich zu informieren, ob die Mitglieder des Forschungsteams Erfahrung mit Psychedelika haben, insbesondere mit der Droge, die Sie erhalten werden. Überraschenderweise gibt es noch keine eindeutigen Antworten auf die Frage, ob erfahrene Forscher besser darin sind, positive Wirkungen zu maximieren und/oder negative zu minimieren, als unerfahrene. Es ist jedoch naheliegend, dass erfahrene Forscher besser in der Lage sind, genaue Informationen darüber zu geben, was Sie von der Substanz, die Sie einnehmen werden, erwarten können. Außerdem können Forscher mit Psychedelika-Erfahrung möglicherweise besser erkennen, was Sie empfinden, und darauf reagieren. In jedem Fall ist es bei den heutigen Forschungsstudien nicht üblich, dass die betreuenden Sitter die gleiche Droge einnehmen wie Sie, sodass Sie davon ausgehen können, dass alle Mitarbeiter, die mit Ihnen im Raum sind, während Ihrer Erfahrung nüchtern sind.

Was ist das Modell des Forschungsteams für die psychedelische Erfahrung, ihre Überzeugungen darüber – mit anderen Worten, das Set des Teams? Die Einstellung des Teams ist ein wesentlicher Bestandteil des

Settings. Vertreten sie das psychotomimetische Modell – dass Psychedelika eine kurzlebige Form der Schizophrenie hervorrufen? Wenn ja, bereiten Sie sich darauf vor, dass ihre Interaktionen mit Ihnen während Ihrer Reise diese Überzeugungen widerspiegeln – Interaktionen, die höchstwahrscheinlich anders ausfallen würden, wenn sie glauben würden, dass Psychedelika mystikomimetisch sind oder einfach pharmakologische Untersuchungen der Gehirnfunktion und des Bewusstseins durchgeführt würden. Wenn Sie an einer Psychotherapiestudie teilnehmen, ist das Modell ähnlich wichtig, vielleicht sogar noch wichtiger. Wenn eine mystische Erfahrung das Ziel ist, wie reagiert dann das Team, wenn Sie diese «nicht erreichen»? Und wie fühlen Sie sich dann? Und wenn eine bestimmte Erfahrung das Ziel des Therapieprojekts ist, wird das Team Ihre Reise subtil oder nicht so subtil in eine Richtung lenken und Sie von einer anderen wegführen – selbst wenn die Erfahrung, die Sie gerade machen, durchaus ansprechend ist?

Das Team kann Ihr Erlebnis auch durch die Auswahl der Musik auf ein bestimmtes Ziel lenken. Manche bezeichnen dies halb scherzhaft als «Erleuchtung durch die Playlist». Wenn Ihre Priorität jedoch nicht Erleuchtung ist, könnte diese Playlist Sie unnötig in Unruhe versetzen. Besprechen Sie die Musik im Vorfeld mit dem Forschungsteam.

Was ist mit den Bewertungsskalen? Betonen sie in erster Linie negative Wirkungen wie Angst, Furcht, Verwirrung und Kontrollverlust, wie man es bei einer psychotomimetischen Studie erwarten würde? Oder Liebe, Einheit, Zeitlosigkeit und Ekstase bei einer mystikomimetischen Studie? Wenn Sie zu einer weiteren Session kommen, werden die Bewertungsskalen diese nachfolgenden Sessions beeinflussen, da Sie genau diese expliziten Wirkungen erwarten werden. Selbst wenn Sie nur eine einzige Erfahrung mit dem Team gemacht haben, wird sich dies auf Ihren Integrationsprozess auswirken. War ich im Zustand des Irrsinns? Haben die Ergebnisse auf meinem Fragebogen eine «vollständige» oder «unvollständige» mystische Erfahrung angezeigt?

Integration

Integration bezieht sich auf die Frage: Was fangen wir damit an? Nachdem Sie nun eine wichtige psychedelische Erfahrung gemacht haben, was machen Sie mit den Erkenntnissen und Erfahrungen für Ihr Leben daraus? Wie bei der Vorbereitung können wir auch die Integration in kurzfristige und langfristige Prozesse unterteilen.

Kurzfristige Prozesse

Wenn Ihr Erlebnis zuende geht, werden Sie wahrscheinlich hungrig sein. Nehmen Sie eine leichte Mahlzeit zu sich und achten Sie darauf, dass Sie viel trinken. Gehen Sie alle Notizen oder Tonaufnahmen durch, die Sie gemacht haben. Zeichnen Sie, was Sie gesehen haben, besonders direkt nach der Session. Schmücken Sie diese Bilder mit Merkmalen, die Ihre emotionalen Reaktionen darauf widerspiegeln. Eine heiße Dusche oder ein Bad kann sich wunderbar anfühlen, aber vermeiden Sie es, Ihre Körpertemperatur nach dem Konsum von MDMA zu erhöhen, da die Toxizität der Droge bei höheren Körpertemperaturen zunimmt. Machen Sie ein Nickerchen. Sorgen Sie dafür, dass Sie für den Rest des Tages und der Nacht nichts Dringendes mehr zu tun haben. Lassen Sie es in den nächsten ein oder zwei Tagen nach einer wichtigen psychedelischen Erfahrung ruhig angehen, besonders wenn es Ihre erste ist. Seien Sie freundlich zu sich selbst, denn Sie sind gerade von einer großen Reise zurückgekehrt – einer Reise, die Planung, Aufmerksamkeit und geistige Anstrengung erforderte. Ein «psychedelischer Afterglow» kann noch mehrere Tage oder länger nach einem großen Trip anhalten, also seien Sie offen dafür, dass der Prozess weitergeht, wenn auch auf einer subtileren Ebene, fast hinter den Kulissen. Teilen Sie Ihre Erfahrungen unbedingt Vertrauenspersonen mit, insbesondere denjenigen, mit denen Sie Ihre Absicht zu trippen geteilt haben, z.B. Freunden, Mentoren, spirituellen Lehrern oder Therapeuten. Sie wollen sich nicht isoliert fühlen, vor allem dann nicht, wenn eine der Wirkungen beunruhigend, verstörend oder schwer in den Kontext Ihres Alltags einzuordnen war. Wenn Sie mit einer Gruppe getrippt haben, werden Sie höchstwahrscheinlich an diesem oder am nächsten Tag Ihre Erfahrungen mit anderen Teilnehmern teilen.

Dies ist eine großartige Gelegenheit, um zu verstehen und zu verarbeiten, was während Ihrer Sitzung passiert ist, und um zu erfahren, wie andere mit ihren Erfahrungen umgegangen sind, sie interpretieren und planen, sie zu integrieren. Wenn Ihre Session in einem Forschungssetting stattfand, wird es eine «Nachbesprechung» mit dem Forschungsteam geben, um alle Fragen zu beantworten, Unterstützung zu bieten und Ihre Erfahrungen in ihrem theoretischen Rahmen zu interpretieren.

Langfristige Prozesse

Leo Zeff beschrieb, dass der Trip schon beginnt, wenn man sich für eine psychedelische Reise entscheidet. In ähnlicher Weise haben Sie nach einer wichtigen Erfahrung eine Menge neuer Dinge zu verarbeiten, von denen sich einige über den Rest Ihres Lebens erstrecken können. Das meint, «der Trip findet immer noch statt». Vieles von dem, was bei der langfristigen Integration wichtig ist, habe ich bereits bei der Erörterung der langfristigen Vorbereitung behandelt. Sie sind dieselbe Person, die Sie vor Ihrer psychedelischen Reise waren, aber jetzt haben Sie einen neuen Erfahrungsmaßstab und Wegweiser, die bedeutungsvoller sind als je zuvor. Wenn zum Beispiel kreative Aktivitäten in Ihrem Leben einen hohen Stellenwert haben, kann Ihr Trip neues Material, neue Überzeugungen und neue Einsichten für Ihre Arbeit geliefert haben. Wenn Sie vor Ihrer Session Zweifel hatten, wohin Ihr Leben führen soll, haben Sie vielleicht eine neue Klarheit über die Richtung erlangt, die Sie einschlagen wollen.

Online-Foren sind hilfreich. Sie bieten die Möglichkeit, von den Erfahrungen anderer zu lernen und Unterstützung für die eigenen zu erhalten. Diese Art von Peer-Review bietet wertvolles Feedback und macht es weniger wahrscheinlich, dass man sich unüberlegt auf psychedelisch inspirierte, unverantwortliche oder verblendete Pfade begibt.

Sie haben nun die Möglichkeit, Ihre Überzeugungen und Handlungen mit dem in Einklang zu bringen, was Sie als die wertvollsten Teile Ihrer Session empfunden haben. Beschäftigen Sie sich mit Aktivitäten, die Sie an dieselben Gefühle von Wahrheit, Schönheit, Gewissheit und Güte erinnern und/oder diese hervorrufen. Scheuen Sie sich nicht davor, wenn Sie dies tun können, ohne sich selbst oder andere zu verletzen. Ich habe zum Beispiel festgestellt, dass das Studium hebräischer Bibeltexte viele der Gefühle und Überzeugungen hervorruft, zu denen ich während meiner eigenen prägenden psychedelischen Erfahrungen gelangt bin. Dieser scheinbare Wechsel des Schwerpunkts hat einige, die meine Arbeit verfolgt haben, abgeschreckt, hat es mir aber ermöglicht, den Einsichten, die ich während meiner psychedelischen Erfahrungen gewonnen habe, treu zu bleiben. Gleichzeitig erweiterte sich dadurch der Kreis derer, die sich für meine Ideen interessieren.

Wenn sich Ihr Yoga, Ihre Meditation oder Ihr Gebet während des Trips nie stärker und sinnvoller angefühlt haben, widmen Sie sich diesen Praktiken und Ritualen neu. Wenn Sie Lösungen für psychologische, kreative oder berufliche Hindernisse gesehen haben, verfolgen Sie sie und schauen Sie, wie sie funktionieren. Wenn Sie sich so gut und selbstbewusst wie nie zuvor gefühlt haben, vergessen Sie dieses Gefühl nicht – schreiben Sie es auf, denken Sie darüber nach, besprechen Sie es mit wichtigen Menschen in Ihrem Leben und erinnern Sie sich daran, wenn Sie vor schwierigen Umständen stehen. Wenn Sie, egal wie viele psychedelische Sessions Sie hatten, keine Fortschritte bei der Klärung drängender Fragen gemacht haben, ist es vielleicht an der Zeit, eine Psychotherapie zu beginnen, anstatt sich weiterhin auf Trips zu begeben.

Hilfe erhalten

Der Austausch und das gegenseitige Teilen der Erfahrungen sind nach einer guten Reise sehr nützlich. Dies ist umso wichtiger, wenn wir uns in einer unerschütterlichen Notlage befinden. Diese negativen Folgen reichen von Angst und Traurigkeit bis hin zu Depressionen oder Psychosen. Wenn Sie das Gefühl haben, auf wackligem Boden zu stehen, sollten Sie sich Hilfe suchen – beim Sitter, beim Forschungsteam, bei anderen, mit denen Sie getrippt haben, wenn es eine Gruppenerfahrung war, bei Therapeuten, Lehrern oder nahestehenden Personen. Eine solche Weiterführung kann von ein oder zwei Stunden Gespräch mit einem vertrauten Freund bis hin zur Einweisung in eine psychiatrische Klinik reichen. Auch wenn es schwierig sein mag, den Durchblick zu behalten, denken Sie daran, dass Sie letztendlich davon profitieren werden, wenn Sie an den unerwarteten Problemen, die aufgetreten sind, arbeiten und sie lösen.

Was jetzt?

Sollen wir wieder einen Trip unternehmen? Und wann? Und warum? Die Antworten auf diese Fragen hängen von vielen der gleichen Themen ab, die uns dazu gebracht haben, überhaupt erst eine psychedelische Droge zu nehmen. Wenn wir einfach nur Hilfe bei einem bestimmten Problem gesucht haben und erfolgreich waren, brauchen wir vielleicht keinen weiteren Trip. Am anderen Ende des Spektrums kann unser erster Trip uns auf einen spirituellen oder psychotherapeutischen Weg geführt haben, der einen regelmäßigen Konsum beinhaltet. In diesem Fall sollte das Setting beaufsichtigt, sicher und nicht kultisch sein. Mit «nicht kultisch» meine ich eine Gruppe, die Bedenken oder Fragen bezüglich ihrer Überzeugungen und Handlungen und der ihrer Führer nicht unterdrückt.

Zwischen diesen beiden Polen möchten wir vielleicht einfach mit uns selbst und mit wichtigen Menschen in unserem Leben verbunden bleiben, indem wir regelmäßig ein Psychedelikum allein oder mit anderen einnehmen. Ein- oder zweimal im Jahr, alle paar Jahre – was auch immer am sinnvollsten ist.

Es kann lange dauern, bis auch nur eine einzige wichtige psychedelische Erfahrung ihre volle Wirkung entfaltet. Lassen Sie sich nicht frustrieren und versuchen Sie nicht, die Veränderungen in Ihrem Leben, die Sie ursprünglich erwartet hatten, durch weitere Drogenerfahrungen zu erreichen. Arbeiten Sie stattdessen mit mehr Engagement an dem, was Ihnen die erste große Session gezeigt hat.

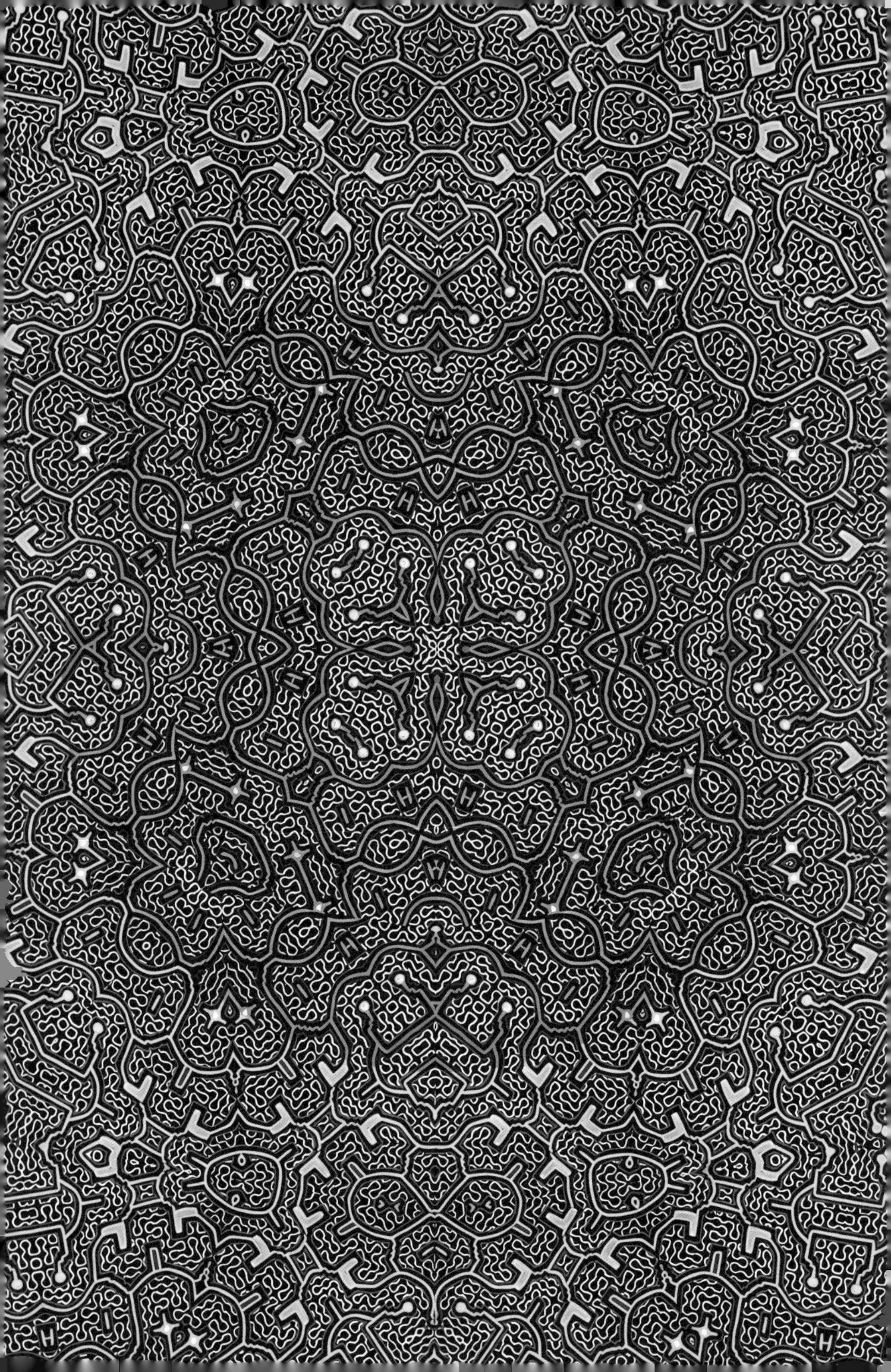

KAPITEL 12 Microdosing

Unter Microdosing versteht man die Einnahme von Dosen einer psychedelischen Droge für nicht psychedelische Wirkungen. Über diese weit gefasste Definition hinaus gibt es kaum einen Konsens. Die Praxis erfreut sich zunehmender Beliebtheit und wird von Befürwortern und begeisterten Medienvertretern als vorteilhaft angepriesen: schärferer Fokus, größere Kreativität, geringerer Drogenmissbrauch, bessere Stimmung, weniger Angstzustände, bessere Meditation und mehr Wohlbefinden.

Einer der Reize der Microdosing-Bewegung besteht darin, dass sie das Stigma des «Drogenkonsums», des «Trippens auf Pilzen» oder anderer Gegenkulturen gegen das Establishment beseitigt. Vielmehr nimmt man etwas wie ein Vitamin, ein Nahrungsergänzungsmittel oder sogar ein Antidepressivum oder ein Stimulans ein. Obwohl ich diesen Ansatz verstehe, treibt er die Medikalisierung von Psychedelika auf die Spitze. Indem man Psychedelika als «Super-Prozac» behandelt, nimmt man der psychedelischen Drogenerfahrung ihre Neuartigkeit. Und es ist diese Neuheit, die Fremdartigkeit des psychedelischen Zustands, die die meisten von uns zu diesen Substanzen hinzieht. Ich möchte das Microdosing nicht abwerten, aber es ist wichtig, zwischen Microdosing und einer psychedelischen Erfahrung zu unterscheiden.

So lautet der Titel einer wissenschaftlichen Studie, die kürzlich in einer renommierten Fachzeitschrift erschienen ist: «Erwachsene, die Psychedelika in Mikrodosen einnehmen, berichten über gesundheitsbezogene Motivationen und geringere Angst- und Depressionswerte im Vergleich zu Nicht-Mikrodosierern.» Klingt großartig, nicht wahr?

Der wichtigste Grundsatz bei der Auswertung von Studien wie dieser lautet: Assoziation ist kein Beweis für Kausalität. Hier ist ein extremes Beispiel, das dies verdeutlicht. Stellen Sie sich eine Studie vor, in der festgestellt wird, dass Menschen, die Sport treiben, glücklicher sind als diejenigen, die dies nicht tun. Heißt das, dass Sport glücklich macht? Oder, dass glückliche Menschen eher Sport treiben als unglückliche? Erwarten Menschen, die Sport treiben außerdem, dass sie sich dadurch besser fühlen? Und wenn sie Sport treiben, fühlen sie sich dann besser als diejenigen, die nicht erwarten, sich besser zu fühlen, wenn sie Sport treiben?

Bedeuten die Ergebnisse der Microdosingstudie, auf die ich mich gerade bezogen habe, dass Microdosing Depressionen und Ängste verringert? Oder bedeutet es, dass man umso eher zu Microdosing greift, je weniger depressiv und ängstlich man ist? Außerdem werden in Umfragestudien diejenigen befragt, die sich vom Microdosing einen Nutzen versprechen. Warum sonst sollten sie dies überhaupt tun? Auch hier haben wir es mit einer Reihe von Faktoren zu tun, die mit dem Placeboeffekt zusammenhängen – Erwartungshaltung, Stichprobenverzerrung und Suggestibilität.

Die Wissenschaft des Microdosings steckt noch in den Kinderschuhen. Zum Zeitpunkt der Erstellung dieses Buches gibt es nur etwa ein Dutzend Laborstudien, und mit einer Ausnahme wurde nur eine einzige Mikrodosis verabreicht und nicht mehrere Dosen über einen längeren Zeitraum. Da wir nur über so wenige Daten verfügen, ist es nicht möglich, eindeutige Schlussfolgerungen oder Empfehlungen darüber abzugeben, was Microdosing ist und welche positiven und/oder negativen Wirkungen es hat.

Dosierung

Eine gängige Definition für die Quantifizierung einer Mikrodosis ist ein Zehntel bis ein Zwanzigstel der aktiven Dosis einer psychedelischen Droge. Dies ist jedoch nicht besonders hilfreich, da wir mit der Frage beginnen müssen: Was ist eine «aktive Dosis»? Handelt es sich um die Menge, die eine mittlere, eine intensive oder eine milde psychedelische Erfahrung bewirkt? Und die Sensitivität gegenüber Psychedelika variiert von Mensch zu Mensch und sogar innerhalb derselben Person im Laufe der Zeit. Ein Zehntel einer «aktiven Dosis» kann bei einer Person eine subpsychedelische Mikrodosis sein, bei einer anderen Person kann es eine starke Wirkung hervorrufen. Darüber hinaus kann die Reaktion auf eine Mikrodosis von einem Tag auf den anderen variieren. Mein Ansatz ist es, Mikrodosen in «winzig», «sehr gering» und «gering» zu unterteilen. Und in allen Fällen können wir diese Dosen als «subpsychedelisch» bezeichnen. Dies bedeutet jedoch nicht «subpsychoaktiv». Ich werde Beispiele mit LSD aufführen, da es in stärker standardisierten Dosen als psilocybinhaltige Pilze oder DMT-haltiges Ayahuasca erhältlich ist.

«Winzige» Dosen sind solche, die keine akuten subjektiven Wirkungen hervorrufen, d.h. nicht-psychoaktiv sind. In einer Laborstudie wären die Probanden nicht in der Lage, die Droge von einem inaktiven Placebo wie Wasser oder einer Zuckerpille zu unterscheiden. Dies wären nicht mehr als 5 bis 10 µg LSD.

«Sehr kleine» Dosen erzeugen spürbare akute Wirkungen, die denen anderer nicht-psychedelischer Drogen ähneln, insbesondere denen von Stimulanzien wie Koffein oder Methylphenidat (Ritalin). Es kommt zu einer Steigerung von Energie, Fokus und Konzentration, einer Aufhellung der Stimmung und schnellerem und klarerem Denken. 10 bis 20 µg LSD wären eine «sehr kleine» Dosis.

«Kleine» Dosen – mehr als 20 µg LSD – sind solche, die andeuten, was kommen wird, wenn man die Dosis ein wenig erhöht; zum Beispiel subtile Wahrnehmungseffekte, wie ein leichtes Glitzern im Raum, Ideen und Assoziationen, die neuartiger und kreativer sind, und ein leichtes Gefühl der Vorfreude – eine erwartungsfrohe Aufregung. Dies sind die Arten von Wirkungen, die man zu Beginn einer Erfahrung mit einer vollen Dosis spürt.

Substanzen

Die beliebtesten Microdosingdrogen sind LSD und Psilocybin, insbesondere letzteres in Form von getrockneten Pilzen oder Pilztee. Einige verwenden niedrige Dosen von DMT-haltigem Ayahuasca sowie Ibogain. Darüber hinaus werden beim «Stacking» andere Substanzen hinzugefügt, die theoretisch den potenziellen Nutzen niedriger Dosen klassischer Substanzen erhöhen. Dazu gehören Kakao bzw. Schokolade, Niacin und bestimmte Heilpilze. Microdosing von Ketamin ist selten, zumindest im Rahmen des Modells des klassischen psychedelischen Microdosings. Das heißt, dass Menschen geringe, nicht-psychedelische Dosen von Ketamin gegen Depressionen oder Schmerzen einnehmen, aber nicht zur Steigerung des Wohlbefindens.

Weder DMT noch 5-MeO-DMT sind oral aktiv, so dass orales Microdosing dieser Substanzen keine pharmakologische Wirkung hat. Man könnte beide mit einem Monoaminoxidase-Hemmer kombinieren, z.B. mit den Samen der Syrischen Steppenraute (*Peganum harmala*), was eine Ayahuasca-ähnliche

Pharmakologie induzieren würde. Darüber hinaus ist durch die Verfügbarkeit von Vape-Pens, die niedrige Konzentrationen dieser beiden Substanzen enthalten, Microdosing durch Vapen möglich.

Microdosing von MDMA ist zwar nicht so populär wie bei den klassischen Drogen, aber es kommt vor. Meine Besorgnis über die Neurotoxizität von MDMA hält mich davon ab, Microdosing von MDMA zu empfehlen. Alle verfügbaren Daten, sowohl von Menschen als auch von Tieren, deuten darauf hin, dass die Neurotoxizität zunimmt, je mehr MDMA eingenommen wird.

Anwendung

Wie oft betreiben Menschen Microdosing? Und für wie lange? Die langfristigen Auswirkungen einer psychedelischen Exposition unterscheiden sich von denen einer akuten Verabreichung. Frühe Studien mit täglichen niedrigen LSD-Dosen bei depressiven Patienten zeigten beispielsweise Besserung im zeitlichen Verlauf, wie man ihn bei der täglichen Verabreichung herkömmlicher Antidepressiva über mehrere Wochen beobachten kann. Dies ist nicht verwunderlich, da eine tägliche LSD-Gabe im Gehirn von Nagetieren die gleichen Rezeptorveränderungen hervorruft, wie sie bei SSRI-Antidepressiva auftreten. Während sich eine Toleranz gegenüber den akuten Wirkungen von LSD entwickelt, entwickeln sich die Rezeptorveränderungen weiter und könnten für die Verbesserung der Stimmung verantwortlich sein. Bedenken Sie auch, dass die psychoplastogenen Wirkungen der klassischen Psychedelika und von Ketamin bei Tieren bei nicht-psychedelischen Dosen nach nur einer Verabreichung auftreten.

Diese Veränderungen halten bis zu einem Monat nach der Exposition an, im Falle von Psilocybin länger als bei Ketamin. Dies deutet darauf hin, dass eine Verabreichung von Psilocybin einmal pro Monat ausreichen könnte, um psychoplastogene Veränderungen hervorzurufen. Und wenn diese Veränderungen die Wirkungen von Microdosing beim Menschen vermitteln, dann ist eine monatliche Dosierung möglicherweise alles, was nötig ist. Microdosing von Ayahuasca ist ein besonderer Fall, da es MAO-hemmende Substanzen enthält, die verschreibungspflichtigen Antidepressiva ähneln.

Neben den psychoplastogenen Effekten von DMT sind also aufgrund der gleichzeitigen Wirkung auf die MAO zusätzliche Faktoren im Spiel.

Man kann auch beschließen, eine Mikrodosis nur «nach Bedarf» einzunehmen, zum Beispiel zum Lernen vor einer großen Prüfung. In diesem Fall sind die stimulierenden Wirkungen wahrscheinlich nicht von denen eines herkömmlichen verschreibungspflichtigen Medikaments wie Amphetamin oder Methylphenidat zu unterscheiden. Die stimulatorischen Wirkungen niedriger Dosen von Psychedelika sind Gegenstand einer geplanten Studie über die Wirkungen von LSD bei ADHS.

Etabliert haben sich auch Schemata, die Microdosing in häufigerer Frequenz vorsehen (bei dieser Technik plant man mehr Tage, an denen mikrodosiert wird, als Tage, an denen nichts eingenommen wird). In Handbüchern über Microdosing wird diese Strategie am häufigsten empfohlen. Dabei handelt es sich wahrscheinlich um eine Kombination aus nicht-psychedelischen, aber psychoaktiven akuten Wirkungen und einer längerfristigen Veränderung der Rezeptorfunktion und Psychoplastogenese. Andererseits gibt es wenig wissenschaftliche Unterstützung für dieses Modell. Sollen die Tage der Abstinenz dazu dienen, die Toleranz gegenüber den akuten psychoaktiven Wirkungen der Drogen zu verringern? Wenn ja, könnte dies mehr erfordern als nur ein oder zwei Tage Abstinenz. Wenn man die akuten Wirkungen außerdem als vorteilhaft empfindet, wäre es dann nicht sinnvoller, jeden Tag eine Mikrodosis zu nehmen?

Ergebnisse von Umfragen

Bei lebensnahen Online-Umfragen werden Mikrodosierer und Nicht-Mikrodosierer rekrutiert, und jegliche Variablen zwischen den beiden Gruppen werden verglichen. Erwartungseffekte – die zur Placebo-Reaktion beitragen – können ebenso verantwortlich sein für die positiven Ergebnisse als die Drogen selbst.[1]

Das heißt, wenn man erwartet, sich durch Microdosing besser zu fühlen, und dann damit beginnt, stehen die Chancen gut, dass man sich besser fühlt.

1 Die Erwartungshaltung trägt auch zur Nocebo-Reaktion bei, bei der die Einnahme einer inaktiven Substanz zu unerwünschten Wirkungen führt.

Und wenn nicht-psychoaktive oder nicht-psychedelische Wirkungen die Placebo-Reaktion verstärken, wie ich in Kapitel 6 angedeutet habe, würde dies sogar noch deutlichere Auswirkungen haben. Die meisten Berichte deuten auf einen Nutzen hin, aber nicht alle. So berichten einige Befragte von verstärkter Angst und/oder Depression, Schlaflosigkeit, körperlichem Unwohlsein, Kopfschmerzen, Müdigkeit, Übelkeit, Reizüberflutung und Schwindel.

Daten aus der klinischen Forschung

Laborstudien zu Microdosing beim Menschen stehen erst am Anfang. Es besteht Einigkeit darüber, dass die einmalige Verabreichung einer Mikrodosis etwas bewirkt – psychologisch und/oder physiologisch. Mikrodosen sind also von Placebos unterscheidbar, und die Probanden beschreiben ihre Wirkung als «leichtes Trippen». In diesem Fall haben wir es ergo mit «sehr kleinen» und «kleinen» Dosen von Drogen zu tun, nicht mit «winzigen» nicht-psychoaktiven.

Nur in einer Studie wurde eine wiederholte Dosierung angewendet, wobei LSD viermal im Abstand von drei bis vier Tagen verabreicht wurde. Weder die 13 – noch die 26-µg-Dosis hatten messbare Auswirkungen auf Stimmung oder Kognition. Andere Untersuchungen, bei denen nur eine einzige Mikrodosis LSD oder Psilocybin verabreicht wurde, beschrieben eine akute Verringerung von Zwangssymptomen, vermehrte Gefühle der Dissoziation, unterschiedliche Auswirkungen auf die Energie, eine verringerte Schmerzempfindlichkeit, gesteigerte Kreativität und eine Beschleunigung des subjektiven Zeitablaufs. Niedrige Dosen von Psychedelika können die Vigilanz, die Konzentration und das Arbeitsgedächtnis erhöhen oder verringern.

In einer anderen Studie hatte Psilocybin in niedriger Dosierung keine Auswirkungen auf die emotionale Verarbeitung. Untersuchungen zur funktionellen Bildgebung des Gehirns zeigen, dass niedrige LSD-Dosen bei gesunden Freiwilligen die globale Konnektivität erhöhen, was bedeutend bei der antidepressiven Reaktion auf volle Dosierungen von Psychedelika zu sein scheint.

Daher können Mikrodosen bei der Behandlung von Depressionen genauso wirksam sein wie konventionelle Psychedelika-Dosen.

Auswirkungen auf das Herz?

Ein theoretisches Problem bei der täglichen Einnahme klassischer Substanzen ist ihr Potenzial, die Herzwerte durch chronische Stimulation des Serotonin-2B-Rezeptors (5-HT2B-Rezeptor) zu schädigen. Dies könnte jedoch eher eine theoretische als eine reale Sorge sein, da mir keine Berichte über Herzklappenerkrankungen bei chronischen Ayahuasca-Konsumenten bekannt sind, die Ayahuasca über Jahrzehnte hinweg mehrmals pro Woche in Ayahuasca-Kirchen und schamanischen Settings konsumieren.

Schlussfolgerungen

Lohnt sich Microdosing also? Wie es auch für alles andere in diesem Buch gilt, sollte man das Nutzen-Risiko-Verhältnis abwägen. Im Falle von Microdosing halte ich das Risiko für gering, insbesondere bei der oralen Einnahme von klassischen Psychedelika und Ketamin. Ich beziehe dies jedoch nur auf Menschen, die keine körperlichen oder psychiatrischen Grunderkrankungen haben und keine Medikamente oder andere Substanzen einnehmen, die die Einnahme einer psychedelischen Droge potenziell gefährlich machen können. Auch wenn der «wahre» Nutzen ebenfalls gering sein mag, kann der «tatsächliche» Nutzen des Microdosings höher sein. Das heißt, Placebo-Effekte sind real, und in dem Maße, wie wir diese Effekte zu unserem Vorteil nutzen können, lohnt es sich, dies in Betracht zu ziehen. Natürlich muss man seine Hausaufgaben machen, alles sorgfältig prüfen, seine Quellen kennen und vor allem bereit sein, aufzuhören und Hilfe zu suchen, wenn etwas Unerwünschtes passiert.

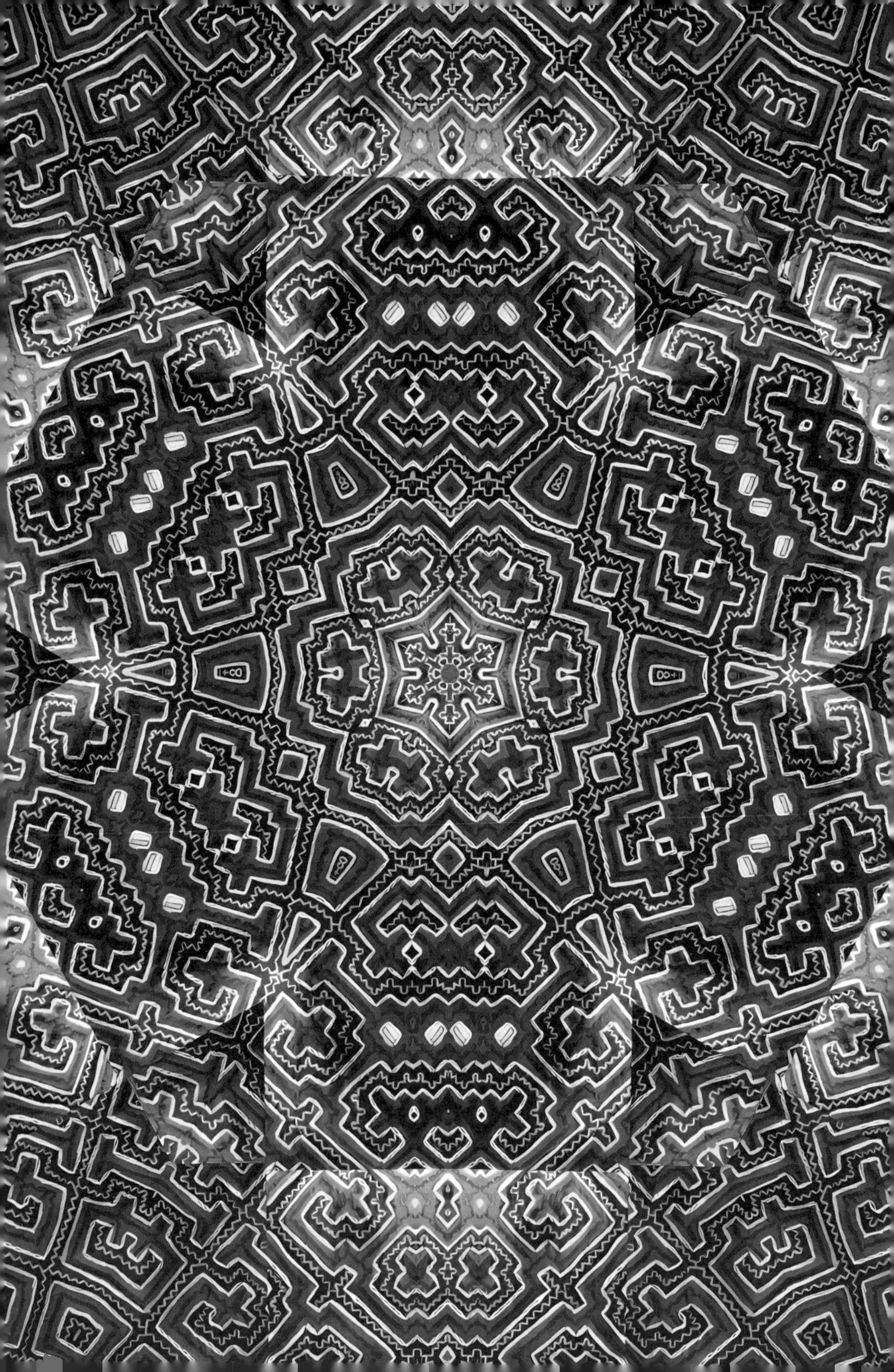

KAPITEL 13 Das Gesetz

Weder der Verlag noch ich befürworten die Einnahme von Drogen und den Verstoß gegen das Gesetz. Dennoch haben Menschen im Laufe der Geschichte immer wieder bewusstseinsverändernde Substanzen eingenommen – legal und illegal. Das wird sich auch in naher Zukunft nicht ändern. Daher ist dieses Buch ein Versuch, diejenigen aufzuklären, die bereit sind, sich auf oftmals illegale Aktivitäten einzulassen. Man könnte einen solchen Ansatz als Schadensbegrenzung bezeichnen, aber er hat auch mit einer Optimierung des Nutzens zu tun.

Der Controlled Substances Act von 1970

Dieses US-amerikanische Bundesgesetz verbietet die illegale Einfuhr, die Herstellung, den Vertrieb, den Besitz und die missbräuchliche Verwendung von kontrollierten Substanzen. Es gibt fünf Listen mit kontrollierten Substanzen, wobei Liste I die restriktivste ist. Hier finden sich die klassischen Psychedelika, MDMA und Marihuana (!). Die Kriterien sind, dass ihr Missbrauchspotenzial hoch ist, dass sie keine anerkannte medizinische Verwendung finden und dass sie selbst unter ärztlicher Aufsicht nicht sicher sind. Die US-amerikanische Drug Enforcement Administration (DEA) ist für die Einstufung von Drogen in die Listen zuständig.

Kokain, Methamphetamin und Fentanyl stehen auf Liste II, da sie einen medizinischen Nutzen haben – Augenanästhesie, ADHS und Schmerzen. Drogen der Liste III sind weniger missbrauchsanfällig und haben einen anerkannten medizinischen Nutzen, z.B. Ketamin für die Anästhesie. Die Behandlung von Depressionen mit generischem Ketamin fällt unter die Kategorie «Off-Label-Use».[1] Das bedeutet, dass Ärzte Ketamin auch für andere Zwecke als für die Anästhesie verwenden dürfen, für die es Belege für die Wirksamkeit gibt.

1 Die FDA hat das Ketaminpräparat «Spravato» jedoch für behandlungsresistente Depressionen in Kombination mit einer laufenden Antidepressivatherapie zugelassen.

Die Patienten müssen in Kenntnis der Sachlage ihr Einverständnis geben und bestätigen, dass sie Ketamin *off-label* erhalten. Man könnte argumentieren, dass die derzeitige psychedelische Forschung auf Sicherheit unter ärztlicher Aufsicht sowie auf einen möglichen medizinischen Nutzen hinweist, etwa bei der Therapie von Depressionen, PTBS und Drogenmissbrauch. Die FDA erkennt dies durch die Einstufung von MDMA und Psilocybin als Breakthrough-Therapien für PTBS bzw. Depressionen an. Bei der DEA stehen sie jedoch weiterhin auf der Liste I.

Der Controlled Substances Analog Act aus den 1990er Jahren verortet ebenfalls Substanzen auf der Liste I, die den bekannten Drogen der Liste I strukturell ähnlich sind oder ähnliche Wirkungen haben. Der Kongress verabschiedete dieses Gesetz, um «Designerdrogen» zu kriminalisieren, die von Chemikern entwickelt werden, um die Verbote für bekannte Substanzen der Liste I zu umgehen. So kann man beispielsweise einer in Liste I aufgeführten Droge hier eine Methylgruppe hinzufügen oder dort eine Hydroxygruppe entfernen und die psychedelischen Wirkungen beibehalten, aber die Droge würde nicht in der Liste der erfassten Substanzen erscheinen.

Die DEA kann jede Droge, die auf ihrem Radar auftaucht und für eine Einstufung in Liste I in Frage kommt, auch notfallmäßig einstufen. Nach dieser Einstufung gibt es einen Zeitraum für öffentliche Stellungnahmen, und dann entscheidet die DEA, ob sie die Droge formell in die Liste I aufnimmt. So geschah es in den 1980er Jahren mit MDMA. Vor Kurzem hat die DEA mehrere neuartige Tryptamine in die Liste I aufgenommen, von denen eines ein führender Kandidat in der Entwicklung eines kommerziellen Psychedelik-Unternehmens ist.

Das Gesetz erlaubt es der DEA auch, den Handel mit «gelisteten Chemikalien», die als Ausgangsstoffe für die Synthese kontrollierter Substanzen notwendig sind, sorgfältig zu überwachen und zu verfolgen. Dies ist die «Beobachtungsliste» der DEA.

Entkriminalisierung und Legalisierung

Die Teilnahme an genehmigten klinischen Forschungsstudien ist rechtlich unbedenklich, auch wenn das Stigma, «auf LSD getrippt zu haben», bestehen bleibt.[2] Allerdings ist der Konsum all dieser Drogen außerhalb der staatlich genehmigten Forschungseinrichtungen in den USA nach den meisten kommunalen und bundesstaatlichen Gesetzen sowie nach allen Bundesgesetzen illegal.

Bundesrecht hat Vorrang vor Landes- und Kommunalrecht, und Landesrecht hat Vorrang vor Kommunalrecht. Dies ist die wichtigste rechtliche Überlegung, wenn man sich für die Einnahme einer psychedelischen Droge entscheidet. Eine wachsende Zahl von Rechtssprechungen – auf Landes-, Bezirks- und Stadtebene – hat verschiedene Aspekte von Aktivitäten im Zusammenhang mit psychedelischen Substanzen «entkriminalisiert». Dazu gehören der Anbau, die Synthese, der Besitz, der Vertrieb, die Verabreichung und der Konsum solcher Substanzen. Die Bundesbehörde DEA kann jedoch jederzeit eingreifen, um Verhaftungen vorzunehmen und strafrechtlich zu verfolgen. Darüber hinaus können die Bundesstaaten trotz der Entkriminalisierung in den Städten und Bezirken die Drogengesetze durchsetzen.

Es gibt zwei wichtige Begriffe, die von vielen synonym verwendet werden, die aber nicht identisch sind. Diese sind Entkriminalisierung und Legalisierung. Durch die Entkriminalisierung werden die strafrechtlichen Sanktionen für den Besitz von Psychedelika verringert. Dies kann auf zwei Arten geschehen. Der Besitz kleiner Mengen von Psychedelika für den persönlichen, «nicht-kommerziellen» Gebrauch ist nun ein zivilrechtliches Vergehen.[3] Der Erwerb von Psychedelika für den persönlichen Gebrauch erfolgt jedoch weiterhin über illegale Märkte. Eine weitere Möglichkeit der Entkriminalisierung besteht darin, die Strafverfolgungsbehörden anzuweisen, die Verfolgung

2 Oder, wie der Leiter des klinischen Forschungszentrums, in dem ich meine DMT- und Psilocybin-Studien durchführte, eines Tages sagte: «Die rauchen da hinten Pilze».

3 Zivilrechtliche Verstöße oder Übertretungen können in den USA mit einem Bußgeld und/oder einem obligatorischen Verfahren geahndet werden. Geschwindigkeitsübertretungen, das Überfahren einer roten Ampel, Verstöße gegen die Campingplatzordnung und das Mitführen eines nicht angeleinten Hundes sind Beispiele dafür. Für zivilrechtliche Verstöße ist man entweder verantwortlich oder nicht, nicht unschuldig oder schuldig. Zivile Verstöße können Folgen haben, z.B. kann sich bei einem Strafzettel für zu schnelles Fahren der Versicherungssatz erhöhen oder Sie können vorübergehend Ihren Führerschein verlieren. Wenn der Besitz geringer Mengen von Drogen eine Ordnungswidrigkeit darstellt, wird diese im Allgemeinen nicht im Strafregister eingetragen.

des persönlichen Konsums psychedelischer Substanzen mit der geringsten Priorität zu behandeln. Der Besitz von größeren als den erlaubten Mengen für den persönlichen Gebrauch, der Verkauf an Minderjährige, die Herstellung und der Vertrieb bleiben jedoch weiterhin strafbar.[4]

Die Entkriminalisierung ist oft der erste Schritt in Richtung Legalisierung, die wiederum umfangreichere staatliche Ressourcen in Gang setzt. Bislang hat nur Oregon «Psilocybin-Produkte» legalisiert. Zu diesen Produkten gehören frische und getrocknete Pilze sowie Lebensmittel und Getränke, die Psilocybin-Pilzextrakte enthalten. Diejenigen, die Psychedelika herstellen, transportieren, verabreichen bzw. verkaufen wollen, müssen eine staatliche Lizenz erwerben. Nur legalisierte psychedelische «Zentren» und «Abgabestellen» dürfen Psilocybin-Produkte ausgeben. Diese Einrichtungen und diejenigen, die die Produkte verabreichen, müssen die staatlichen Zertifizierungsanforderungen erfüllen.[5] Kalifornien könnte der nächste Staat sein, der Psychedelika legalisiert. Ein Gesetzesvorschlag legalisiert den Besitz, den Anbau und die Weitergabe.

Auch die Gesetze zu psychedelischen Drogen sind von Land zu Land sehr unterschiedlich. Auf den Bahamas zum Beispiel ist es legal, Psilocybin und psilocybinhaltige Pilze zu kaufen, zu besitzen, zu verkaufen und zu konsumieren. In Jamaika gibt es kein Gesetz, das den Konsum von Psilocybin und psilocybinhaltigen Pilzen verbietet, sondern nur ein Gesetz, das ihren Konsum erlaubt. In den Niederlanden sind psilocybinhaltige «Trüffel» (Sklerotien) legal, nicht jedoch psilocybinhaltige Pilze. Darüber hinaus ist der Grad der Durchsetzung der internationalen Drogengesetze sehr unterschiedlich.

Es gibt eine talmudische Maxime, die sicher überall auf der Welt ihre Entsprechung hat: «Das Gesetz des Landes ist das Gesetz». Es obliegt Ihnen, sich mit dem rechtlichen Status jeder psychedelischen Substanz vertraut zu machen, die Sie zu konsumieren beabsichtigen. Und ich rate Ihnen, die Telefonnummer eines auf Drogenfälle spezialisierten Anwalts bereitzuhalten, für den Fall, dass es Probleme gibt.

---

4 Eine Straftat wird mit einer staatlichen Gefängnisstrafe geahndet. Mord, Brandstiftung und Vergewaltigung sind Straftaten. Auch weniger schwere Straftaten wie Überfall und Körperverletzung mit einer tödlichen Waffe und böswillige Zerstörung von Eigentum, das einen bestimmten Wert übersteigt, sind Straftaten. Die langfristigen Folgen einer Verurteilung als «Straftäter» sind schwerwiegend.

5 Oregon hat ebenfalls den Besitz von jeglichen Drogen für den persönlichen Gebrauch entkriminalisiert.

KAPITEL 14 Schlusswort

Als ich begann, dieses Buch zu schreiben, dachte ich, ich sei auf dem neuesten Stand der Forschung über diese außergewöhnlichen Substanzen. Obwohl ich mein Studium an der Universität von New Mexico 1995 abgeschlossen hatte, verfolgte ich die Literatur, betreute Studenten, hielt Vorträge, gab Interviews, beriet akademische und pharmazeutische Einrichtungen und begutachtete Manuskripte für wissenschaftliche Zeitschriften. Als ich jedoch anfing, den «Stand der Dinge» zusammenzufassen, wurde mir klar, wie schnell sich die Dinge in den letzten paar Jahren entwickelt haben. Die akademische Forschung, das Interesse von Risikokapitalgebern, die Aufmerksamkeit der Medien und die religiösen Debatten über psychedelische Drogen sind geradezu explodiert.

In diesem Buch wird konzise und in aller Kürze ein großes Gebiet abgedeckt. Mein Ziel war es nicht, für oder gegen den Gebrauch psychedelischer Drogen zu werben, sondern aufzuklären und zu bilden – Informationen über diese bemerkenswerten Substanzen für diejenigen bereitzustellen, die eine ausgewogene Einführung durch einen Experten auf diesem Gebiet suchen. Wenn mir das gelungen ist, haben Sie jetzt genug Informationen, um zu wissen, welche Fragen Sie stellen müssen, wenn Sie Ihre Studien fortsetzen wollen.

Mein Ziel war es auch, diejenigen, die sich bereits mit der Welt der Psychedelika beschäftigt haben, auf den neuesten Stand zu bringen, indem ich die vorherrschenden biologischen und psychologischen Modelle auf ihre Wirkungen hin bewerte. Vielleicht wird der eine oder andere Leser infolgedessen seine eigenen wissenschaftlichen Experimente konzipieren!

Die Menschen nehmen psychedelische Drogen. Je mehr sie darüber wissen, was sie einnehmen und wie sie es einnehmen sollen, desto weniger Probleme werden sie haben.

Genauso wichtig ist, dass sie möglicherweise mehr Vorteile erfahren. Während viele der wissenschaftlichen Informationen, die ich vorgestellt habe, drogenspezifisch sind, war es auch meine Absicht, allgemeine Prinzipien zu vermitteln, die für alle psychedelischen Drogenerfahrungen relevant sind. Das heißt, dass neben der Droge und ihrer Dosis auch das Set sowie das Setting, innerhalb dessen man eine psychedelische Droge einnimmt, letztlich deren Wirkung bestimmt.

Es ist eine außerordentliche Herausforderung, das Bewusstsein zu verstehen und zu erforschen – den Verstand, das Gehirn und den Geist. Psychedelika versprachen einst, uns bei der Beantwortung einiger unserer tiefsinnigsten Fragen zu helfen – warum wir so denken, handeln und fühlen, wie wir es tun; die Natur der Kreativität, der Träume, des Wahnsinns, der spirituellen Erfahrung und des Todes; sogar die Struktur der Realität selbst. Jetzt, nach einer Generation der Vernachlässigung dieser Themen, stehen uns diese mächtigen, die Seele offenbarenden Werkzeuge wieder zur Verfügung, die uns helfen, diese Fragen zu beantworten. Ich glaube, wir haben aus den Fehlern gelernt, die wir während der ersten Welle der psychedelischen Begeisterung gemacht haben, und ich freue mich auf eine lange, produktive Ära der Erforschung und Anwendung ihrer Wirkungen für das Gemeinwohl.

Bibliographie

KAPITEL 1

Grinspoon, L. und Bakalar, J.B. (1979). *Psychedelic Drugs Reconsidered.* New York: Basic Books.

Huxley, A. (2009). *The Doors of Perception and Heaven and Hell.* New York: HarperPerennial Modern Classics.

Lee, M.A. und Shlain, B. (1986). *Acid Dreams: The Complete Social History of LSD, the CIA, the Sixties, and Beyond (Revised).* New York: Grove Press.

Lewin, L. (1998). *Phantastica: A Classic Survey on the Use and Abuse of Mind-Altering Plants.* Rochester, Vermont: Inner Traditions/Bear & Co.

McQueen, D. (2021). *Psychedelic Cannabis. Breaking the Gate.* Rochester, Vermont: Inner Traditions/Bear & Co.

Pollan, M. (2018). *How to Change Your Mind. What the New Science of Psychedelics Teaches Us about Consciousness, Dying, Addiction, Depression, and Transcendence.* New York: Penguin Press.

Rätsch, C. (2005). *The Encyclopedia of Psychoactive Plants.* Rochester, Vermont: Park Street Press.

Schultes, R.E., Hofmann, A. und Rätsch, C. (1998). *Plants of the Gods.* Rochester, Vermont: Healing Arts Press.

Stafford, P. (2013). *Psychedelics Encyclopedia.* Berkley, California: Ronin Publishing.

Stevens, J. (1998). *Storming Heaven: LSD and the American Dream.* New York: Grove Press.

KAPITEL 2

Gerber, D.J. und Tonegawa, S. (2004). «Psychotomimetic Effects of Drugs—A Common Pathway to Schizophrenia?» *New England Journal of Medicine*, 350, 1047–1048.

Gillin, J.C., Kaplan, J., Stillman, R. und Wyatt, R.J. (1976). «The Psychedelic Model of Schizophrenia: The Case of N,Ndimethyltryptamine.» *American Journal of Psychiatry*, 133, 203–208.

Hollister, L. (1962). «Drug-Induced Psychoses and Schizophrenic Reactions: A Critical Comparison.» *Annals of the New York Academy of Science*, 96, 80–92.

James, W. (1991). *The Varieties of Religious Experience*. New York: Triumph Books.

Lahti, A.C., Weiler, M.A., Tamara, M., Parwani, A. und Tamminga, C.A. (2001). «Effects of Ketamine in Normal and Schizophrenic Volunteers.» *Neuropsychopharmacology*, 25(4), 455–467. doi: 10.1016/S0893-133X(01)00243-3.

Richards, W.A. (2016). *Sacred Knowledge. Psychedelics and Religious Experiences*. New York: Columbia University Press.

Vardy, M.M. und Kay, S.F. (1983). «LSD Psychosis or LSD-Induced Schizophrenia? A Multi-Method Inquiry.» *Archives of General Psychiatry*, 40, 877–883.

Sanz, C. und Tagliazucchi, E. (2018). «The Experience Elicited by Hallucinogens Presents the Highest Similarity to Dreaming within a Large Database of Psychoactive Substance Reports.» *Frontiers in Neuroscience*, 12(7). doi: 10.3389/fnins.2018.00007.

KAPITEL 3

Bogenschutz, M.P., Forcehimes, A.A., Pommy, J.A., Wilcox, C.E., Barbosa, P.C.R. und Strassman, R.J. (2015). «Psilocybinassisted Treatment for Alcohol Dependence: A Proof-of-Concept Study.»
Journal of Psychopharmacology, 29(3), 289–299. doi: 10.1177/0269881114565144.

Carhart-Harris, R.L., Giribaldi, B., Watts, R., Baker-Jones, M., Murphy-Beiner, A., Murphy, R. et al. (2021). «Trial of Psilocybin versus Escitalopram for Depression.» *New England Journal of Medicine*, 384(15), 1402–1411. doi: 10.1056/NEJMoa2032994.

Griffiths, R.R., Johnson, M.W., Carducci, M.A., Umbricht, A., Richards, W.A., Richards, B.D., Klinedinst, M.A. (2016). «Psilocybin Produces Substantial and Sustained Decreases in Depression and Anxiety in Patients with Life-Threatening Cancer: A Randomized Double-Blind Trial.» *Journal of Psychopharmacology*, 30(12), 1181–1197. doi: 10.1177/0269881116675513.

Harman, W.W., McKim, R.H., Mogar, R.E., Fadiman, J. und Stolaroff, M.J. (1966). «Psychedelic Agents in Creative Problem Solving: A Pilot Study.» *Psychological Reports*, 19, 211–227. doi: 10.2466%2Fpr0.1966.19.1.211.

Jimenez-Garrido, D.F., Gomez-Sousa, M., Ona, G., Dos Santos, R.G., Hallak, J.E.C., Alcazar-Corcoles, M.A. und Bouso, J.C. (2020). «Effects of Ayahuasca on Mental Health and Quality of Life in Naive Users: A Longitudinal and Cross-Sectional Study Combination.» *Scientific Reports*, 10(1), 4075. doi: 10.1038/s41598-020-61169-x.

Johnson, M.W., Garcia-Romeu, A., Cosimano, M.P. und Griffiths, R.R. (2014). «Pilot Study of the 5-HT2AR Agonist Psilocybin in the Treatment of Tobacco Addiction.» *Journal of Psychopharmacology*, 28(11), 983–992. doi: 10.1177/0269881114558296.

Reiff, C.M., Richman, E.E., Nemeroff, C.B., Carpenter, L.L., Widge, A.S., Rodriguez, C.I. et al. (2020). «Psychedelics and Psychedelic-Assisted Psychotherapy.» *American Journal of Psychiatry*, 177(5), 391–410. doi: 10.1176/appi.ajp.2019.19010035.

Ross, S., Bossis, A., Guss, J., Agin-Liebes, G., Malone, T., Cohen, B., Schmidt, B.L. (2016). «Rapid and Sustained Symptom Reduction Following Psilocybin Treatment for Anxiety and Depression in Patients with Life-Threatening Cancer: A Randomized Controlled Trial.» *Journal of Psychopharmacology*, 30(12), 1165–1180.

Gable, R.S. (1993). «Toward a Comparative Overview of Dependence Potential and Acute Toxicity of Psychoactive Substances Used Nonmedically.» *American Journal of Drug and Alcohol Abuse*, 19, 263–281.

Gomez-Sousa, M., Jimenez-Garrido, D.F., Ona, G., Dos Santos, R.G., Hallak, J.E.C., Alcazar-Corcoles, M.A. und Bouso, J.C. (2021). «Acute Psychological Adverse Reactions in First-Time Ritual Ayahuasca Users: A Prospective Case Series.» *Journal of Clinical Psychopharmacology*. doi: 10.1097/jcp.0000000000001343.

Hall, W. (2021). «Ending the Silence around Psychedelic Therapy Abuse.» Mad in America. Retrieved from Mad in America website: https://www.madinamerica.com/2021/09/ending-silence-psychedelic-therapy-abuse.

Halpern, J.H. und Pope, H.G. Jr. (2003). «Hallucinogen Persisting Perception Disorder: What Do We Know After 50 years?» *Drug and Alcohol Dependence*, 69, 109–119.

Malcolm, B. und Thomas, K. (2021). «Serotonin Toxicity of Serotonergic Psychedelics.» *Psychopharmacology*. doi: 10.1007/s00213-021-05876-x.

Muller, F., Kraus, E., Holze, F., Becker, A., Ley, L., Schmid, Y. et al. (2022). «Flashback Phenomena after Administration of LSD and Psilocybin in Controlled Studies with Healthy Participants.» *Psychopharmacology*. doi: 10.1007/s00213-022-06066-z.

Strassman, R.J. (1984). «Adverse Reactions to Psychedelic Drugs. A Review of the Literature.» *Journal of Nervous and Mental Disease*, 172, 577–595.

KAPITEL 4

Carhart-Harris, R.L. und Friston, K.J. (2019). «REBUS and the Anarchic Brain: Toward a Unified Model of the Brain Action of Psychedelics.» *Pharmacological Reviews*, 71, 316–344. doi: 0.1124/pr.118.017160.

da Silva, M.G., Daros, G.C. und de Bitencourt, R.M. (2020). «Anti-Inflammatory Activity of Ayahuasca: Therapeutical Implications in Neurological and Psychiatric Diseases.» *Behavioural Brain Research*. doi: 10.1016/j.bbr.2020.113003.

Nichols, D.E. (2016). «Psychedelics.» *Pharmacological Reviews*, 68, 264–355.

Olson, D.E. (2022). «Biochemical Mechanisms Underlying Psychedelic-Induced Neuroplasticity.» *Biochemistry*. doi: 10.1021/acs.biochem.1c00812.

Saeger, H.N. und Olson, D.E. «Psychedelic-Inspired Approaches for Treating Neurodegenerative Disorders.» *Journal of Neurochemistry*, 19. doi: 10.1111/jnc.15544.

Vollenweider, F.X. und Smallridge, J.W. (2022). «Classic Psychedelic Drugs: Update on Biological Mechanisms.» *Pharmacopsychiatry*. doi: 10.1055/a-1721-2914.

KAPITEL 5

Das, L.S. (1995). *The Facts of Life from a Buddhist Perspective, the Three Trainings, Four Noble Truths, Five Skandhas, Six Perfections, Eightfold Path, and More. Cambridge,* Massachusetts: Dzogchen Publications.

Hall, C.S. (2016). *A Primer of Freudian Psychology*. New York: Plume.

Savage, C. (1955). «Variations in Ego Feeling Induced by D-Lysergic Acid Diethylamide (LSD-25).» *Psychoanalytic Review*, 41, 1–16.

Strassman, R. (2014). *DMT and the Soul of Prophecy*. Rochester, Vermont: Park Street Press.

KAPITEL 6

Carhart-Harris, R.L., Kaelen, M., Whalley, M.G., Bolstridge, M., Feilding, A. und Nutt, D.J. (2014). «LSD Enhances Suggestibility in Healthy Volunteers.» *Psychopharmacology*, 232(4), 785–794. doi: 10.1007/s00213-014-3714-z.

Dupuis, D. (2021). «Psychedelics as Tools for Belief Transmission. Set, Setting, Suggestibility, and Persuasion in the Ritual Use of Hallucinogens.» *Frontiers in Psychology,* 12(5486). doi: 10.3389 /fpsyg.2021.730031.

Hartogsohn, I. (2018). «The Meaning Enhancing Properties of Psychedelics and Their Mediator Role in Psychedelic Therapy, Spirituality, and Creativity.» *Frontiers in Neuroscience,* 12(129). doi: 10.3389/fnins.2018.00129.

Levine, J. und Ludwig, A.M. (1965). «Alterations in Consciousness Produced by Combinations of LSD, Hypnosis, and Psychotherapy.» *Psychopharmacologia,* 7, 123–137.

Olson, J., Suissa-Rocheleau, L., Lifshitz, M., Raz, A. und Veissiere, S. (2020). «Tripping on Nothing: Placebo Psychedelics and Contextual Factors.» *Psychopharmacology.* doi: 10.1007/s00213-020-05464-5.

Shapiro, A.K. und Shapiro, E. (2000). The Powerful Placebo: *From Ancient Priest to Modern Physician.* Baltimore, Maryland: Johns Hopkins University Press.

KAPITEL 7

Basedow, L.A., Riemer, T.G., Reiche, S., Kreutz, R. und Majić, T. (2021). «Neuropsychological Functioning in Users of Serotonergic Psychedelics-A Systematic Review and Meta-Analysis.» *Frontiers in Pharmacology,* 2516. doi: 10.3389/fphar.2021.739966.

Bender, D. und Hellerstein, D.J. (2022). «Assessing the Risk-Benefit Profile of Classical Psychedelics: A Clinical Review of Second-Wave Psychedelic Research.» *Psychopharmacology.* doi: 10.1007/s00213-021-06049-6.

Hoffer, A. und Osmond, H. (1967). *The Hallucinogens.* New York: Academic Press.

Meskalin, Peyote und San Pedro

Albaugh, B.J. und Anderson, P.O. (1974). «Peyote in the Treatment of Alcoholism Among American Indians.» *American Journal of Psychiatry,* 131, 1247–1251.

Dobkin, M. (1968). «Trichocereus Pachanoi: A Mescaline Cactus Used in Folk Healing in Peru.» *Economic Botany,* 22(2), 191–194.

Halpern, J.H., Sherwood, A.R., Passie, T., Blackwell, K.C. und Ruttenber, A.J. (2008). «Evidence of Health and Safety in American Members of a Religion Who Use a Hallucinogenic Sacrament.» *Medical Science Monitor,* 14, SR15–SR22.

Jay, M. (2019). *Mescaline: A Global History of the First Psychedelic.* New Haven, Connecticut: Yale University Press.

Klüver, H. (1928). *Mescal, and Mechanisms of Hallucinations.* Chicago: University of Chicago Press.

La Barre, W. (1989). *The Peyote Cult* (5th ed.). Norman, Oklahoma: University of Oklahoma Press.

LSD

Carhart-Harris, R.L., Muthukumaraswamy, S., Roseman, L., Kaelen, M., Droog, W., Murphy, K. et al. (2016). «Neural Correlates of the LSD Experience Revealed by Multimodal Neuroimaging.» *Proceedings of the National Academy of Sciences*, 113(17), 4853–4858. doi: 10.1073/pnas.1518377113.

Dishotsky, N.I., Loughman, W.D., Mogar, R.E. und Lipscomb, W.R. (1971). «LSD and Genetic Damage.» *Science*, 172, 431–440.

Grof, S. (2008). *LSD Psychotherapy* (4th ed.). San Jose, California: Multidisciplinary Association for Psychedelic Studies.

Hofmann, A. (1980). *LSD: My Problem Child.* New York: McGraw Hill.

Liechti, M.E. (2017). «Modern Clinical Research on LSD.» *Neuropsychopharmacology*, 42(11), 2114–2127.

Pahnke, W.N., Kurland, A.A., Unger, S., Savage, C. und Grof, S. (1970). «The Experimental Use of Psychedelic (LSD) Psychotherapy.» *Journal of the American Medical Association*, 212, 1856–1863.

Wasson, R.G., Hofmann, A. und Ruck, C.A.P. (2008). *The Road to Eleusis: Unveiling the Secret of the Mysteries.* Berkeley, California: North Atlantic Books. [deutsche Ausgabe: Der Weg nach Eleusis, Nachtschatten Verlag 2023]

Psilocybin

Anderson, B.T., Danforth, A., Daroff, P.R., Stauffer, C., Ekman, E., Agin-Liebes, G., Woolley, J. (2020). «Psilocybin-Assisted Group Therapy for Demoralized Older Long-Term AIDS Survivor Men: An Open-Label Safety and Feasibility Pilot Study.» *EClinicalMedicine*, 11. doi: 10.1016/j.eclinm.2020.100538.

Haze, V. und Mandrake, K. (2016). *The Psilocybin Mushroom Bible: The Definitive Guide to Growing and Using Magic Mushrooms.* San Francisco, California: Green Candy Press.

Kargbo, R. (2020). «Psilocybin Therapeutic Research: The Present and Future Paradigm.» *ACS Medicinal Chemistry Letters*, 11, 399–402. doi: 10.1021/acsmedchemlett.0c00048

Smigielski, L., Scheidegger, M., Kometer, M. und Vollenweider, F.X. (2019). «Psilocybin-Assisted Mindfulness Training Modulate Self-Consciousness and Brain Default Mode Network Connectivity with Lasting Effects.» *NeuroImage*, 207–215. doi: 10.1016/J.neuroimage.2019.04.009.

DMT/Ayahuasca

Almeida, C.A.F., Pereira-Junior, A.A., Rangel, J.G., Pereira, B.P., Costa, K.C.M., Bruno, V. et al. (2022). Ayahuasca, a Psychedelic Beverage, Modulates Neuroplasticity Induced by Ethanol in Mice. *Behavioural Brain Research*, 416, 9. doi: 10.1016/j.bbr.2021.113546.

Barker, S.A. (2022). «Administration of N,N-Dimethyltryptamine (DMT) in Psychedelic Therapeutics and Research and the Study of Endogenous DMT.» *Psychopharmacology*. doi: 10.1007/s00213-022-06065-0.

Lawn, W., Hallak, J.E., Crippa, J.A., Dos Santos, R., Porffy, L., Barratt, M.J. et al. (2017). «Well-Being, Problematic Alcohol Consumption and Acute Subjective Drug Effects in Past-Year Ayahuasca Users: a Large, International, Self-Selecting Online Survey.» *Scientific Reports*, 7(1), 15201. doi: 10.1038/s41598-017-14700-6.

Morales-Garcia, J.A., Calleja-Conde, J., Lopez-Moreno, J.A., Alonso-Gil, S., Sanz-SanCristobal, M., Riba, J. und Perez-Castillo, A. (2020). «N,N-Dimethyltryptamine Compound found in the Hallucinogenic Tea Ayahuasca, Regulates Adult Neurogenesis in Vitro and in Vivo.» *Translational Psychiatry*, 10(1), 331. doi: 10.1038/s41398-020-01011-0.

Nardai, S., Laszlo, M., Szabo, A., Alpar, A., Hanics, J., Zahola, P. et al. (2020). «N,N-Dimethyltryptamine Reduces Infarct Size and Improves Functional Recovery Following Transient Focal Brain Ischemia in Rats.» *Experimental Neurology*. doi: 10.1016/j.expneurol.2020.113245.

Palhano-Fontes, F., Barreto, D., Onias, H., Andrade, K.C., Novaes, M.M., Pessoa, J.A. et al. (2018). «Rapid Antidepressant Effects of the Psychedelic Ayahuasca in Treatment-Resistant Depression: A Randomized Placebo-Controlled Trial.» *Psychological Medicine*, 1–9. doi: 10.1017/S0033291718001356.

Strassman, R.J. und Qualls, C.R. (1994). «Dose-Response Study of N,N-Dimethyltryptamine in Humans. I: Neuroendocrine, Autonomic, and Cardiovascular Effects.» *Archives of General Psychiatry*, 51, 85–97.

Strassman, R.J., Qualls, C.R., Uhlenhuth, E.H. und Kellner, R. (1994). «Dose-Response Study of N,N-Dimethyltryptamine in Humans. II: Subjective Effects and Preliminary Results of a New Rating Scale.» *Archives of General Psychiatry*, 51, 98–108.

Strassman, R.J. (2001). *DMT: The Spirit Molecule*. Rochester, Vermont: Park Street Press.

5-Methoxy-DMT

Davis, W. und Weil, A.T. (1992). «Identity of a New World Psychoactive Toad.» *Ancient Mesoamerica*, 3(1), 51–59.

Most, A. (1984). *Bufo Alvarius: the Psychedelic Toad of the Sonoran Desert*. Denton, Texas: Venom Press.

Reckweg, J.T., Uthaug, M.V., Szabo, A., Davis, A.K., Lancelotta, R., Mason, N.L. und Ramaekers, J. G. (2022). «The Clinical Pharmacology and Potential Therapeutic Applications of 5-Methoxy-N,N-Dmethyltryptamine (5-MeO-DMT).» *Journal of Neurochemistry*, n/a(n/a). doi: 10.1111/jnc.15587.

Uthaug, M., Lancelotta, R., Bernal, A., Davis, A. und Ramaekers, J. (2020). «A Comparison of Reactivation Experiences Following Vaporization and Intramuscular Injection (IM) of Synthetic 5-Methoxy-N,N-Dimethyltryptamine (5-MeO-DMT) in a Naturalistic Setting.» *Journal of Psychedelic Studies*, 1–10. doi: 10.1556/2054.2020.00123.

Ibogain

Brett, D. (2021). *Iboga: The Root of All Healing*: Noble Sapien.

Fernandez, J.W. (1982). *Bwiti. An Ethnography of the Religious Imagination in Africa*. Princeton, New Jersey: Princeton University Press.

Kock, P., Frolich, K., Walter, M., Lang, U. und Dursteler, K.M. (2021). «A Systematic Literature Review of Clinical Trials and Therapeutic Applications of Ibogaine.» *Journal of Substance Abuse Treatment*, 108717. doi: 10.1016/j.jsat.2021.108717.

Mash, D.C., Duque, L., Page, B. und Allen-Ferdinand, K. (2018). «Ibogaine Detoxification Transitions Opioid and Cocaine Abusers Between Dependence and Abstinence: Clinical Observations and Treatment Outcomes.» *Frontiers in Pharmacology*, 9(529). doi: 10.3389/fphar.2018.00529.

KAPITEL 8

Costa, G. und Gołembiowska, K. (2022).
«Neurotoxicity of MDMA: Main Effects and Mechanisms.»
Experimental Neurology, 347, 113894. doi: 10.1016/j.expneurol.2021.113894.

Holland, J. (2001). *Ecstasy: The Complete Guide: A Comprehensive Look At The Risks And Benefits Of MDMA*. Rochester, Vermont: Inner Traditions/Bear & Co.

Mitchell, J.M., Bogenschutz, M., Lilienstein, A., Harrison, C., Kleiman, S., Parker-Guilbert, K. et al. (2021). «MDMA-Assisted Therapy for Severe PTSD: a Randomized, Double-Blind, Placebo-Controlled Phase 3 Study.»
Nature Medicine, 27(6), 1025–1033. doi: 10.1038/s41591-021-01336-3.

Montgomery, C. und Roberts, C.A. (2022).
«Neurological and Cognitive Alterations Induced by MDMA in Humans.»
Experimental Neurology, 347, 113888. doi: 10.1016/j.expneurol.2021.113888.

KAPITEL 9

Dillon, P., Copeland, J. und Jansen, K. (2003).
«Patterns of Use and Harms Associated with Non-Medical Ketamine Use.»
Drug and Alcohol Dependence, 69(1), 23–28. doi: 10.1016/S0376-8716(02)00243-0.

Horowitz, M. und Moncrieff, J. (2021).
«Esketamine: Uncertain Safety and Efficacy Data in Depression.»
The British Journal of Psychiatry, 219(5), 621–622. doi: 10.1192/bjp.2021.163.

Jansen, K.L.R. (2001). *Ketamine: Dreams and Realities*. Sarasota, Florida: Multidisciplinary Association for Psychedelic Studies.

McInnes, L.A., Qian, J.J., Gargeya, R.S., DeBattista, C. und Heifets, B.D. (2022). «A Retrospective Analysis of Ketamine Intravenous Therapy for Depression in Real-World Care Settings.» *Journal of Affective Disorders*. doi: 10.1016/j.jad.2021.12.097.

McIntyre, R.S., Rosenblat, J.D., Nemeroff, C.B., Sanacora, G., Murrough, J.W., Berk, M. et al. (2021). «Synthesizing the Evidence for Ketamine and Esketamine in Treatment-Resistant Depression: An International Expert Opinion on the Available Evidence and Implementation.»
American Journal of Psychiatry, 178(5), 383–399. doi: 10.1176/appi.ajp.2020.20081251.

Muetzelfeldt, L., Kamboj, S.K., Rees, H., Taylor, J., Morgan, C.J. und Curran, H.V. (2008). «Journey Through the K-Hole: Phenomenological Aspects of Ketamine Use.» *Drug and Alcohol Dependence*, 95(3), 219–229. doi: 10.1016/j.drugalcdep.2008.01.024.

Witt, E. (2021). «Ketamine Therapy Is Going Mainstream. Are We Ready?» *New Yorker*, 17. Retrieved from NewYorker.com website: www.newyorker.com/culture/annals-of-inquiry/ketamine-therapy-is-going-mainstream-are-we-ready.

Wolfson, P. und Hartelius, G. (2016). *The Ketamine Papers: Science, Therapy, and Transformation.* San Jose, California: Multidisciplinary Association for Psychedelic Studies.

Zanos, P., Moaddel, R., Morris, P.J., Riggs, L.M., Highland, J.N., Georgiou, P. et al. (2018). «Ketamine and Ketamine Metabolite Pharmacology: Insights into Therapeutic Mechanisms.» *Pharmacological Reviews*, 70(3), 621–660.

KAPITEL 10

Doss, M.K., May, D.G., Johnson, M.W., Clifton, J.M., Hedrick, S.L., Prisinzano, T.E. et al. (2020). «The Acute Effects of the Atypical Dissociative Hallucinogen Salvinorin A on Functional Connectivity in the Human Brain.» *Scientific Reports*, 10(1), 16392. doi: 10.1038/s41598-020-73216-8.

Ranganathan, M., Schnakenberg, A., Skosnik, P.D., Cohen, B.M., Pittman, B., Sewell, R.A. und D'Souza, D.C. (2012). «Dose-Related Behavioral, Subjective, Endocrine, and Psychophysiological Effects of the κ Opioid Agonist Salvinorin A in Humans.» *Biological Psychiatry*, 72, 871–879.

Roth, B.L., Baner, K., Westkaemper, R., Siebert, D., Rice, K.C., Steinberg, S. et al. (2002). «Salvinorin A: a Potent Naturally Occurring Non-Nitrogenous Kappa Opioid Selective Agonist.» *Proceedings of the National Academy of Sciences USA*, 99, 11934–11939.

KAPITEL 11

Gearin, A.K. (2022). «Primitivist Medicine and Capitalist Anxieties in Ayahuasca Tourism Peru.» *Journal of the Royal Anthropological Institute*, 20.
Peluso, D.D., Sinclair, E., Labate, B. und Cavnar, C. (2022). «Guidelines Creating Awareness on Sexual Abuse in Ayahuasca Communities: A review of Chacruna's Guidelines.» *Chacruna. Retrieved from Chacruna*.net website: https://chacruna.net/creating-awareness-on-sexual-abuse-in-ayahuasca-communities-a-review-of-chacrunas-guidelines/.

Stolaroff, M.J. (1997). *The Secret Chief: Conversations With a Pioneer of the Underground Psychedelic Therapy Movement.* Santa Cruz, California: The Multidisciplinary Association for Psychedelic Studies.

KAPITEL 12

de Wit, H., Molla, H.M., Bershad, A., Bremmer, M. und Lee, R. «Repeated Low Doses Of LSD in Healthy Adults: A Placebo-Controlled, Dose-Response Study.» *Addiction Biology*, n/a(n/a), e13143. doi: 10.1111/adb.13143.

Fadiman, J. (2011). *The Psychedelic Explorer's Guide.* Rochester, Vermont: Park Street Press.

Polito, V. und Liknaitzky, P. 2021. «The Emerging Science of Microdosing: A Systematic Review of Research on Low Dose Psychedelics (1955–2021).» PsyArXiv. December 15. doi: 10.31234/osf.io/edhqz.

Rootman, J.M., Kryskow, P., Harvey, K., Stamets, P., Santos-Brault, E., Kuypers, K.P. et al. (2021). «Adults Who Microdose Psychedelics Report Health Related Motivations and Lower Levels of Anxiety and Depression Compared to Non-Microdosers.» *Scientific Reports*, 11(1), 22479. doi: 10.1038/s41598-021-01811-4.

KAPITEL 13

Lampe, J.R. (2021). «The Controlled Substances Act (CSA): A Legal Overview for the 117th Congress.» Retrieved from Congressional Research Service website: https://crsreports.congress.gov/product/pdf/R/R45948.

KAPITEL 14

Love, S. (2021). «The False Promise of Psychedelic Utopia.» VICE. Retrieved from Vice website: https://www.vice.com/en/article/dypzxj/the-false-promise-of-psychedelic-utopia.

Ressourcen

Beckley Foundation

Unterstützt die psychedelische Forschung, um eine
evidenzbasierte Reform der Drogenpolitik voranzutreiben.
Website: beckleyfoundation.org

Blossom Analysis

Wöchentlicher Newsletter mit Auflistung und Analyse des wissenschaftlichen
und sich entwickelnden Bereichs der Psychedelika als Medizin.
Website: blossomanalysis.com

clinicaltrials.gov

Datenbank mit privat und öffentlich finanzierten klinischen Studien aus aller Welt.
Website: clinicaltrials.gov

Heffter Research Institute

Designt, prüft und finanziert psychedelische Forschung zur Behandlung
von Abhängigkeiten und anderen psychischen Störungen.
Website: heffter.org

Intercollegiate Psychedelics Network

Internationale Organisation von Studenten und Hochschulabsolventen,
die Studenten, die an psychedelischer Grundlagenforschung oder klinischer
Forschung interessiert sind oder diese betreiben, mit Rat und Tat zur Seite steht.
Website: intercollegiatepsychedelics.net

International Center for Ethnobotanical Education, Research, and Service (ICEERS)

Eine gemeinnützige Organisation, die sich dafür einsetzt,
die Beziehung der Gesellschaft zu psychoaktiven Pflanzen zu verändern.
Website: iceers.org

Microdose

Leitfaden für das Business mit Psychedelika.

Website: microdose.buzz

Multidisciplinary Association for Psychedelic Studies (MAPS)

Gemeinnützige Forschungs-, Interessenvertretungs- und Bildungsorganisation, die medizinische, rechtliche und kulturelle Kontexte für die Verwendung von Psychedelika und Marihuana entwickelt.

Website: maps.org

Psychedelic Grad

Gemeinschaft für aufstrebende psychedelische Fachleute.

Website: psychedelicgrad.com

The Microdose

Ein Newsletter des UC Berkeley Center for the Science of Psychedelics.

Website: themicrodose.substack.com

Usona-Institut

Führt vorklinische und klinische Forschung durch und unterstützt diese, um das Verständnis der therapeutischen Wirkungen von Psychedelika zu fördern.

Website: usonainstitute.org

Vaults of Erowid

Eine von der Community unterstützte Organisation, die Zugang zu verlässlichen, unvoreingenommenen Informationen über psychoaktive Pflanzen, Chemikalien und verwandte Themen bietet. Tausende von Tripberichten.

Website: erowid.org

Lucys Rausch

Gesellschaftsmagazin für psychoaktive Kultur.
Erscheint zweimal jährlich im Nachtschatten Verlag.
Website: lucys-magazin.com

Bibliotheca Psychonautica

Verein zur Erhaltung und Förderung von geistbewegendem Wissen.
Website: www.bibliotheca-psychonautica.org

SÄPT

Schweizer Ärztegesellschaft für Psycholytische Therapie
(Substanz-unterstützte Therapie kombiniert mit Psychotherapie).
Website: www.saept.ch

ALPS

ALPS Foundation (Awareness Lectures on Psychedelics in Switzerland).
Website: www.alps.foundation

ISSP

Internationale Gesellschaft für substanzunterstützte Psychotherapie
Website: is-sp.org

Gaia-Media-Stiftung

Gemeinnützige Stiftung mit dem Zweck, Informationen zu einem ganzheitlichen Verständnis der Natur und des menschlichen Daseins zu vermitteln.
Website: www.gaiamedia.org

Eleusis Switzerland

Non-Profit Organisation aus der Schweiz
Website: eleusis-society.ch

Eve & Rave

Drugchecking, Drogenpolitik und Substanzaufklärung.

Website: www.eve-rave.net

Eve & Rave (Schweiz)

Schweizer Ableger des Berliner Vereins.

Website: www.eve-rave.ch

ENCOD

European Coalition for just and effective Drugpolicy (ENCOD).

Website: www.encod.org

Safer Party

Drug Checking in der Schweiz und mehr.

Website: www.saferparty.ch

Check Your Drugs

Österreichisches Drug-Checking-Programm.

Website: www.checkyourdrugs.at

ALICE Project

Projekt aus Frankfurt/M. zu Drogen, Kultur und Bewusstsein.

Website: www.alice-project.de

MIND Foundation

Wissenschaftliche Organisation für psychedelische Medizin

Website: mind-foundation.org

Danksagung

Dieses Buch ist nur möglich dank der Mentoren, Lehrer, Supervisoren, Kollegen und Freunde, die ihr Wissen, ihre Weisheit und ihr Wohlwollen mit mir geteilt haben. Zu ihnen gehören Kay Blacker, MD, Frank Cannon, Jim Fadiman, PhD, Daniel X. Friedman, MD, Lucinda Grande, MD, Willis Harman, PhD, John Hopkins, MD, Rakesh Jain, MD, Jiyu Kennett, Haim Kreisel, PhD, Deborah Mash, PhD, Glenn Peake, MD, Eva Petakovic, Clifford Qualls, PhD, Ivan Smith, Rabbi H. Norman Strickman, PhD, Joe Tupin, MD, Norman Wessells, PhD, und Leo Zeff, PhD.
Das National Institute on Drug Abuse und die Scottish Rite Foundation for Schizophrenia Research unterstützten meine DMT- und Psilocybin-Studien Studien. Neben der großzügigen Finanzierung bot das Allgemeine Klinische Forschungszentrum der Universität von New Mexico auch ein äußerst förderliches Forschungsumfeld. Bei Ulysses Press bedanke ich mich bei meinen geduldigen und einfühlsamen Lektoren Ashten Evans, Kierra Sondereker und Scott Calamar. Und schließlich möchte ich den Freiwilligen meiner Studien an der University of New Mexico sowie den Tausenden von Menschen, die mir seither ihre Erfahrungen mit psychedelischen Drogen mitgeteilt haben, von ganzem Herzen danken.

Über den Autor

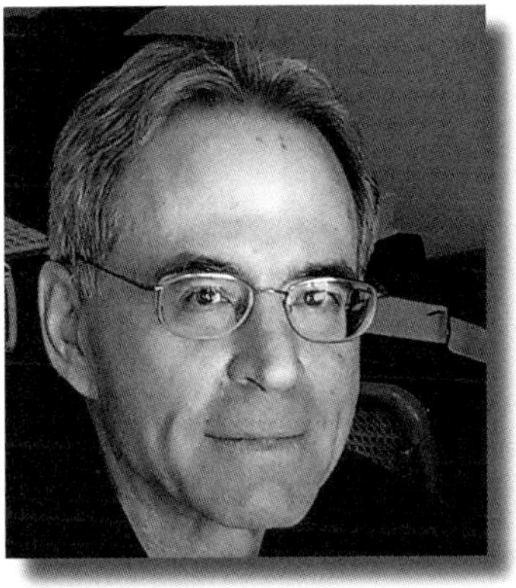

Dr. Rick Strassman, 2019 Los Angeles, CA

Der aus Los Angeles stammende Rick Strassman erwarb seinen Bachelor-Abschluss in Biowissenschaften an der Stanford University und seinen Abschluss in Medizin am Albert Einstein College of Medicine der Yeshiva University in der Bronx, New York. Er absolvierte eine Ausbildung in allgemeiner Psychiatrie am University of California Davis Medical Center in Sacramento und nahm ein Forschungsstipendium für klinische Psychopharmakologie an der University of California San Diego wahr. An der University of New Mexico School of Medicine entdeckte sein klinisches Forschungsteam die erste bekannte Funktion von Melatonin beim Menschen. Zwischen 1990 und 1995 führte er in den USA die erste neue klinische Forschung mit psychedelischen Drogen durch und untersuchte DMT und Psilocybin. Von 1995 bis 2008 praktizierte Dr. Strassman als Allgemeinpsychiater in der Gemeindepsychiatrie und im Privatsektor.

Dr. Strassman ist Autor bzw. Co-Autor von fast fünfzig von Fachleuten begutachteten Artikeln und war als Gastautor und Gutachter für zahlreiche wissenschaftliche Zeitschriften sowie als Berater für akademische, staatliche, gemeinnützige und gewinnorientierte Einrichtungen tätig.

Sein 2001 erschienenes Buch DMT: *The Spirit Molecule* wurde in vierzehn Sprachen übersetzt, unter anderem ins Deutsche (*DMT: Das Molekül des Bewusstseins*, AT Verlag 2004) und diente als Grundlage für einen erfolgreichen, unabhängigen Dokumentarfilm selben Namens.

Dr. Strassman ist Mitautor von *Inner Paths to Outer Space* (2008) und Autor von *DMT and the Soul of Prophecy* (2014) und dem Roman *Joseph Levy Escapes Death* (2019). Er ist derzeit außerordentlicher Professor für Psychiatrie an der University of New Mexico School of Medicine und lebt in Gallup, New Mexico.

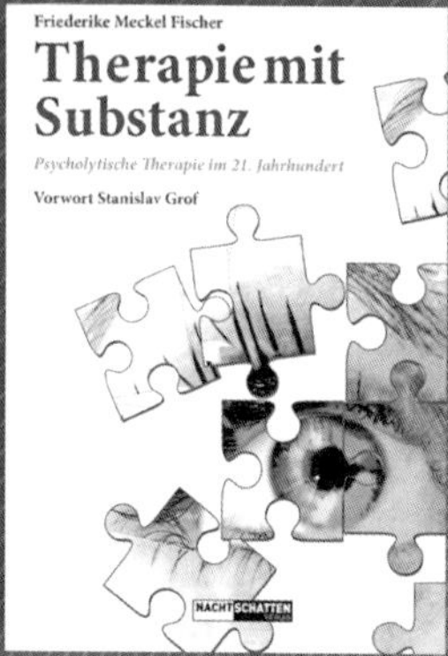

Friederike Meckel Fischer

Therapie mit Substanz

Psycholytische Therapie
im 21. Jahrhundert

ISBN 978-3-03788-398-3
232 Seiten, 14,8 × 21 cm, Pappband

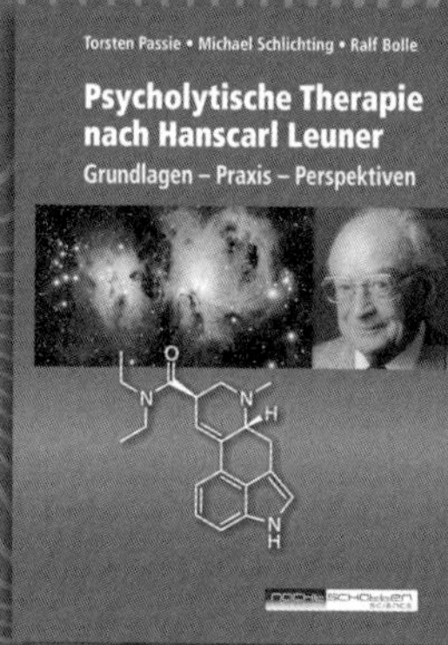

T. Passie • M. Schlichting • R. Bolle

Psycholytische Therapie nach Hanscarl Leuner

Grundlagen – Praxis – Perspektiven

ISBN 978-3-03788-628-1
ca. 260 Seiten, 14,8 × 21 cm, Softcover

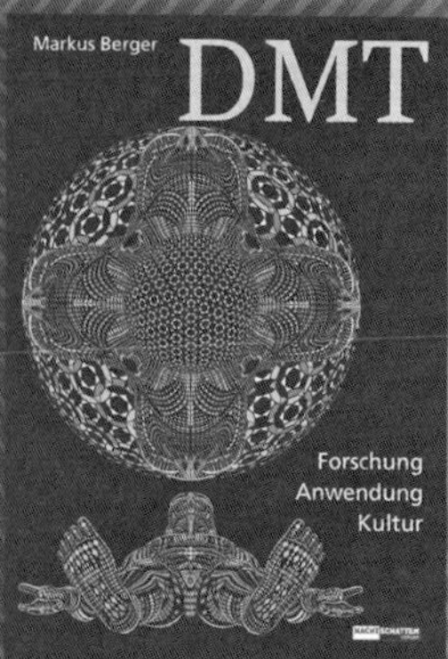

Markus Berger

DMT

Forschung, Anwendung, Kultur

ISBN 978-3-03788-539-0
400 Seiten, 17 × 24 cm, gebunden

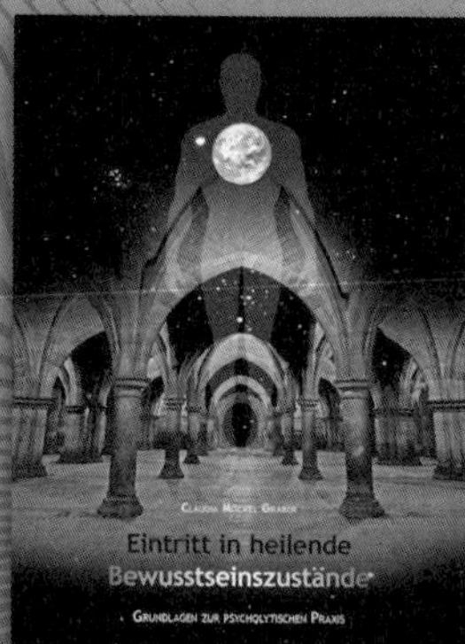

Claudia Möckel

Eintritt in heilende Bewusstseinszustände

Grundlagen zur
psycholytischen Praxis

ISBN 978-3-03788-200-9
216 Seiten, 14,8 × 21 cm, Broschur

NACHTSCHATTEN VERLAG

Nachtschatten Verlag AG
Kronengasse 11
CH-4500 Solothurn

Tel +41 (0)32 621 89 49
Fax +41 (0)32 621 89 47

www.nachtschatten.ch
info@nachtschatten.ch

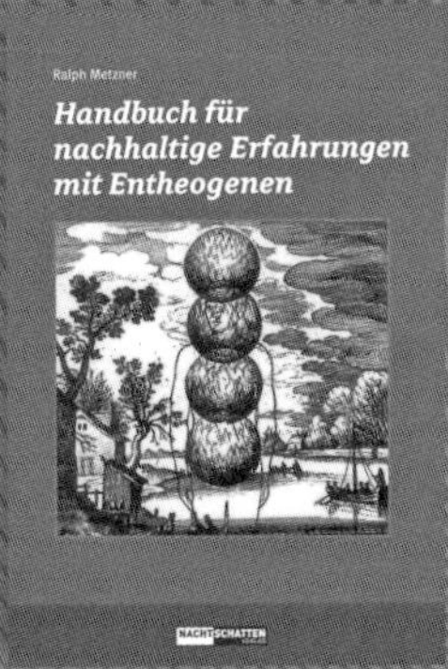

Ralf Metzner

Handbuch für nachhaltige Erfahrungen mit Entheogenen

ISBN 978-3-03788-384-6
168 Seiten, 14,8 × 21 cm, Broschur

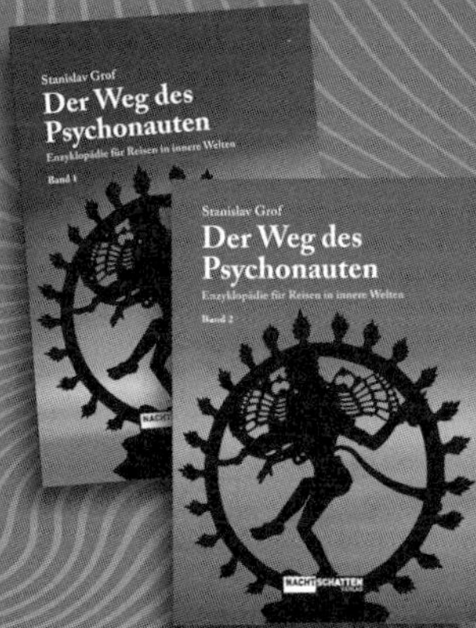

Stanislav Grof

Der Weg des Psychonauten

Band 1 & Band 2 der Enzyklopädie für Reisen in innere Welten

Band 1: ISBN 978-3-03788-577-2
392 Seiten, 17 × 24 cm, Hardcover

Band 2: ISBN 978-3-03788-606-9
360 Seiten, 17 × 24 cm, Hardcover

Beide Titel im Set
ISBN 978-3-03788-474-4
gesamt 752 Seiten!

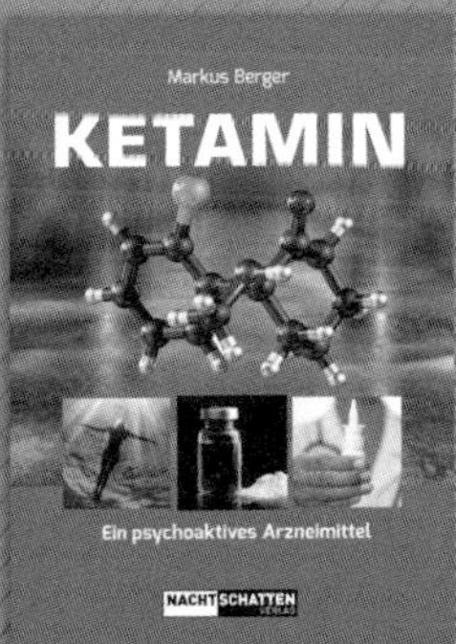

Markus Berger

Ketamin

Ein psychoaktives Arzneimittel

ISBN 978-3-03788-497-3
200 Seiten, 14,8 × 21 cm, Softcover

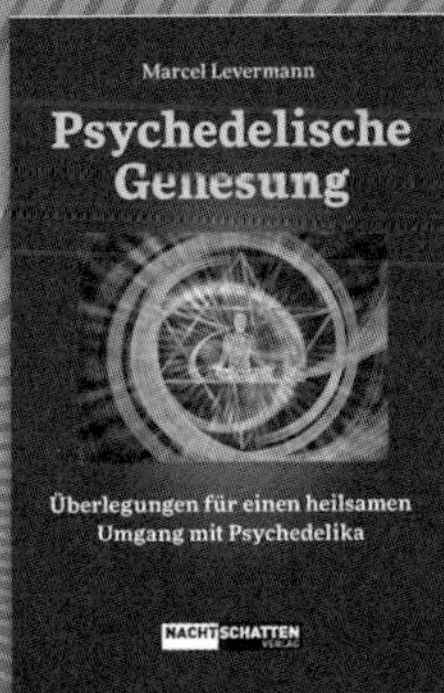

Marcel Levermann

Psychedelische Genesung

Überlegungen für einen heilsamen Umgang mit Psychedelika

ISBN 978-3-03788-617-5
160 Seiten, 13,5 × 21,5 cm, Softcover

NACHTSCHATTEN VERLAG

Nachtschatten Verlag AG
Kronengasse 11
CH-4500 Solothurn

Tel +41 (0)32 621 89 49
Fax +41 (0)32 621 89 47

www.nachtschatten.ch
info@nachtschatten.ch

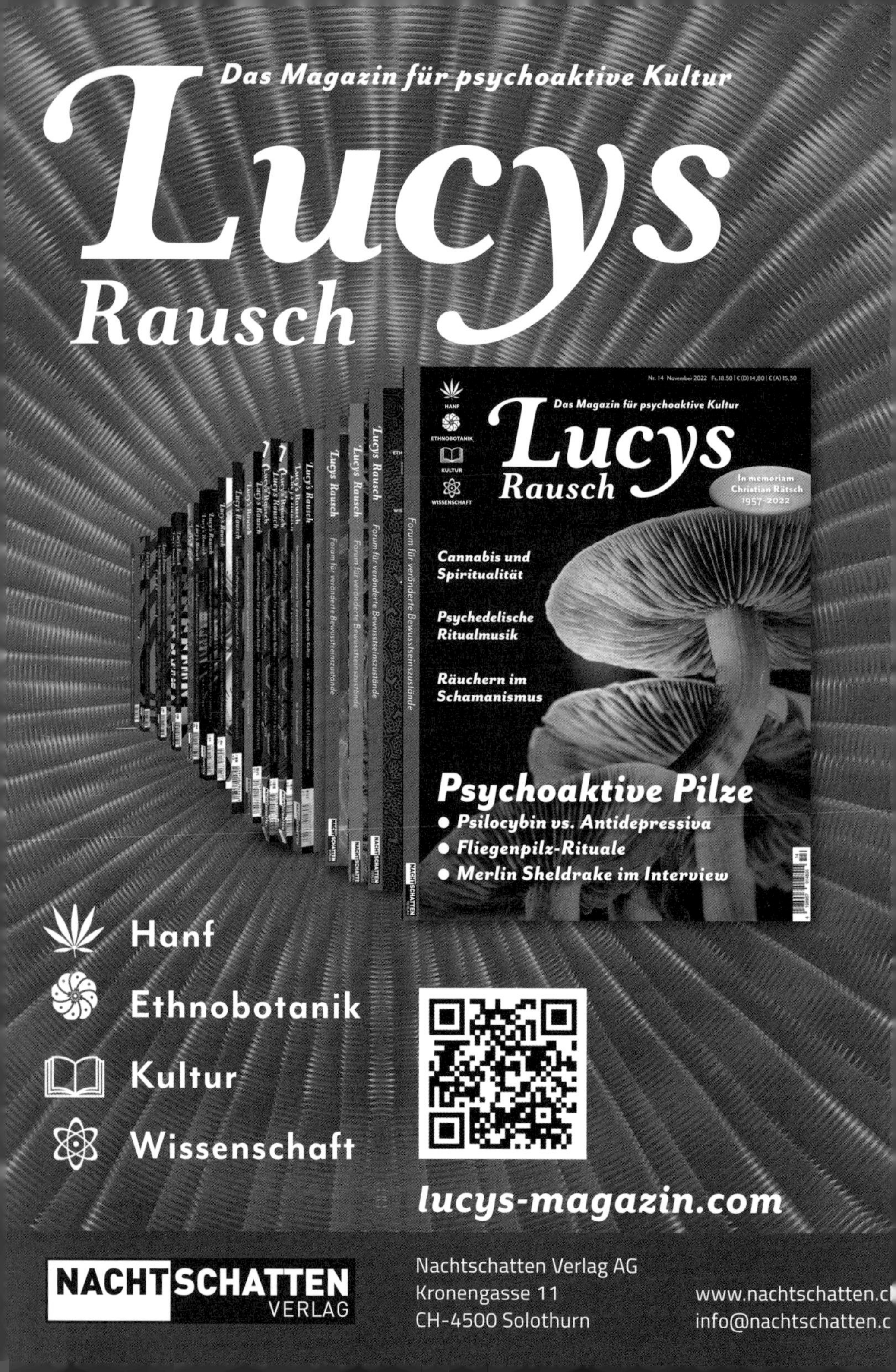
Das Magazin für psychoaktive Kultur
Lucys Rausch
Nr. 14 November 2022 Fr. 18.50 | € (D) 14,80 | € (A) 15,30
Das Magazin für psychoaktive Kultur
Lucys Rausch
In memoriam Christian Rätsch 1957–2022
Cannabis und Spiritualität
Psychedelische Ritualmusik
Räuchern im Schamanismus
Psychoaktive Pilze
• Psilocybin vs. Antidepressiva
• Fliegenpilz-Rituale
• Merlin Sheldrake im Interview
Forum für veränderte Bewusstseinszustände
Hanf
Ethnobotanik
Kultur
Wissenschaft
lucys-magazin.com
NACHTSCHATTEN VERLAG
Nachtschatten Verlag AG
Kronengasse 11
CH-4500 Solothurn
www.nachtschatten.c
info@nachtschatten.c